START
なかなか赤ちゃんが授からない。不妊治療、
考えた方がいいかな？そう思っているご夫婦に。

SEMINAR
病院は、どこにしたらいいのかしら？
病院選び、医師選びに迷ったときに。

TREATMENT
どう治療を進めたらいいの？ 自分たちにあった
治療を探すとき。治療法の選択に迷ったときに。

EACH OTHER
治療しても妊娠しない…。
ふたりが行き詰まったと感じたとき、お互いのために。

MALE
男性にも不妊原因がある夫婦は、約半数。
検査や治療は、どこで？ なにを？ また夫の役割は？

HEALTH
からだと心はひとつ。ストレスが膨らんで、
とても辛いとき。夫婦が毎日を楽しく過ごすために。

PREGNANCY
妊娠した！ という喜びの日が出産へと続くように。
次の治療周期を最後にするために。

MIND
妊娠しやすいからだづくりは、大切な要素。
では、なにをすればいいの？ みんなが知りたいこと！

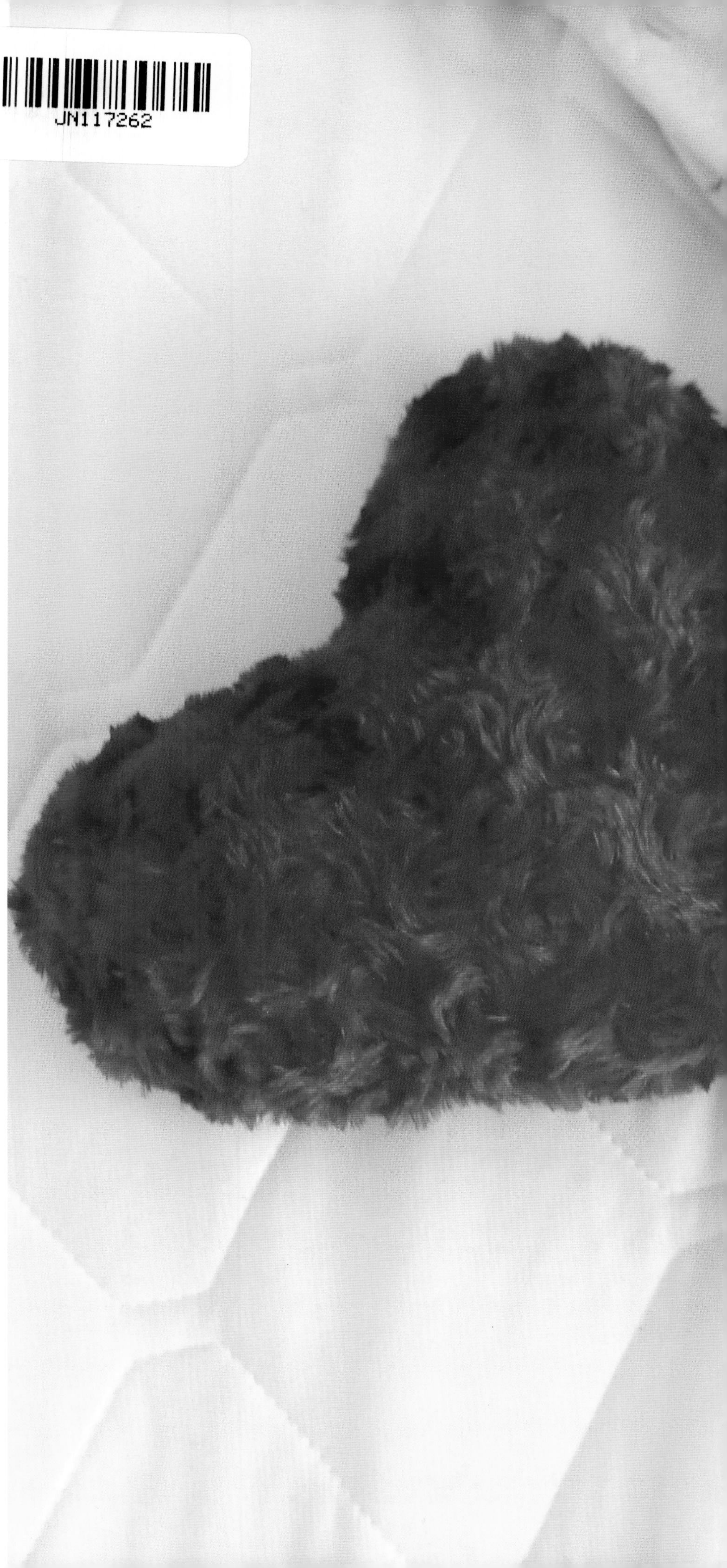

不妊治療情報センター

funin.info

不妊治療の先生に
聞いてみた！

TWITTER　FACEBOOK　LINE

Twitter や Facebook、LINE からも情報発信して
います。ぜひ、お友達登録してくださいね。

治療を考えているご夫婦にオススメ！

セミナー＆説明会に行ってみよう

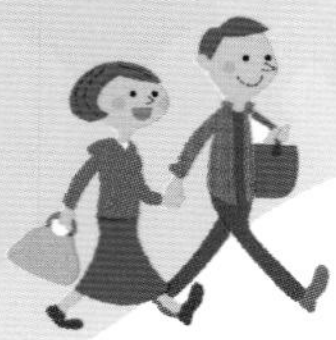

見つけよう！私たちにあったクリニック

企画・編集／不妊治療情報センター funin.info（CION corporation）
スタッフ／谷高哲也、松島美紀、土屋恵子、織戸康雄、塚田寛人、福井奈穂子　デザイン／源嶋央蘭　編集協力／織原靖子、羽鳥明弓　イラスト／植木美江

保険診療、それとも自由診療？

CONTENTS

★
torch clinic は、
治療を始められる
患者様の道を照らし
家族計画の実現を
ともに目指す
clinic

確かな技術と通院負荷の軽減で負担の少ない不妊治療を提供していきたい！

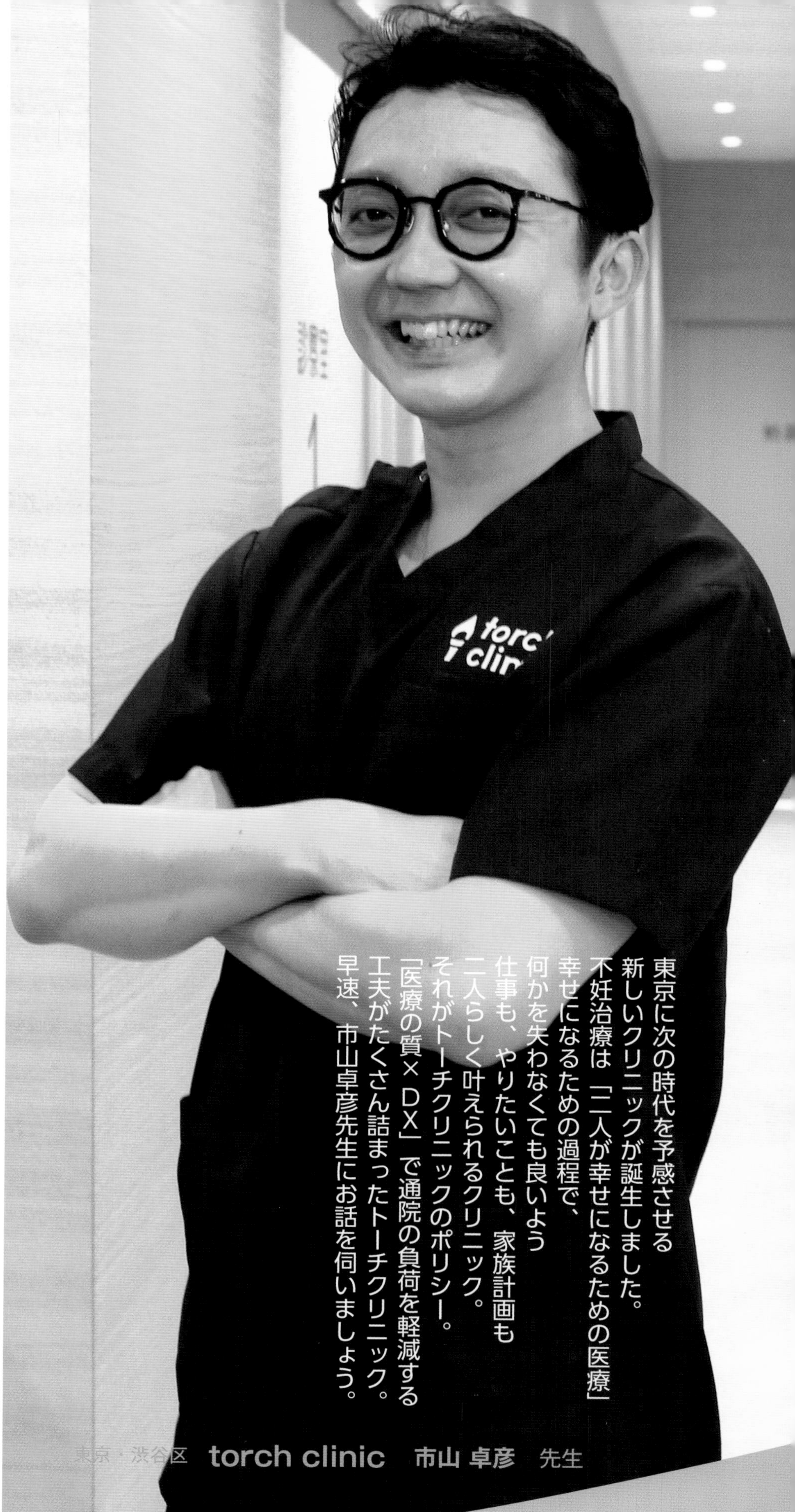

東京に次の時代を予感させる
新しいクリニックが誕生しました。
不妊治療は「二人が幸せになるための医療」
幸せになるための過程で、
何かを失わなくても良いよう
仕事も、やりたいことも、家族計画も
二人らしく叶えられるクリニック。
それがトーチクリニックのポリシー。
「医療の質×ＤＸ」で通院の負荷を軽減する
工夫がたくさん詰まったトーチクリニック。
早速、市山卓彦先生にお話を伺いましょう。

東京・渋谷区 **torch clinic** 市山 卓彦 先生

「いつ」「何人」「どうやって」授かりたい！
患者さんそれぞれの家族計画にお応えするのが私たちの役目です。

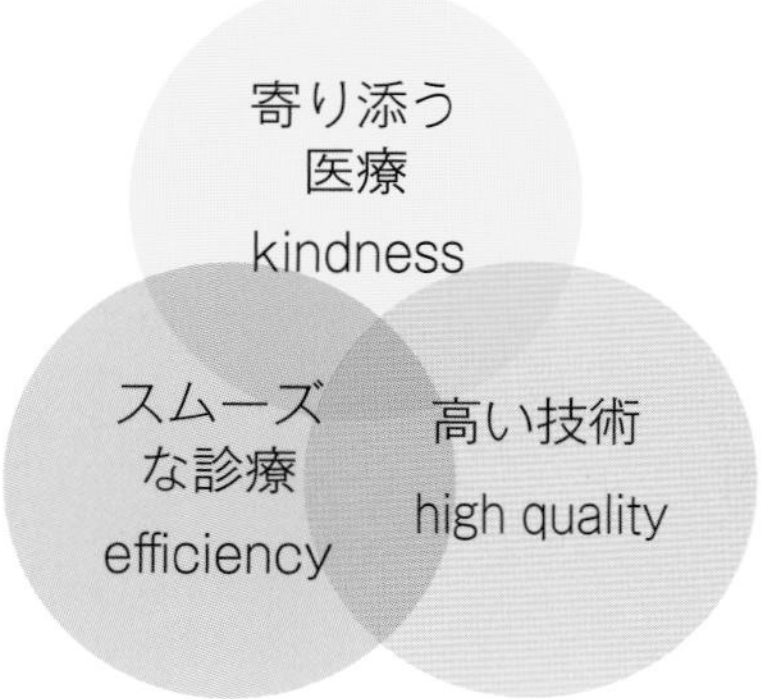

トーチクリニックが掲げる3つのテーマ

トーチクリニックには、診療に掲げている3つのテーマがあります。

1つ目は、患者に寄り添う温かい医療、2つ目は効率の良いスムーズな診療、3つ目は質の高い技術です。

不妊治療において患者様の経済的・心身的・社会的負担は大きな課題です。不妊治療の保険適用化によって経済的負担が軽減されつつあるなか、トーチクリニックではこの3つのテーマのもと特に心身的・社会的負担を取り除けるよう努めています。

患者さんの人生の選択肢を増やしたい

当院では、必ず最初に家族計画を伺い、カップルごとに目標から逆算した治療のロードマップを作成し、「今自分達が何をしているのか」足元を照らす分かりやすい不妊治療の提供を心がけています。

おふたりのフィジカルな情報、就労環境などの社会的な背景、お子様を望まれてからの期間、夫婦生活の頻度などから、ふたりにあった治療計画を一緒に考えるようにしています。

そして、それを実現可能にする質の高い診療によって、「いつ」「何人」授かりたいのか、人生の選択肢を増やせるよう努めています。

仕事も家族計画も私らしく叶えられるクリニック

就労と不妊治療の両立を解決すべき課題と掲げており、通院しやすい駅近という立地に加え、土日・夜間診療、専用アプリと院内処方、後日会計を取り入れ在院時間を短縮するよう工夫しています。

特に体外受精を行う時は、予め採卵月の予定を伺い固定日採卵もしているので、お忙しい方でもあらかじめ予定が組みやすく、仕事との調整がしやすいとお声を頂戴しています。

また不妊治療はカップル二人で行うものですから、クリニック名に産婦人科やレディース、ウィメンズをつけず男性が入りやすいようなクリニック名にしました。

実は、当院には男性患者さんがとても多く、男性がおひとりで初診でいらっしゃった後に、知識のアップデートのお手伝いをした結果、パートナーを連れて再診されるケースも少なくありません。

タイミング法から始めたいというカップルでも、性交渉をほとんど取っていないケースは多く、人工授精とタイミングの違いを丁寧に説明し、愛情と性交渉と妊活を分けて考えるアドバイスをするだけで、不妊治療が辛くなりにくくなったりします。

男性の理解と治療への参加を重視していて、これは僕達の特徴かなと思っています。

一般不妊治療から体外受精まで経験豊富なスタッフが対応

体外受精を始めるときに、排卵誘発方法を高刺激にするか低刺激にするか希望をヒアリングするのですが、あなたの卵巣機能でこの誘発方法だと予測される獲得卵子数はこのくらい、受精率が約何%なので、その後の分割は年齢からするとこのくらいになって、最終的に胚盤胞になるのはこのくらいになりそうですと最初にお見せします。あらかじめコストも含めモデルケースをお見せするので、家族計画の実現までに、どれだけの道のりがあるかも自覚できます。

当院の患者様はできれば2人以上赤ちゃんを希望される方が多く、ご年齢にもよりますが、排卵誘発方法の選択と受精卵凍結は重要なキーとなります。これまでなかなか良好胚が取れず転院されて来た患者様のなかには、AMHが保たれていたのもあり、高刺激法で30個近く卵子を獲得し、良好胚盤胞を7・8個凍結し卒業されていったケースもあります。

それが実現できるのも経験豊富かつ、情熱を持って診療にあたるスタッフ達のお陰です。今回開業するにあたって同じビジョンを持ったスタッフが全国から集まってくれ、日々活発な議論も行われますし、切磋琢磨することで良い医療サービスを提供できているのではないかと思っています。

アプリで予約と治療の管理

不妊治療が原因で仕事をあきらめる人をゼロにしたいという思いから、トーチクリニックでは医療のDX化も進めています。専用アプリを開発し、予約から問診、決済までを全てアプリで完結できるようにしています。問診にメンタルヘルスのチェックも含んでおり、心理的サポートも丁寧にさせていただいています。

今後は治療スケジュールもアプリで確認し、薬剤の使用忘れがないよう通知をしたり、経過を振り返れるような機能も実装していく予定です。

torch clinic　院長 市山 卓彦

- 略歴
  - 2010年　順天堂大学医学部卒業
  - 2010年　順天堂大学医学部附属静岡病院 初期研修医
  - 2012年　順天堂大学医学部附属静岡病院 産婦人科 助手
  - 2013年　順天堂大学医学部附属順天堂医院
  - 2014年　順天堂大学医学部附属順天堂練馬病院
  - 2016年　セントマザー 産婦人科医院
  - 2019年　順天堂大学医学部附属浦安病院 リプロダクションセンター 副センター長
  - 2022年　トーチクリニックを開業
- 資格
  - 日本産科婦人科学会認定産婦人科専門医
  - 日本生殖医学会認定生殖医療専門医

torch clinic　電話番号 03-6447-7910

診療科／婦人科

診療時間／

		月	火	水	木	金	土	日	祝日
午前	09:00～13:00	―	●	●	●	●	●	●	●
	13:00～15:00	―	―	―	―	―	●	●	●
午後	15:00～17:00	―	●	―	●	―	●	●	●
	17:00～20:00	―	●	●	●	―	★	―	―

★ 19:00 まで　休診日／月曜日　※祝日が休診日の場合、振替します。変更情報などは、HP での確認をお願いします。

https://torch.clinic

トーチクリニックは、恵比寿駅から徒歩 1 分、駅近にある東京都渋谷区の婦人科・不妊治療クリニックです。予約から会計までのムダな待ち時間をなくし、働きながらでも通いやすい治療を提供しています。

所在地
〒150-0013
東京都渋谷区恵比寿 4-3-14
恵比寿 SS ビル 8F

アクセス
JR 恵比寿駅 東口徒歩1分
地下鉄日比谷線恵比寿駅
出口 1 徒歩 4 分

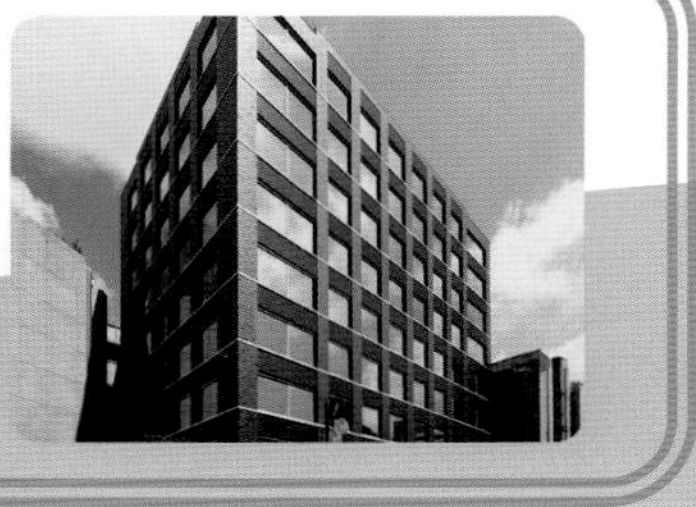

特 集

保険診療、それとも自由診療？
より自分たちに合った治療方法

保険診療で不妊治療が受けられるようになり、体外受精はどのように変わったのでしょう？

もともと不妊治療、特に体外受精は採卵周期から調節卵巣刺激の方法など患者さん個々に合ったオーダーメイド診療での自由診療でした。

保険診療で治療費は大分に助かる面はありますが、制限のある治療で全患者さんをカバーできるか、妊娠成績の面では気になる面が残ります。

保険診療が始まった今でも、自由診療をあえて選択するカップルもいます。

では、どのような時に保険診療？そしてどのような時に自由診療？

今回は着床にも注意しながらその選択を探りました。

保険診療

自由診療

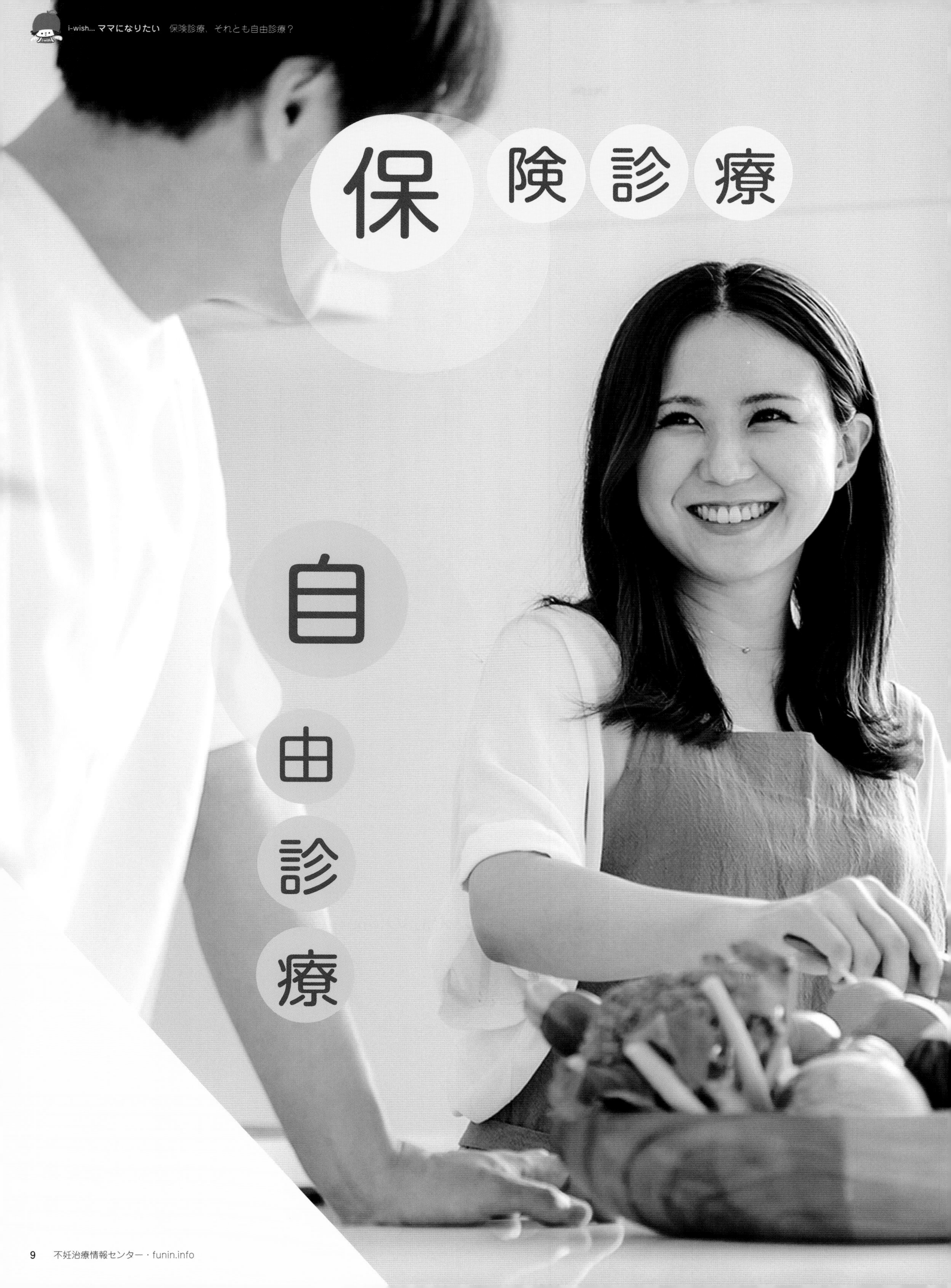

体外受精とは?

体外受精の方法

自然妊娠では、卵子と精子が女性の体内で出会い受精し、胚が順調に発育し、子宮へ着床することで妊娠が成立します。

しかし、体内での受精が難しいと考えられる場合は、手術によって卵子を体外に出して精子と出会わせ、培養して発育した胚を子宮に戻し妊娠を目指します。これが体外受精です。

体外受精では、排卵する直前の成熟卵子を採卵することで、その後の受精や胚発育が順調に進む確率を高めます。また、複数個の胚があることが妊娠への可能性を高めるため、排卵誘発剤（FSHやhMG製剤、クロミフェンなど）を用いて卵巣を刺激し、複数の卵子を採卵して良好胚を得ることを目指します。

●通常媒精（c-IVF）

採卵できた卵子と採精した精子の受精方法は2つあり、1つは、卵子に調整した精子を振りかけることで受精を待つ通常媒精で、コンベンショナルIVF（conventional-IVF／c-IVF）といいます。媒精後、受精した胚（受精卵）は培養液から栄養をもらい、インキュベーターの中で育ち、分割胚または胚盤胞で新鮮胚移植を行うか、胚を凍結保存し、移植周期に融解して胚移植する凍結融解胚移植があります。

●顕微授精（ICSI）

受精方法のもう1つは、極細のガラス管に精子を1個だけ吸引し、卵子の細胞質内に直接注入して受精を促す方法です。通常媒精では卵子と精子の力で受精しますが、顕微授精では胚培養士が調整した精子を選択し、顕微鏡下で、卵子と精子を受精させます。

顕微授精の字が「受」ではなく「授」を使うのは、卵子と精子が出会い、発生を始める受精（fertilization）ではなく、受精が起きるように精子を注入する行為（insemination）になるからです。

顕微授精はICSI（Intracytoplasmic sperm injection／細胞質内精子注入）と表記します。

採卵した卵子の個数や状態により、通常媒精と顕微授精の2つに分けて行うスプリットICSIや精子を高い倍率で観察して選択するIMSI、ヒアルロン酸を用いて精子を選別するPICSIなどがあります。

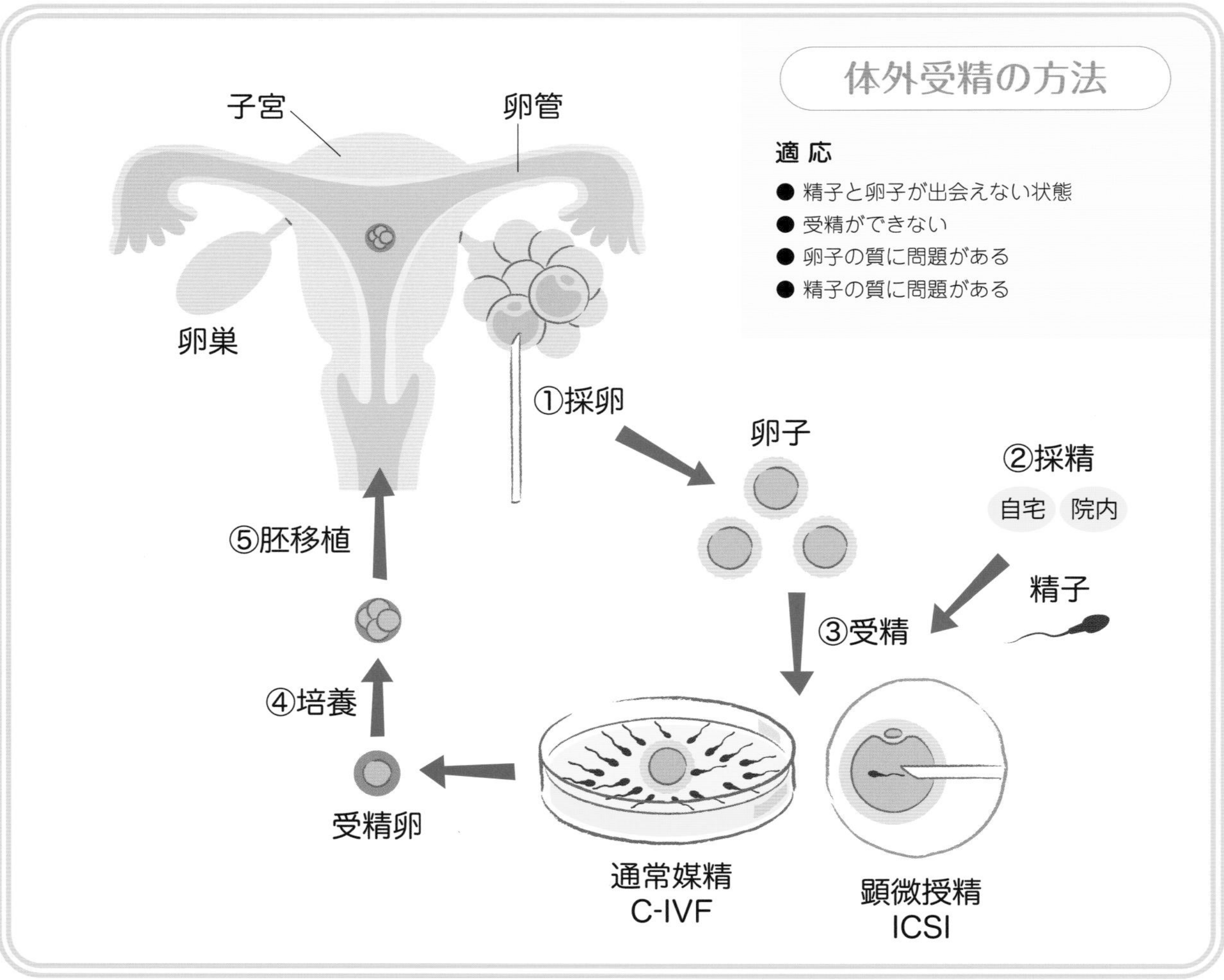

グラフ1

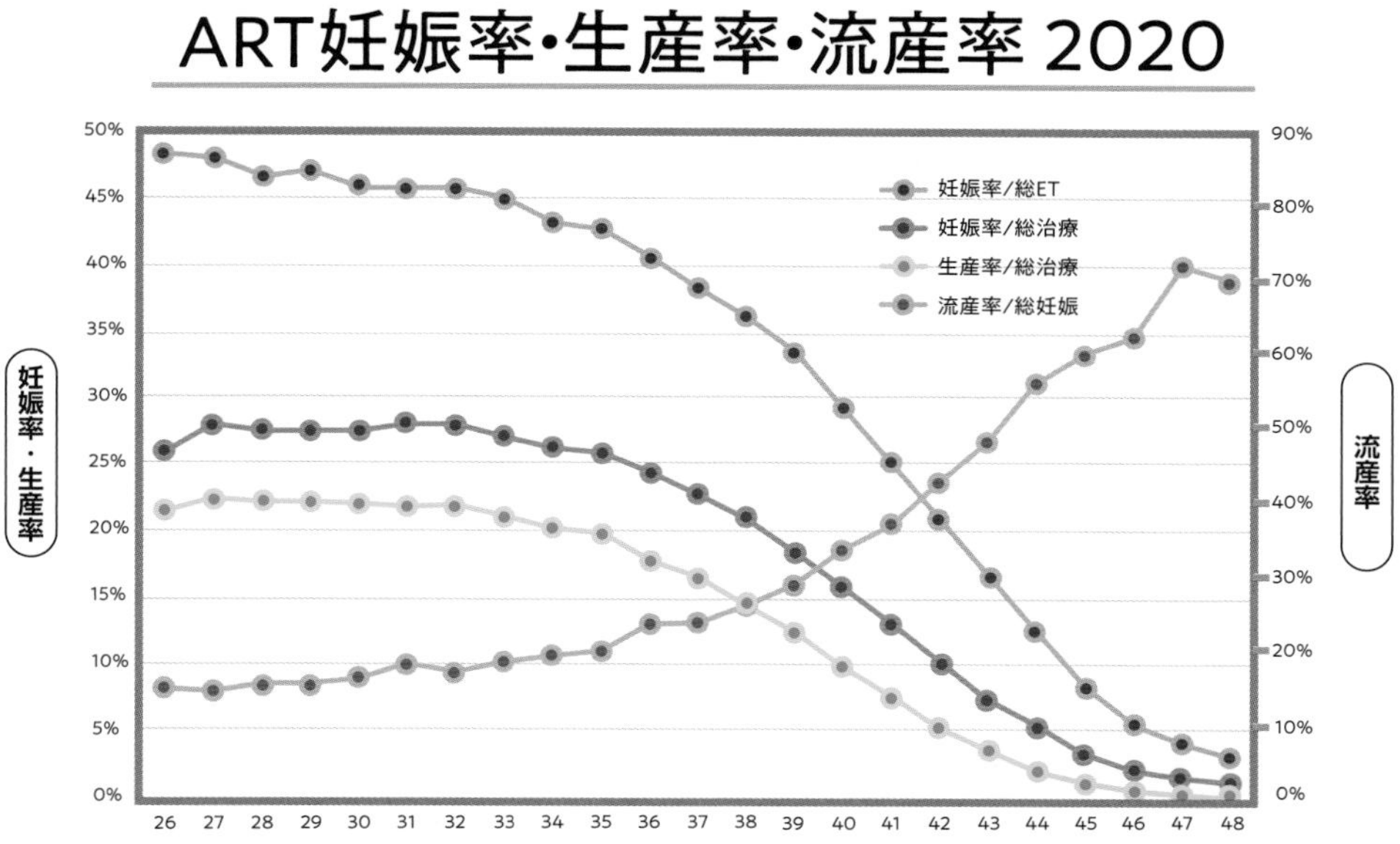

日本産科婦人科学会 ARTデータ 2020

年齢と妊娠率

左のグラフは、日本産科婦人科学会が発表している体外受精による妊娠率・生産率・流産率（2020年版）です。このグラフから体外受精における女性の年齢と妊娠の関係がわかります。

妊娠率、生産率、ともに30歳半ばから下がりはじめ、40歳半ば以降はかなり厳しいことがわかります。実際に子どもが得られた生産率では、治療数ベースで20%以上なのは35歳までです。

胚移植ベースでの妊娠率は、36歳までは40%以上ありますが、それ以降は急激に下降していくことがわかります。

そして、37歳を超えると流産率が高くなることからも、女性にとって年齢が妊娠・出産にとって大きな意味を持っていることがわかります。

体外受精の適応

体外受精が適応となる要因には、大きく4つがあげられ、これらは一般的な不妊検査では明らかになりません。

そのため、検査で問題が見当たらなかった場合、これまでの性生活で妊娠しなかったことから、妊活期間や治療歴などを踏まえ、原因不明不妊として体外受精が適応になることもあります。

●精子と卵子が出会えない

排卵された卵子は、卵管の先端にある卵管采により取り込まれますが、この卵管采の形や卵巣との位置関係が悪く、卵子を取り込むことができないピックアップ障害があります。この場合、精子と卵子が出会うことができず、受精が起こりません。卵管采の形や位置については、一般的な検査では知ることができず、一般不妊治療で妊娠が成立しないことなどからピックアップ障害が疑われます。

また、卵管の疎通性に問題がある、運動精子数が少ない、または抗精子抗体があるなどの場合に体外受精が適応になります。

●受精ができない

精子と卵子が出会うことから受精ははじまります。そして、精子が卵子の細胞質へと進入し、卵子由来の前核と精子由来の前核が現れると受精は完了です。

しかし、受精が完了しない場合、卵子の透明帯が硬い、または卵子の質、精子の質が良くないことなどが理由としてあげられます。

●卵子の質に問題がある

卵子の質が悪いと受精が難しく、また受精できても分割を途中で止めてしまったり、着床しても妊娠が継続できず流産することもあります。

質のいい卵子とは、染色体に異常がなく、元気があることですが、質が低下する大きな要因は加齢（老化）です。卵子は、もともと染色体異常が起こりやすく、排卵した卵子の約25%が染色体異常を持っているとされ、この割合が年齢とともに高くなってきます。そのほかに卵巣を手術した経験がある、卵巣周囲に炎症があるなどが原因にあげられます。

●精子の質に問題がある

精子は、射精精液から洗浄、濃縮をすることで運動精子を回収することはできますが、中にはDNAに傷のある精子が含まれていることがあります。

精子は、染色体を半分に減らす減数分裂の途中でDNAを修復する酵素が失われるといわれ、このDNAの傷は受精の際に卵子が修復をします。しかし、卵子がこの修復に疲弊すると、胚の成長に影響する要因になります。

造精機能に問題がある場合、DNA損傷精子が多いといわれていますので、できる治療は受け、元気で質のいい精子を卵子に届けられるようにすることが大切です。

保険診療と自由診療の違い

不妊治療の保険診療

2022年4月から不妊治療の保険診療がスタートしました。

保険診療による不妊治療には、一般不妊治療（タイミング療法と人工授精）と、生殖補助医療（体外受精、顕微授精）があります。一般不妊治療には年齢制限も回数制限もありませんが、生殖補助医療については、年齢制限と回数制限（胚移植回数）があります。40歳未満までは1子ごと6回まで、40歳以上43歳未満は1子ごと3回まで保険診療で受けることができ、この回数は胚移植回数となり、制限を超えて保険診療を受けることはできません。

日本では、混合診療（同じ病名の治療周期に保険診療と自由診療を合わせて受けること）が認められていないため、保険診療による治療周期中に、自由診療による治療を行った場合は、関連ある治療に対する全てが自己負担となり、医療費の全額が自己負担になります。

不妊治療に保険が適用される前には受けられていた医療技術や検査が、保険診療では受けられないものもあります。そのなかでも特に体外受精治療周期に関わる高い医療技術については、先進医療として受けることができます。

先進医療とは？

先進医療とは、厚生労働省が認めた高い医療技術のことをいい、保険適用とするかを評価する段階の医療技術です。原則2年ごとに見直され、評価の結果、保険適用となったり、対象から外れたりします。2022年12月現在で不妊治療に関わるものを含み85種類の医療技術が先進医療として認められています。

先進医療にかかる医療費は全額自己負担となりますが、保険診療と組み合わせて受けることができます。ただし、体外受精を行っている治療施設であれば、どこでも受けられるわけではありません。

先進医療は、医療技術ごとに厚生労働省への申請と認可が必要で、申請するには医師が日本産科婦人科学会認定産婦人科専門医であり、かつ日本生殖医学会認定生殖医療専門医であること、診療科の経験年数が5年以上であることなどの要件が必要なものもあります。申請要件を満たし、医師が必要と考えている先進医療について、認可のもとでそれぞれの治療施設が実施しています。

不妊治療に関係する先進医療の項目は、全部で11あります。詳しい説明は、19ページをご覧ください。

不妊治療の自由診療とは？

一般不妊治療は、年齢や回数制限がないため、自由診療で受けることは、ほとんどありません。

しかし、生殖補助医療の場合は、年齢や回数制限を超えた場合、また使用する薬剤や検査、治療スケジュールなど保険適用の枠を超える場合、もしくはカップルが希望した場合、自由診療で体外受精を受けることができます。

保険診療のような制限はありませんが、治療施設によっては年齢制限を設けていることもあります。カップルごとに合わせた治療計画を立てられるため、より自分たちに合った治療を受けることができるでしょう。

ただ自由診療は、治療にかかるすべての医療費が自己負担（10割）となり、高額な医療費がかかります。また、自由診療にかかる医療費は治療施設によって違いがあります。

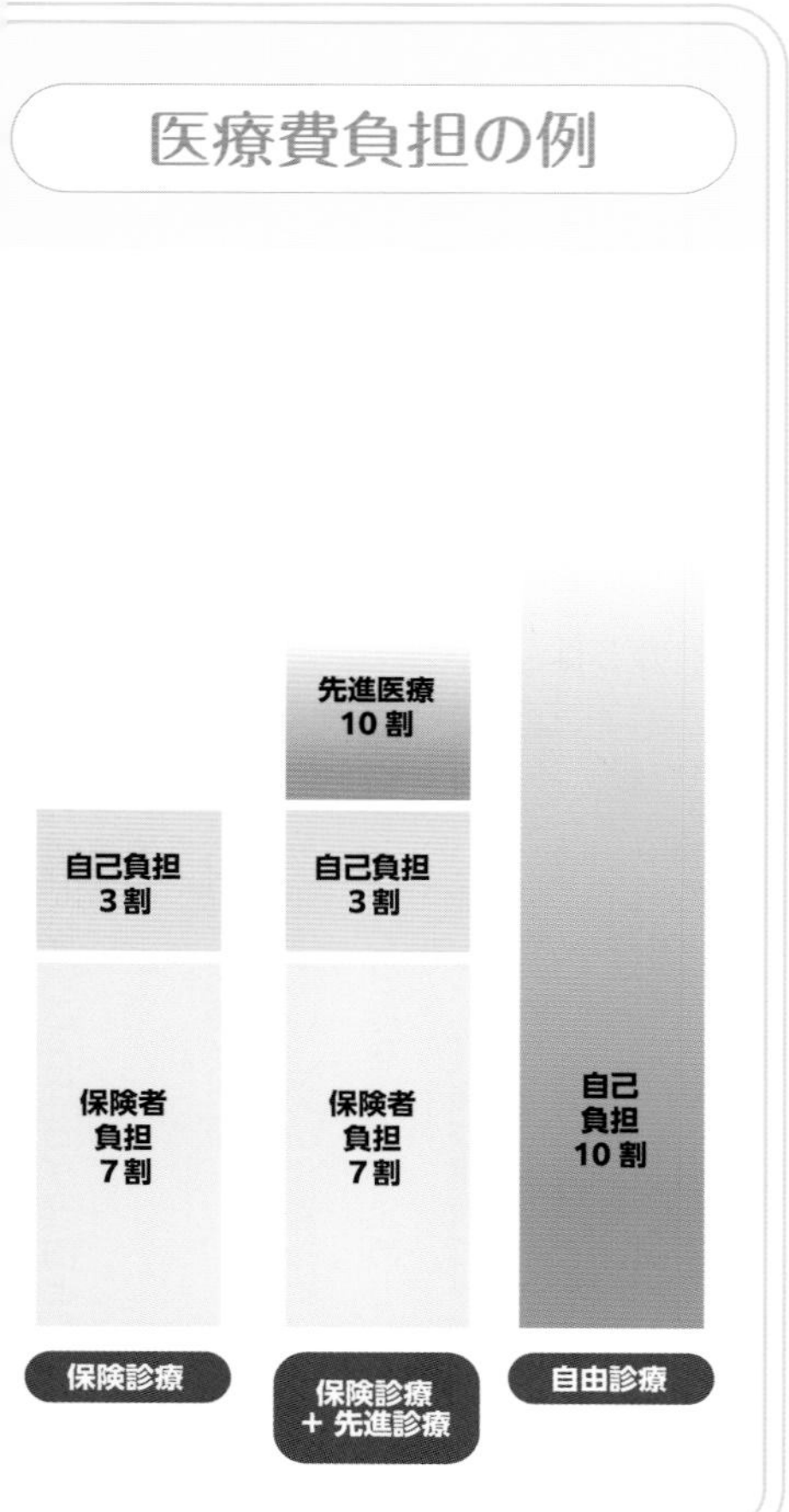

	自由診療	保険診療
診療内容	● 一般不妊治療 自由診療で受けることは、ほとんどない ● 生殖補助医療 ・体外受精、顕微授精　・凍結融解胚移植 ・PGT 検査　・PRP 治療 ● カップルに合わせた治療を提供できる	● 一般不妊治療 ・タイミング療法　・人工授精 ● 生殖補助医療 ・体外受精、顕微授精　・凍結融解胚移植　など 保険診療のルールに従って治療を進めなければならない
制限	● 治療施設ごとに違いがある ● 年齢制限のある治療施設もあれば、ない施設もある	● 一般不妊治療（タイミング療法や人工授精） … 年齢制限、回数制限なし ● 生殖補助医療（体外受精や顕微授精など）/ 治療開始時の妻の年齢 40 歳未満 … 1子ごと　胚移植 6 回まで 40 ～ 43 歳未満 … 1子ごと　胚移植 3 回まで
費用	● 一般不妊治療 自由診療で受けることは、ほとんどない ● 生殖補助医療 ・体外受精、顕微授精 … 約 15 万円～ ・凍結融解胚移植 ……… 約 10 万円～	● 一般不妊治療 ・タイミング療法 … 数千円 ・人工授精 … 約 6000 円～ ● 生殖補助医療 ・体外受精、顕微授精 … 約 10 万円～ ・凍結融解胚移植 ……… 約 5 万円～
使用薬剤	● 厚生労働省に承認のない薬剤も用いることができる ● 本来の適応外の薬剤も、研究論文などで効果が認められれば、それぞれの治療施設の判断のもと、用いることができる	● 厚生労働省に承認された薬剤のみ用いることができる ● 一般不妊治療と生殖補助医療では、用いることができる薬剤に違いがある
新技術や新薬	● 新しい技術や薬剤は、厚生労働省の承認がなくても研究論文などで効果が認められれば、それぞれの治療施設の判断のもと、用いることができる	● 新しい技術や薬剤は、厚生労働省の承認がなければ用いることはできない ● 先進医療として認可があるものは、各治療施設ごとで行うことができる

保険診療と自由診療のメリット&デメリット

保険診療

メリット

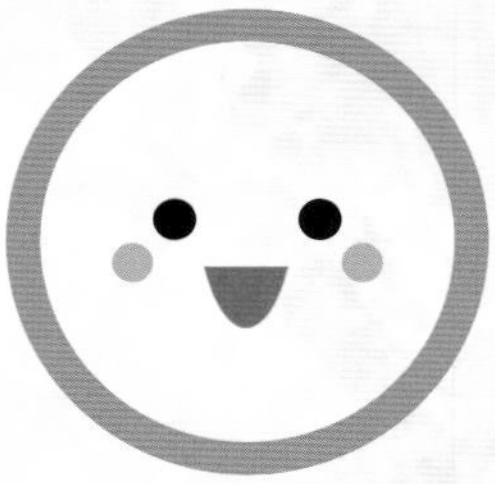

- 不妊治療を国が認め、治療を標準化した
- 医療費の３割負担で治療が受けられる
- 全国どこの治療施設でも、同じ治療を同じ医療費で受けることができる
- 先進医療と組み合わせることもできる
- ふたりで診察に行く機会を持てる
- 治療の終結の目安ができる
- 不妊や不妊治療の社会的理解が広がる
- 若いカップルの通院が増える

デメリット

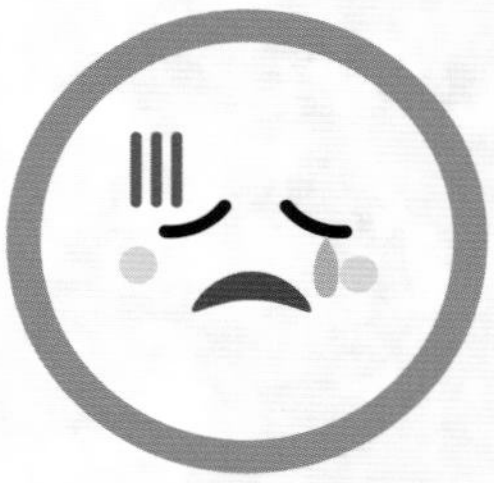

- 診察日にスケジュールを合わせなくてはならない
- 治療をして当たり前という風潮を生む可能性がある
- 治療が不必要な人も通院を始める可能性がある
- 医療費の負担が増える場合がある
- 基本的に、凍結胚がある場合は採卵はできない
- 先進医療として受けられる治療施設と受けられない治療施設がある
- 治療周期の途中で方法を変更できないことがある
- 自由診療との併用ができない（混合診療の禁止）
- 治療の進歩や発展が停滞する可能性がある

保険診療のメリット

保険診療で不妊治療を行う最大のメリットは、医療費の負担が3割となり、窓口での支払いが軽くなったことです。

自由診療では、医療費の10割を自己負担しなくてはならないので、1回の窓口での支払いが数万円から十数万円に及ぶこと、1回の体外受精の治療周期の総額が30万円以上となることも珍しくありませんでした。

これまで経済的な理由や治療への心配から不妊治療をためらっていたカップルが治療にアクセスしやすくなり、比較的若いカップルの通院も増えています。

また、一般不妊治療となるタイミング療法や人工授精だけでなく、生殖補助医療となる体外受精や顕微授精まで保険適用されたことで、これらが国の認めた治療であるという安心感を与えたことも大きなメリットです。不妊や不妊治療に関する社会的な位置付けは変わり、これに伴い不妊に関する情報の提供や社会的な認知、理解も広く進んでいくようになり、仕事との両立もしやすいようになっていくことでしょう。ただし、不妊治療はふたりが赤ちゃんを希望していることが重要で、ふたりが赤ちゃんを希望していなければ不妊治療はしなくていいのです。その理解を周囲や社会が理解していくことも大切です。

保険診療のデメリット

保険診療は、細かく定められたルールに従って診療を進めなければなりません。

治療周期に用いる薬剤や処方量、期間などには制限があり、体外受精治療周期では採卵まで、また凍結融解胚移植では移植までに行うホルモン検査やエコー検査も決められた検査回数しか行うことができません。たとえば、排卵誘発剤を用いない治療周期（一般不妊治療、生殖補助医療とも）は、ホルモン検査や超音波検査などができないため、排卵日、採卵日や胚移植日の決定において、正確に判断することが難しくなるケースもあります。保険が適用される以前から治療してきたカップルの中には、「同じ内容で治療が続けられると考えていたのに違った…」と落胆する声もあります。

自由診療

メリット

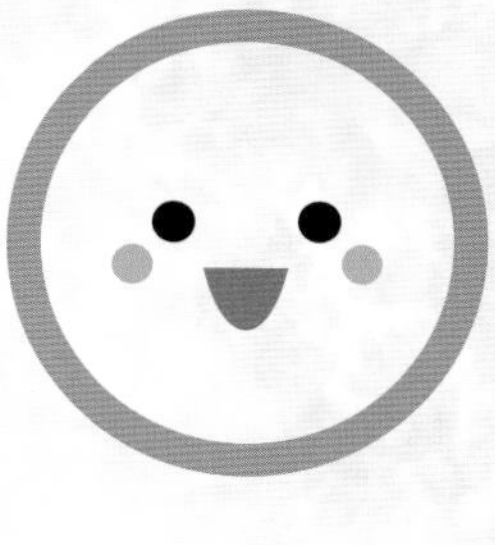

- 卵胞の発育やホルモン環境に合わせた治療が受けられる
- 治療法、治療スケジュールなど、自分に合った方法で治療が受けられる
- 治療周期の途中でも臨機応変に対応できる
- 採卵を繰り返し行うこともできる
- 新しい技術や薬剤などで効果があるものを早い段階から受けることができる

デメリット

- 医療費が高い
- 治療の終結目安が立てにくい
- 保険診療との併用はできない（混合診療の禁止）

自由診療のメリット

生殖補助医療を自由診療で受ける最大のメリットは、自分たちに合った治療、希望する治療を受けられることです。

それは、卵胞の発育やホルモン環境に合わせて、また可能な範囲で生活スタイルやスケジュールに合わせることも自由診療ではできます。

たとえば、治療周期の途中で卵胞発育が芳しくなかったら、排卵誘発剤を足したり、薬を変更することができ、ホルモン検査やエコー検査の回数を増やすこともできます。体外受精をするうえで、排卵誘発は成熟した卵子を得るために大変重要です。

成熟卵子でなければ受精は起こらず、受精が起こらなければ胚移植には辿りつきません。年齢が若い、卵巣機能が保たれている、ＡＭＨ値が高いなどの場合、排卵誘発をすることで成熟卵子が得やすくなり、妊娠の期待も高まります。

しかし、年齢が高い、卵巣機能が低下している、ＡＭＨ値が低いなどの場合は、個々に合わせた排卵誘発が大切です。年齢が高く、卵巣機能が低下してきている場合、排卵誘発剤を用いても、急に変化をすることがあります。その変化に臨機応変に対応し、薬を調整したり、ホルモン検査を行って状況を確認したり、緊急採卵を行ったり、と工夫をしながら成熟卵子を得るために努めます。このようなことが保険診療による体外受精で起こった場合、決められた中で対応できればいいのですが、対応がうまくできなかった場合は、排卵済みで卵子が得られなかったり、卵子は得られたけれど未成熟卵子だったりということが起こることもあります。

また、ＡＭＨ値が低い、年齢が高いなどの場合、採卵を繰り返して移植可能な胚を凍結保存し、ゆっくり胚移植を行うという治療計画を立てることもできます。まさに、痒いところに手が届くのが、自由診療といえるでしょう。とくに年齢の高いカップルやＡＭＨ値が低いカップルにとっては、こうした治療が必要になることもあるかもしれません。

また、2回以上良好胚を移植しても妊娠に至らないカップルの中でも、ＰＧＴ-Ａを希望する場合は、体外受精治療周期のすべてが自由診療になります。これは、ＰＧＴ-Ａを行った胚を移植する際も保険が適用できません。

自由診療のデメリット

自由診療のデメリットは、医療費が高いことです。

2022年4月以前は、特定治療支援事業があり、体外受精にかかる医療費の一部が助成されていましたが、保険適用化に伴い助成制度が廃止されたため、医療費の全額が自己負担となります。

標準治療とオーダーメイド治療

標準治療による体外受精

大規模な臨床試験や、これまでの臨床などから科学的根拠に基づき、治療の効果や安全性が確認され、多くの専門家の合意（コンセンサス）が得られている治療、現時点で最良と考えられる治療のことで、多くの人にその効果が認められる治療

カップルごと、不妊症になっている要因や原因には違いがあります。
標準治療で治療が順調に進み、妊娠するカップルもいれば、移植回数の制限を迎えてしまうカップルもいます。

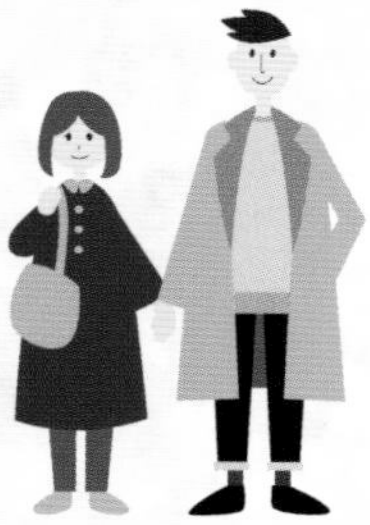

原因が良くわからないけど、一般不妊治療では妊娠しなかったので…。
採卵を２回したけど、なかなか成熟卵子が得られなくて胚移植に辿りつかなくて困ってます。

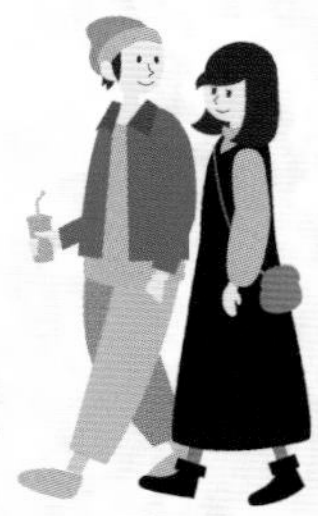

無精子症と診断されたけど、MD-TESE で精子が見つかりました。
卵胞の発育も、胚の発育も順調でした。胚移植も順調に行って、妊娠するといいな！

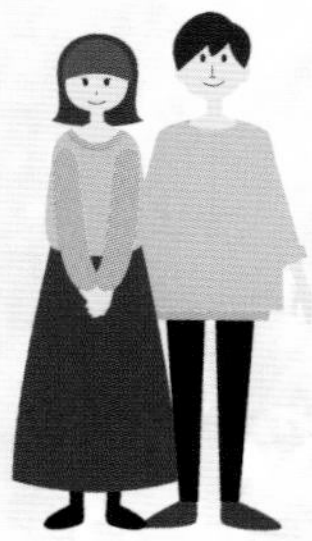

卵管に閉塞があって…。他には、問題なかったです。
右の卵管に閉塞があったけど、２回目の胚盤胞移植で無事妊娠！凍結胚は、第二子目のために。

標準治療とは？

標準治療とは、大規模な臨床試験や、これまでの臨床などから科学的根拠に基づき、治療の効果や安全性が確認され、多くの専門家の合意（コンセンサス）が得られている治療、現時点で最良と考えられる治療のことで、多くの人にその効果が認められる治療です。

基本的に保険が適用されるため、全国どこの医療機関でも、同じ治療を、同じ医療費で受けることができます。ただ、標準治療は、多くの人に効果はあるが、全員に効果があるとは言えず、特に難治性の場合は治療の効果が低い人もいます。

不妊治療にも、標準治療があります。

まず、「赤ちゃんを希望しているのに、避妊しない性生活を1年以上送っても妊娠しない」ことから、治療施設でさまざまな検査を受け、不妊症と診断されることが必要です。

そして、検査の結果から適応と診断されたタイミング療法、人工授精、体外受精、顕微授精のいずれかの治療周期が始まります。

一般不妊治療、または生殖補助医療では、それぞれ用いることができる薬剤とその量や期間、ホルモン検査やエコー検査の回数など、そして、生殖補助医療では年齢と胚移植の回数制限があり、その治療によって、多くのカップルの妊娠が成立すると考えられています。

オーダーメイド治療とは？

オーダーメイド治療とは、個々にあった治療、その人にとって最良と考えられる治療のことをいいます。

標準治療のなかでも、薬を変更したり、量や期間を調整することはできますが、保険診療のルールに従わなければならず、オーダーメイド治療とはいえません。また、治療の過程で、さらに高度な医療技術を用いた治療が必要になった場合は、厚生労働省に認められた先進医療であれば保険診療と組み合わせて受けることができますが、オーダーメイド治療といえるほど、その人にあった治療とはならな

オーダーメイド治療による体外受精

各々にあった治療、その人にとって最良と考えられる治療

不妊の要因や原因はさまざまですが、標準治療では妊娠に結び付かなかった、または難しいと考えるカップルが、自分たちに合った治療を求め受けています。

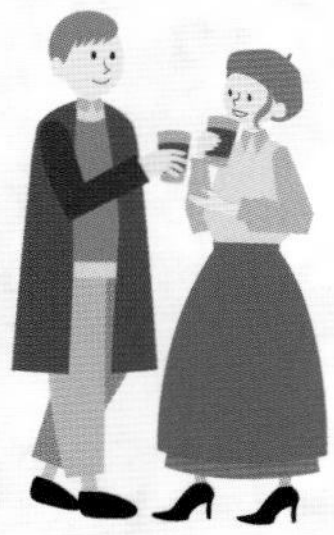

高年齢で、卵巣機能低下も…
年齢が高くて、卵巣機能が低下してきているので、こまめに診察してほしい。

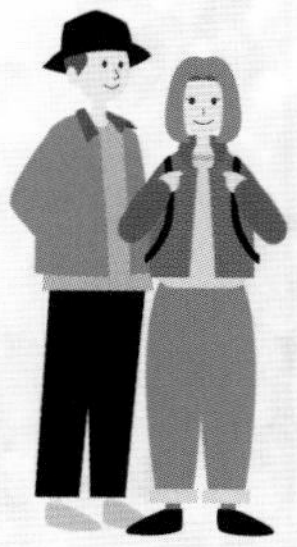

保険診療を受けてきたけど、卵子の質が良くないとか…
移植も６回したけど妊娠せずでした。
移植の回数制限も超えたし、PGT-Aや、ほかの検査もしたい。

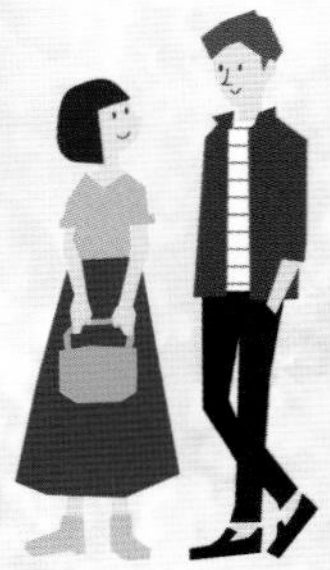

保険適用前から治療してます。１回は保険診療で受けたけど、納得した方法がいいと思って…
採卵を繰り返して、凍結胚をなるべく多く確保しておきたい。

いこともあります。

オーダーメイド治療は、自由診療として行われるため、医療費は全額自己負担となりますが、保険適用外の治療も自分に合わせて受けることができます。

標準治療から オーダーメイド治療へ

２０２２年４月以前の不妊治療では、タイミング療法には保険が適用されていましたが、人工授精、体外受精、顕微授精には保険が適用されていませんでした。

不妊治療施設もさまざまで、一般不妊治療から生殖補助医療と一通り行う治療施設や、一般不妊治療は行わず生殖補助医療となる体外受精、顕微授精を専門に行う治療施設もありました。

また、治療方針や方法は治療施設ごとさまざまで、とくに生殖補助医療で行う排卵誘発では、「強く卵巣を刺激して、たくさん卵子が採取できる方法（調節卵巣刺激法）」を主に行う医師もいれば、「卵巣への負担を軽くし、自然な周期から遠ざけない方法（低刺激法）」を主に行う医師もいました。治療に臨むカップルは、そうした多くの情報を収集しながら病院選びや医師選びをすることが、治療をはじめる一歩として大切な事柄でした。

そして、実際の治療は、さらに個別化され、治療の効果や希望する治療の選択とともに、カップルの生活スケジュールも考慮しながら、治療は進められてきました。

２０２２年４月以降、不妊治療に保険が適用されるようになると、標準化した治療が提供されるようになり、どこの不妊治療施設でも、同じ治療が同じ医療費で受けられるようになりました。

標準化は難しいとされていた生殖補助医療を標準治療として提供できるようになったことは、大きな意味のある変革で、大変喜ばしいことです。

しかし、不妊となる要因や原因のなかには、検査では明らかにならないこともあり、卵子の質、高年齢によって治療が必要になっているカップルは標準治療では難しいこともあるでしょう。また、多様化する生活スタイルや不妊治療に臨む背景の違い、カップルの治療への思いなども合わせて考えると、自分たちに合った治療を受けることは、とても重要です。

これらに加え、不妊治療がカップルの治療であること、新しい命を授かるための治療であることも治療を複雑にしています。通常の病気治療は、その人自身が治療対象ですが、不妊治療は卵子と精子が必要なように、男女２人が治療の対象となります。

ふたりの卵子と精子と合わせて、別の新しい命を授かりたいわけですから、自ずと治療は複雑になり、標準治療の難しいカップルはオーダーメイド治療を視野に入れて治療を進めることも大切です。

保険診療と先進医療

先進医療の申請と認定

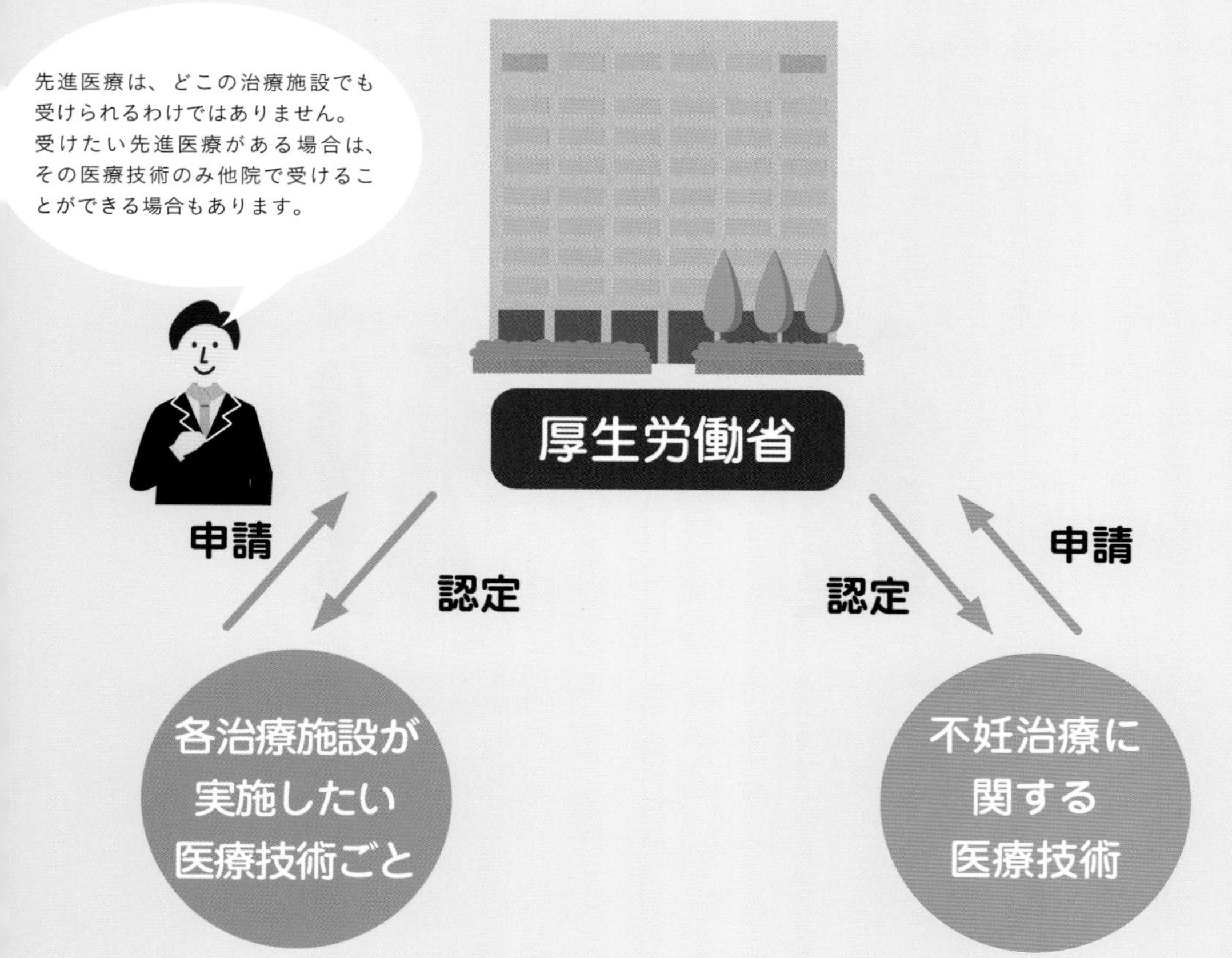

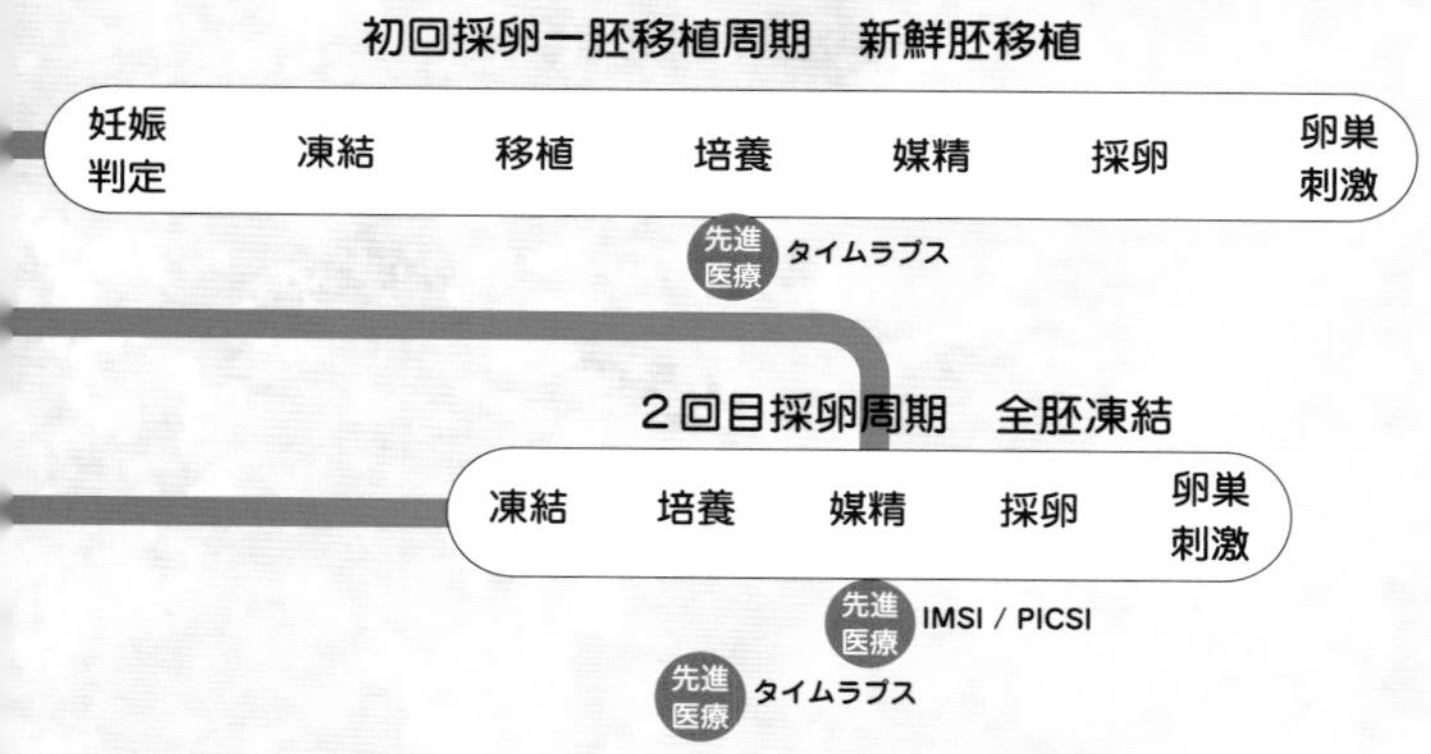

先進医療と治療スケジュールの例

保険診療と先進医療を組み合わせて受ける場合の治療周期スケジュール例です。保険適用化以降に体外受精の初回治療を開始した場合、たとえば子宮内膜受容能検査が適応する場合は、40 歳未満であれば６回の胚移植以内に余裕を持って受けられますが、40 歳以上 43 歳未満の場合、３回の胚移植以内では最後の１回の胚移植になってしまうと考えられます。

先進医療を取り入れた保険診療

２０２２年12月現在、不妊治療に関する先進医療は12項目あります。

顕微授精に関するＰＩＣＳＩ、ＩＭＳＩ、胚培養に関するタイムラプス、着床環境や子宮環境に関するＥＲＡ検査、ＥＲＰeak検査、ＥＭＭＡ／ＡＬＩＣＥ検査、子宮内フローラ検査、子宮内膜スクラッチ、胚移植に関するＳＥＥＴ法、二段階胚移植法、反復着床不全に関するタクロリムス投与療法、マイクロ流体技術を使った精子選別があります。

それぞれに適応があり、その検査や治療を希望した場合、保険診療と併用して受けることができますが、先進医療として、その医療技術が認められることと、治療施設が実施機関として先進医療ごとに厚生労働省から認定を受けなければなりません。

現在、先進医療として認められている医療技術は、保険適用以前から治療に

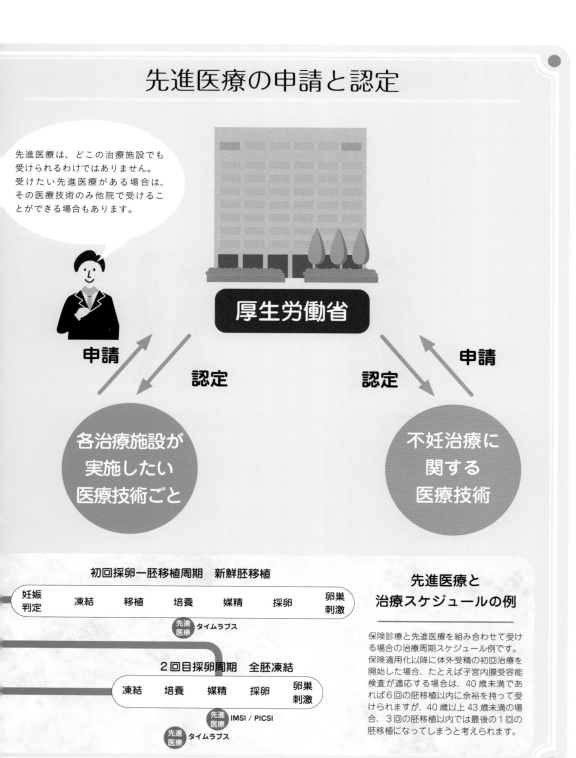

先進医療の項目と費用例

01　PICSI(ヒアルロン酸を用いた生理学的精子選択術)
胚移植後に反復して流産を認めたもの、あるいは奇形精子を伴うものに対し、ヒアルロン酸と結合している精子を選別して ICSI に用いる
費用：10,000 ～ 30,000 円

02　IMSI(強拡大顕微鏡を用いた形態学的精子選択術)
1 回以上の体外授精を実施しても受精卵や移植可能胚を得られず、性状不良精液（精子）所見　A) 精子濃度：1mL あたりの精子数 3000 万未満、B) 運動率：40% 未満、C) クルーガーテスト：正常形態精子率 3% 未満、D) 精子 DNA 断片化：30%以上のうち、2 つ以上を満たしており、顕微授精の実施が必要と判断されたものに対し、強拡大顕微鏡を用いて精子を選択する
費用：10,000 ～ 20,000 円

03　タイムラプス (タイムラプス撮像法による受精卵・胚培養)
胚移植を必要とするもの。培養器に内蔵されたカメラで培養中の胚を一定間隔で撮影し、培養器から取り出すことなく培養し、評価ができる
費用：30,000 ～ 35,000 円

04　ERA 検査（子宮内膜受容能検査 1）
これまで反復して着床・妊娠に至らないものに対し、子宮内膜が胚の着床に適した時期を調べる検査
費用：110,000 ～ 130,000 円

05　ERPeak 検査（子宮内膜受容期検査 2）
これまで反復して着床・妊娠に至らないものに対し、子宮内膜が胚の着床に適した時期を調べる検査
費用：100,000 ～ 130,000 円

06　EMMA ／ ALICE 検査（子宮内細菌叢検査 1）
これまで反復して着床・妊娠に至らない慢性子宮内膜炎の疑いのあるものに対し、その菌の特定と子宮内の細菌叢の状態を調べる検査
費用：58,000 ～ 65,000 円

07　子宮内フローラ検査（子宮内細菌叢検査 2）
これまで反復して着床・妊娠に至らない患者のうち、慢性子宮内膜炎が疑われるもの、または難治性細菌性腟症を調べる検査
費用：40,000 ～ 65,000 円

08　子宮内膜スクラッチ（子宮内膜擦過術）
これまで反復して着床・妊娠に至らないもの対し、子宮内膜にわずかな傷をつけ、内膜の修復を促し、着床に適した環境に整える
費用：10,000 ～ 30,000 円

09　SEET 法（子宮内膜刺激術）
胚移植をするもの。反復して着床・妊娠に至らないものを含む
費用：10,000 ～ 40,000 円

10　二段階胚移植法（二段階胚移植術）
これまで反復して着床・妊娠に至らないもの
費用：新鮮胚移植 75,000 ～ 80,000 円
　　　凍結融解胚移植 120,000 円～ 150,000 円

11　タクロリムス投与療法（反復着床不全に対する投薬）
免疫寛容が十分に働かないことで反復して着床・妊娠に至らないもの
費用：18,000 ～ 40,000 円

12　マイクロ流体技術を用いた精子選別
1 回以上顕微授精を実施しても移植可能な胚を得られなかった、または妊娠に至らなかったもの
費用：25,000 円～

PGT-A（着床前胚染色体異数性検査）が厚生労働省の専門家会議で了承(2023.03.02)。早ければ 2023 年 4 月 1 日から先進医療として保険診療との併用ができるようになるとのこと。

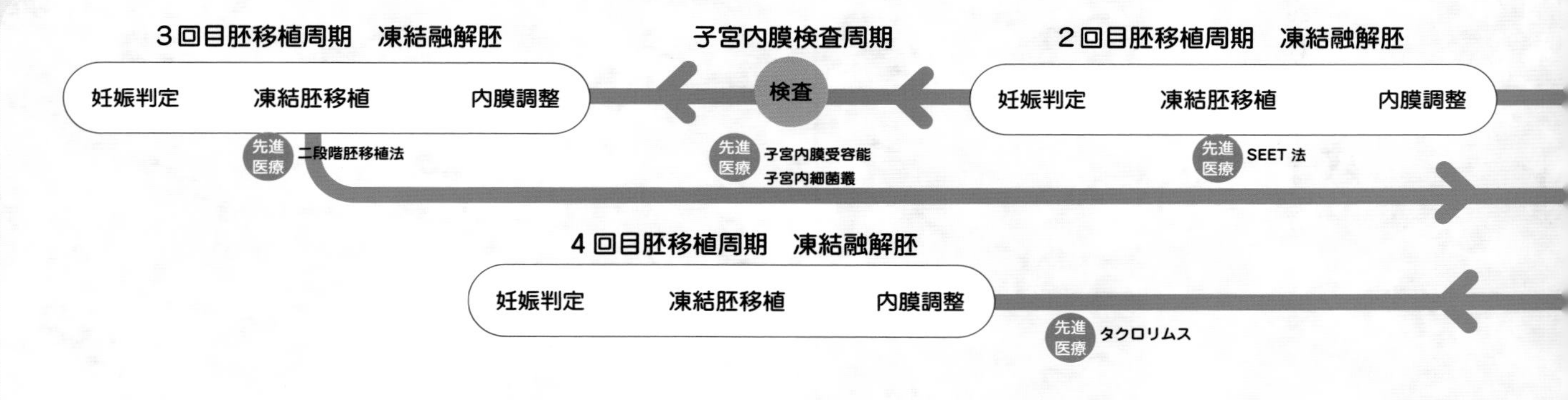

取り入れられていたものです。現在も、PGT-A（着床前胚染色体異数性検査）やPRP療法（多血小板血漿）などが先進医療に向けて準備しているようです。

たとえば、タイムラプスタイプのインキュベーターを用いた胚培養は、体外受精を受けるカップルなら希望すれば受けられます。そのほかの医療技術についても、それぞれ適応に応じて、カップルが希望することで受けられます。また、費用は、治療施設ごとに違いがあります。

ただし、治療を受ける施設が先進医療として、その実施を認められていることが必要です。認められていない場合は、実施があっても保険診療と併用して受けることができないので、治療を受ける場合は自由診療となります。

先進医療は受けた方がいい？

先進医療は、すべてのカップルに必要ではありません。しかし、反復して着床しない場合に行う検査などは、保険診療で行える残りの胚移植回数を考えながら検討すると良いでしょう。

先進医療に対しては、助成金制度を設ける自治体も増えています。そのため、保険診療の適応外となってからも自由診療で体外受精を続ける可能性がある場合は、保険診療中にそれらを受けた方が経済的負担が軽くなることでしょう。

保険診療と自由診療の排卵誘発１

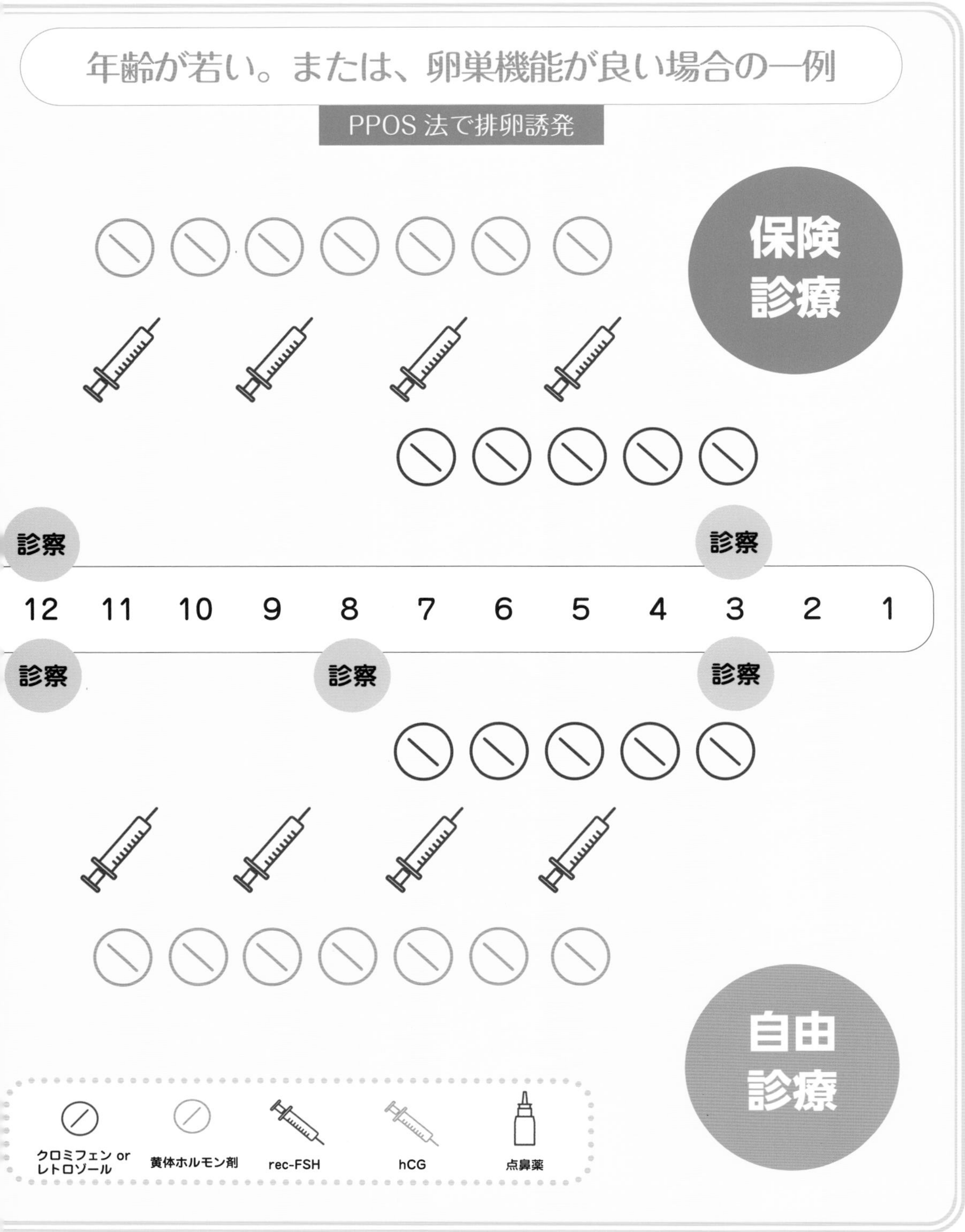

年齢が若かったり、卵巣機能が良いカップルは？

年齢が30代前半のカップルや、30代後半でも卵巣機能が良いカップルが体外受精を受ける場合、卵胞の発育に大きな問題がないことから、年齢制限や胚移植の回数制限内であれば保険診療で受けた方がいいでしょう。

多くの治療施設では、採卵数10個前後を見込んで排卵誘発をします。

年齢が若い、卵巣機能に問題がないなどの場合は、いずれの方法で排卵誘発を行っても成熟卵子を得られる可能性が高いことが考えられます。

上記のように、同じPPOS法（黄体フィードバック法／黄体ホルモン併用卵巣刺激法）を行った場合、保険診療であっても、自由診療であっても、採卵数などが大きく変わることはなく、同じような結果が得られるでしょう。

しかし、保険診療であれば医療費は3割負担、自由診療であれば10割負担とな

Aさん

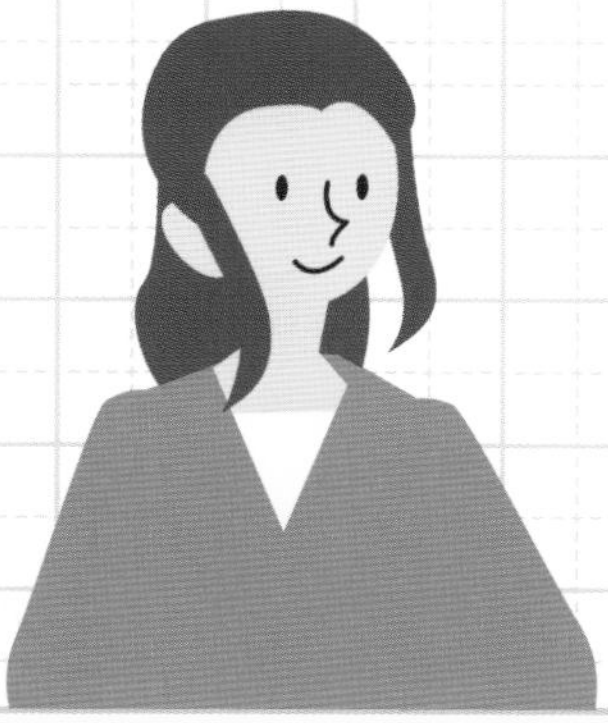

妻：32歳（会社員）AMH値　5.3ng/mL
夫：35歳（会社員）精液検査　特に問題なし

医療費は、排卵誘発から胚盤胞凍結まで約18万円でした。
排卵誘発に関しては、保険診療で十分に納得できる結果でした。この先も順調だといいなと思っています。次回、また採卵が必要になった時も、保険診療で治療しようと思います。

タイムラプス or 通常媒精

採卵（14）

胚盤胞凍結（19）

27　26　25　24　23　22　21　20　19　18　17　16　15　14　13

胚盤胞凍結（19）

採卵（14）

通常媒精 or タイムラプス

Bさん

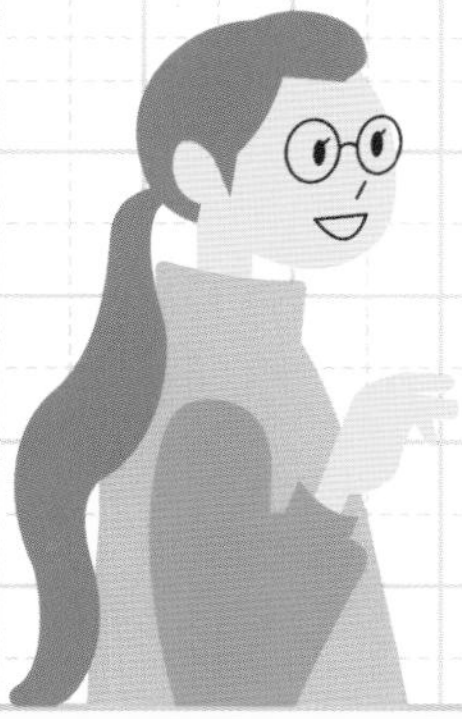

妻：32歳（看護師）AMH値　5.02ng/mL
夫：35歳（会社員）精液検査　特に問題なし

医療費は、排卵誘発から胚盤胞凍結まで約40万円でした。
仕事の調整がつかなかったことと、1歳でも若いうちに貯胚したくて自由診療にしました。
あと2回、採卵を繰り返して、ゆっくり胚移植します。

ります。当然、自由診療の方が医療費が高いので、保険診療で体外受精を受けた方が医療費が安く済みます。

また、卵巣機能に大きな問題がない場合、排卵誘発剤を用いずに採卵をする方法もありますが、保険診療では難しくなります。なぜなら、保険診療では排卵誘発剤を用いない場合は、基本的にエコー検査やホルモン検査ができません。

そのため、いざ採卵手術となった時に、排卵済みになってしまっていることが心配されます。

体外受精では、卵子が得られなければ治療を先に進めることができないので、卵巣機能に問題がなくても、排卵誘発を行い、卵胞の発育や排卵のコントロールをすることが大切です。

また、1歳でも若いうちに、次の胚移植や第二子、第三子の出産も考えて、貯胚をするために採卵を繰り返したい場合は、保険診療では行えないため、自由診療となります。

そのほか、年齢が比較的若いけれどAMH値が低い場合は、採卵できる卵子数は少ないことが予想されますが、卵子の質は年齢相当と考えて、体外受精の治療周期を進めていきます。

ただ、若くても卵巣機能も低下している場合には、排卵誘発が難しくなるため、次ページを参考に進めていきましょう。

保険診療と自由診療の排卵誘発2

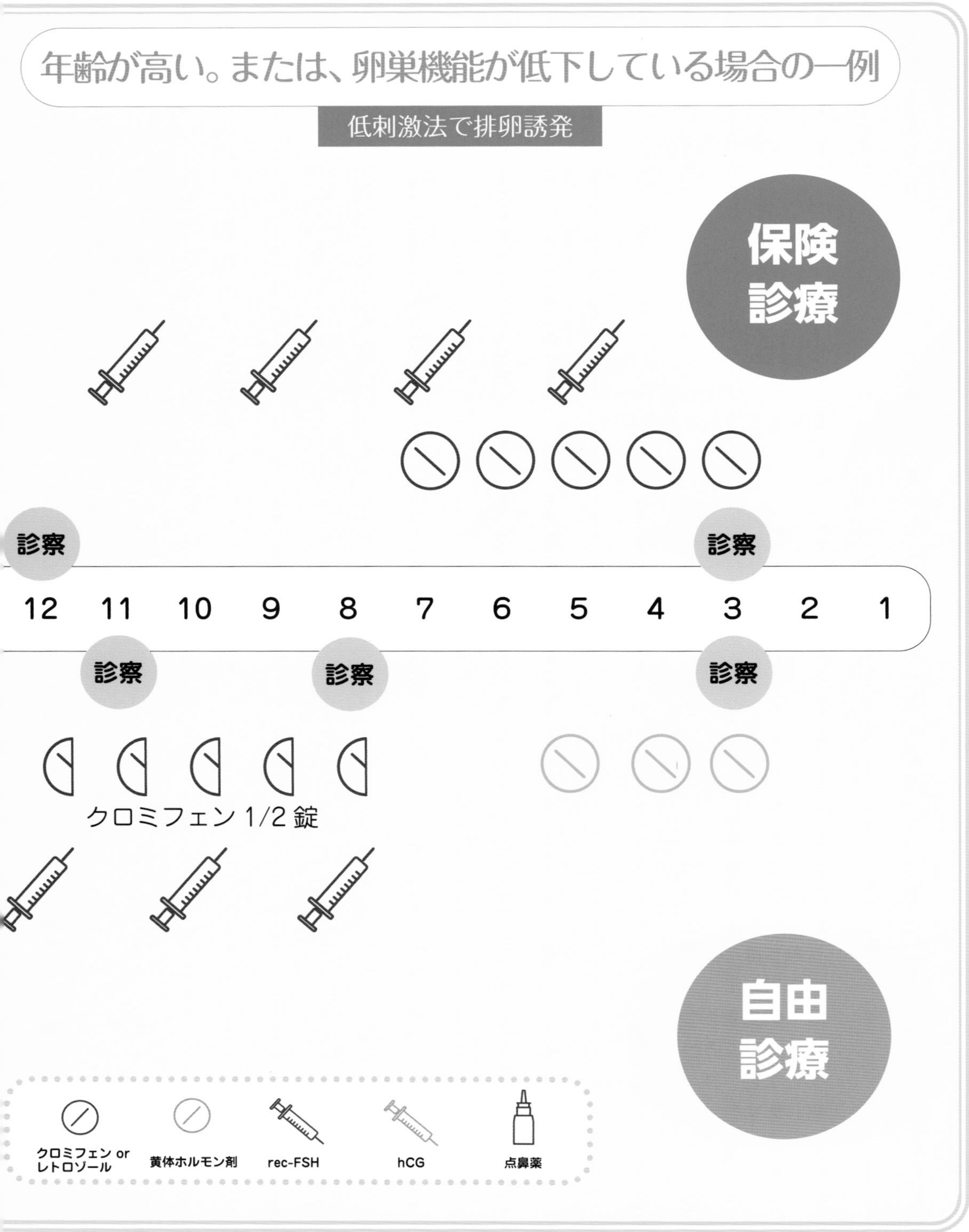

高年齢や卵巣機能が低下していたら…？

年齢が高かったり、卵巣機能が低下している、またＡＭＨ値が低いなどの場合、卵胞の発育が不十分、成熟しない、採卵数が極めて少ないなどが起こりやすくなります。

保険診療による排卵誘発には、投薬の期間や量、また、ホルモン検査やエコー検査の回数についてのルールがあります。そのため、ルール以上の薬や検査が必要になっても、保険診療では行うことが難しくなります。

高年齢になり、一番心配されるのが加齢による卵子の質の低下です。ただ、卵子の質の低下には個人差があり、質の低下が著しい人もいれば、比較的質が保たれている人もいます。

また、卵巣機能が低下してＦＳＨ（卵胞刺激ホルモン）値が上がり、排卵誘発剤への反応も低下するため、卵胞が発育しにくくなります。

Cさん

妻：40歳（パート）AMH値　1.2ng/mL
夫：40歳（会社員）精液検査　特に問題なし

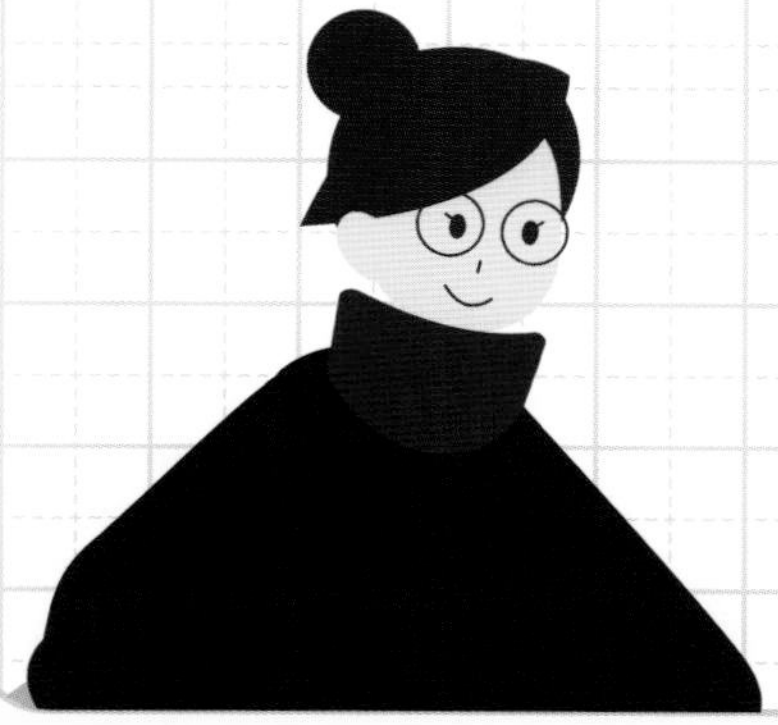

医療費は、排卵誘発から胚盤胞凍結まで約18万円でした。
なかなか卵胞が発育しなくて、5個採卵できたけど、そのうち3つは未成熟卵子で、胚盤胞になったのは1個だけでした。
なかなか厳しいなと感じました。
次は、どうしようかな…

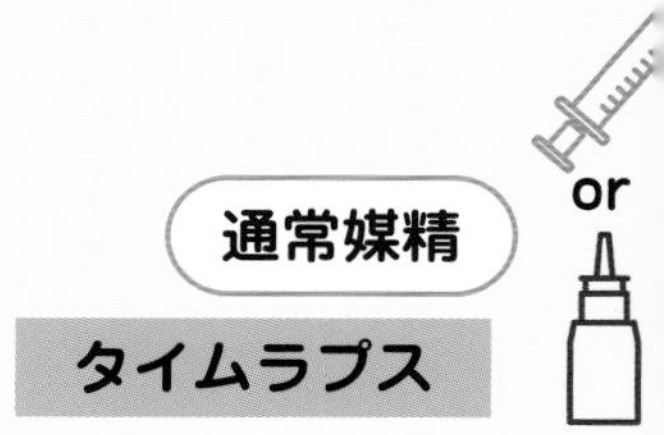
or
通常媒精
タイムラプス

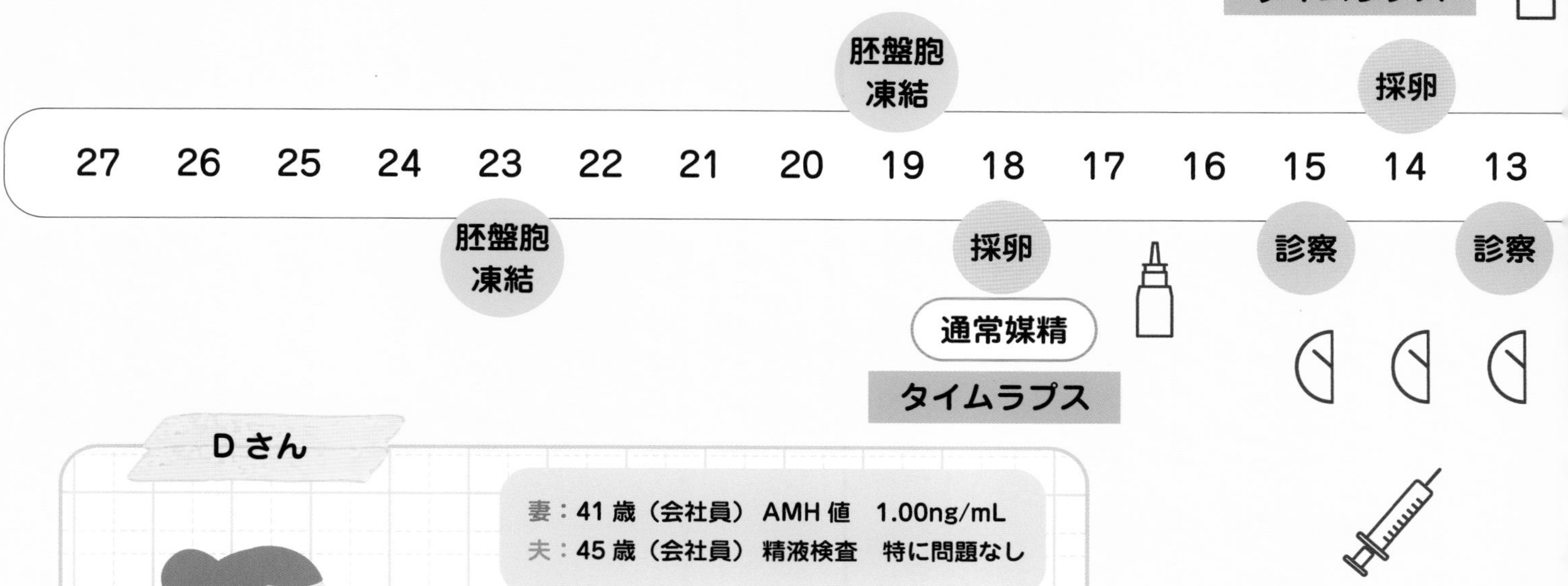
胚盤胞凍結
採卵
27
26
25
24
23
22
21
20
19
18
17
16
15
14
13
胚盤胞凍結
採卵
診察
診察
通常媒精
タイムラプス

Dさん

妻：41歳（会社員）AMH値　1.00ng/mL
夫：45歳（会社員）精液検査　特に問題なし

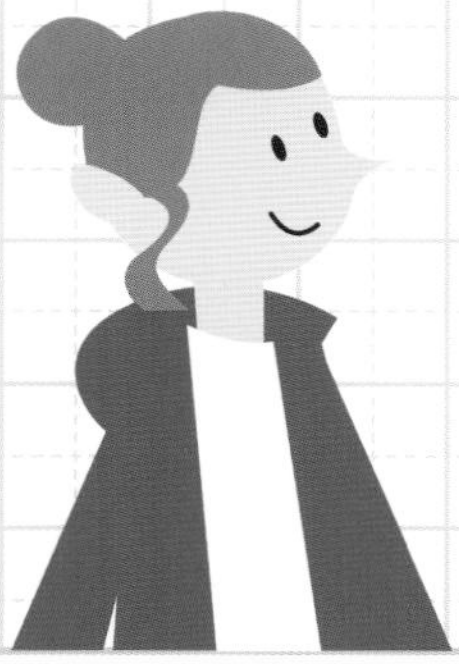

医療費は、排卵誘発から胚盤胞凍結まで約50万円でした。
途中、注射の投与日を調整したり、エコー検査やホルモン検査が予定以上に入ったりしましたが、成熟卵子が3個得られ、2個胚盤胞が凍結できて良かったです。

卵巣機能が低下していると、発育卵胞数が少なくなるため、採卵数も少なく、そのなかに赤ちゃんにつながる質の良い卵子が得られる確率も低下してきます。ホルモン環境についても、安定せず、急にLH（黄体化ホルモン）値が上がり、排卵が起こってしまいそうになるなど、薬を使ってもコントロールが難しくなることも増えてきます。

高年齢で卵巣機能が低下している場合でも、保険診療による排卵誘発で問題なく卵胞が発育する人がいる一方、排卵誘発をしても卵胞がなかなか発育せず、採卵ができなかったり、採卵はできたけれど未成熟卵子だったりするケースも出てきます。

排卵誘発がうまくいかなかった場合、卵巣の反応性、採卵できた卵子や受精の様子、胚発育の様子がどうだったかを医師と良く話し合い、次回の排卵誘発はどうするのが良いのかを検討しましょう。

また、受精方法や精子調整なども検討し、先進医療と組み合わせることで保険診療と併用した体外受精を受けることができるので、合わせて医師と相談してみましょう。

保険診療による排卵誘発であっても、方法を変えてみたり、自由診療による体外受精を検討し、自分に合った治療を受けることも視野に入れることも大切です。

成熟卵子で治療をすることの大切さ

基本

なぜ成熟卵子が必要なのか

成熟卵とは？

卵子の成熟度を見るのに、GV 期と M1 期と M2 期を下図に示しました。GV 期は、中央にある卵核胞と呼ばれる場所には染色体が通常の２倍含まれていて、精子を受け入れる態勢はまだ整っていません。GV期卵から１つ成長した段階の M1 期では、卵核胞は消えましたが、染色体の数は通常の２倍のままのため、精子を受け入れることはできません。M2期になって、それまでは通常の２倍あった遺伝子の半分を極体として放出し、細胞内の染色体数は通常の数になります。この極体の有無で成熟しているかを判断します。

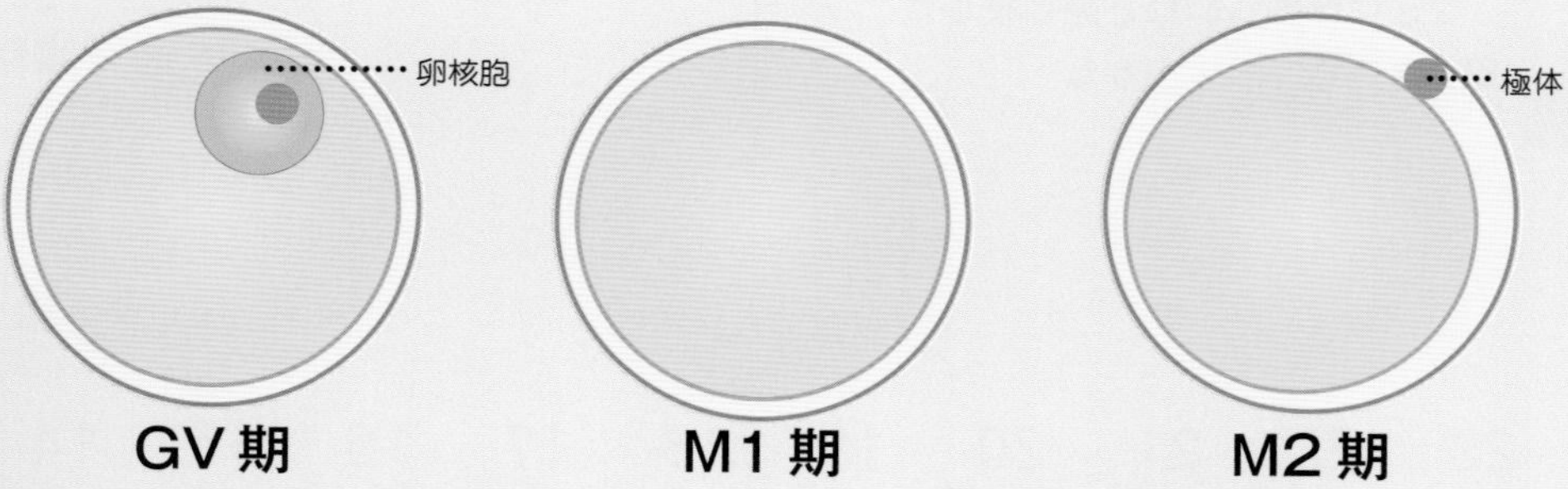

c-IVF

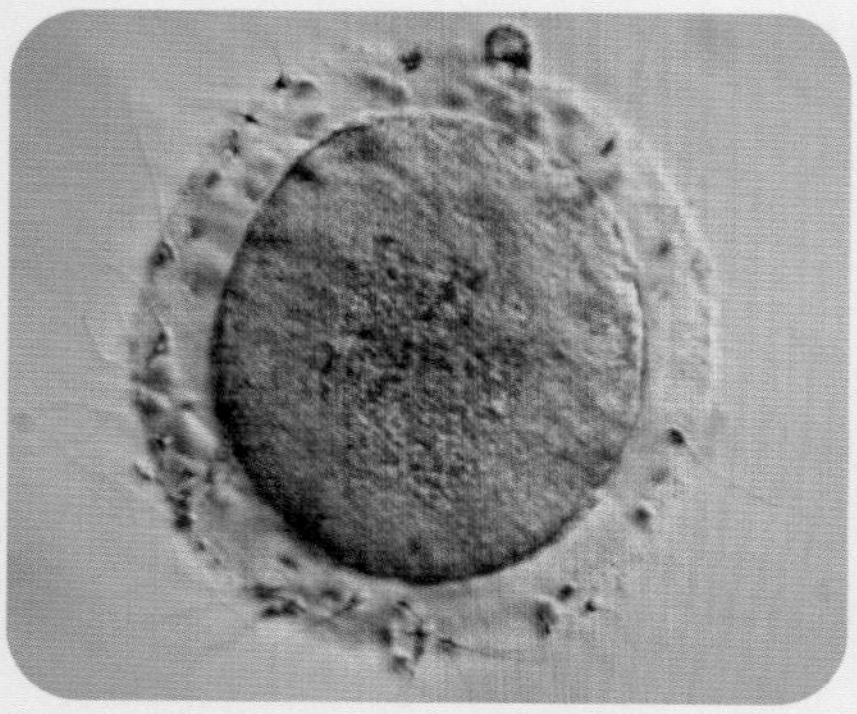

通常媒精（ｃ－ＩＶＦ）の場合は、卵丘細胞を除去せず受精作業を行います。なかには、採卵直後に卵丘細胞を薄く引き伸ばすなどして成熟度を確認する治療施設もあります。

ICSI

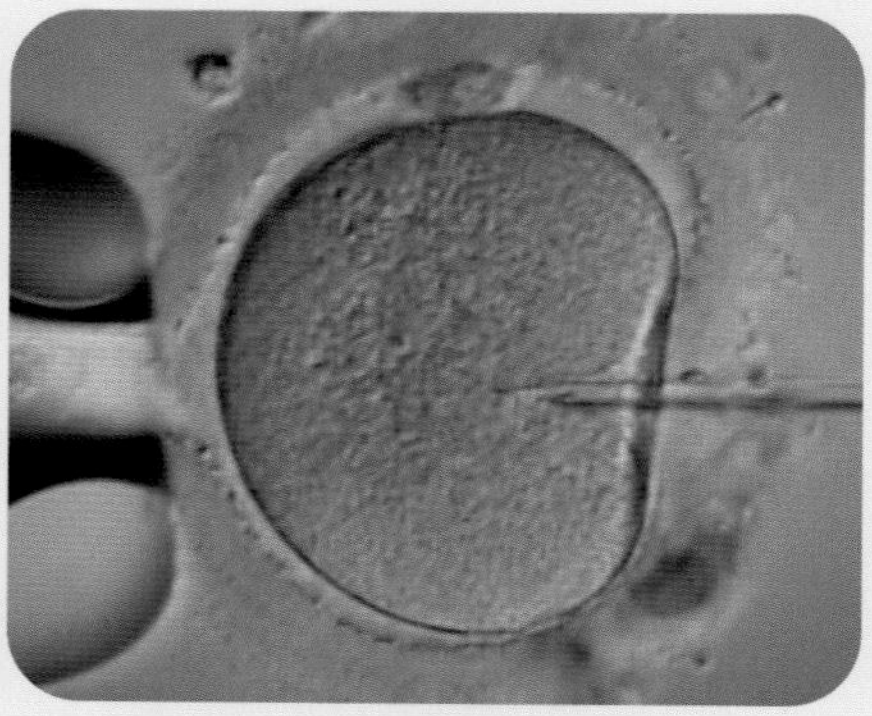

顕微授精（ＩＣＳＩ）を行う卵子については、いずれの治療施設でも卵丘細胞を除去し、成熟度の確認をします。

成熟卵子を得ることが第一歩

体外受精の治療周期では、成熟卵胞から卵子を得ることが目標となります。なぜなら、成熟卵子でなければ受精が成立せず、治療を先に進めることができない、妊娠、出産に結びつかないからです。

そのため体外受精では、成熟卵子を得るために排卵誘発を行います。排卵誘発法は、一人ひとりの卵巣機能やAMH値、また年齢などによって決められますが、約10個の卵子を得られることを目標にします。実際に採卵できる卵子の数は、一人ひとり違い、一般的には年齢が高くなると卵巣機能の低下から排卵誘発を行っても複数の卵子を得ることが難しくなるケースが増えてきます。

採卵日の決定は、卵胞の大きさとホルモン値から決定します。

卵胞の大きさはエコー検査で、ホルモン値は血液検査から確認し、多くは卵胞径が16～18㎜、血液検査でエストロゲン（E2）値が卵胞1個当たり250pg／ml以

成熟卵子だったら？

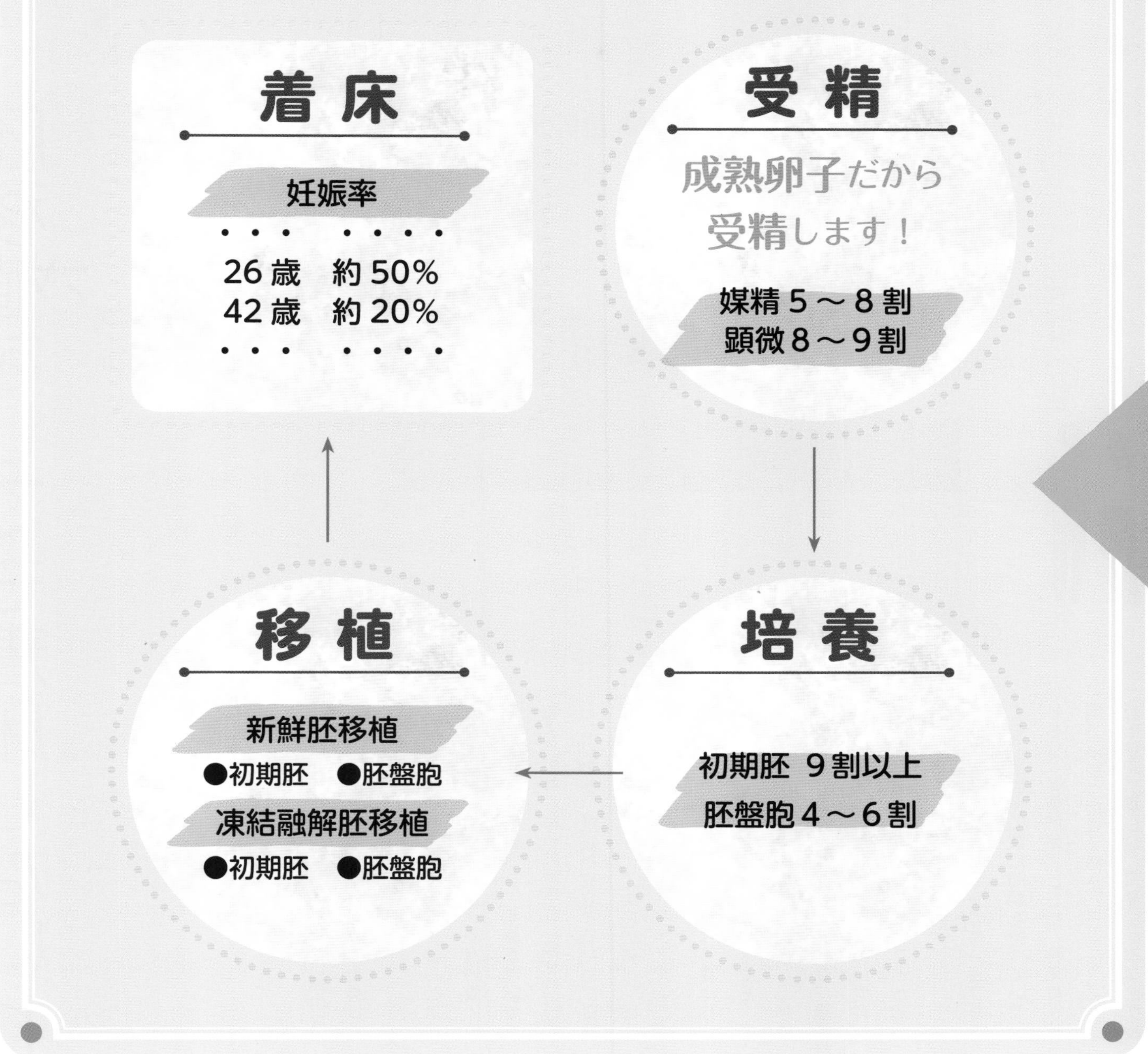

上を目安にします。

たとえば採卵できそうな16～18㎜以上の卵胞が3つ確認できた場合は、E2値が750pg／ml以上が目安になります。

しかし、どの卵胞も同じように発育するわけではなく、卵胞それぞれの感受性にも違いがあり、大きさはさまざまです。また、サイズが小さくても卵胞が成熟していないともいえず、逆に大きくても未成熟卵子のこともあります。

未成熟卵子だった場合、成熟卵子でなければ受精が起こらず、その後の胚発育が望めないため体外成熟培養（IVM）を行うことがあります。未成熟卵子だった場合、採卵後に体外成熟培養（IVM）することで成熟する卵子もあり、成熟した場合は、多くは顕微授精を行います。

しかし、採卵時に成熟していた卵子と比べ、胚盤胞到達率は低くなる傾向にあります。

2022年4月より保険診療が始まり、未成熟卵子の体外成熟培養は、保険診療でも認められています。診療報酬の算定要件のなかに「未成熟卵子を用いる場合には、卵子を成熟させるための前処置を適切に実施すること。なお、前処置に係る費用は所定点数に含まれ、別に算定できない」とあるので、未成熟卵子が採卵された場合は、治療施設ごとに適切に受精作業が行われていることと思います。

着床が難しくなる
3つの要素

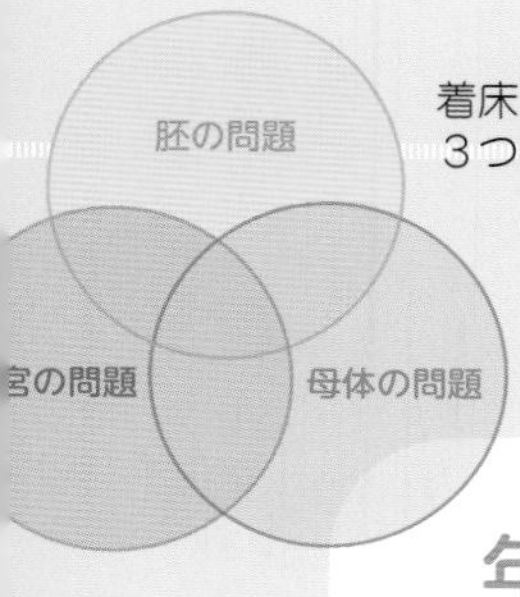

年齢別　染色体の数に問題のある胚の率

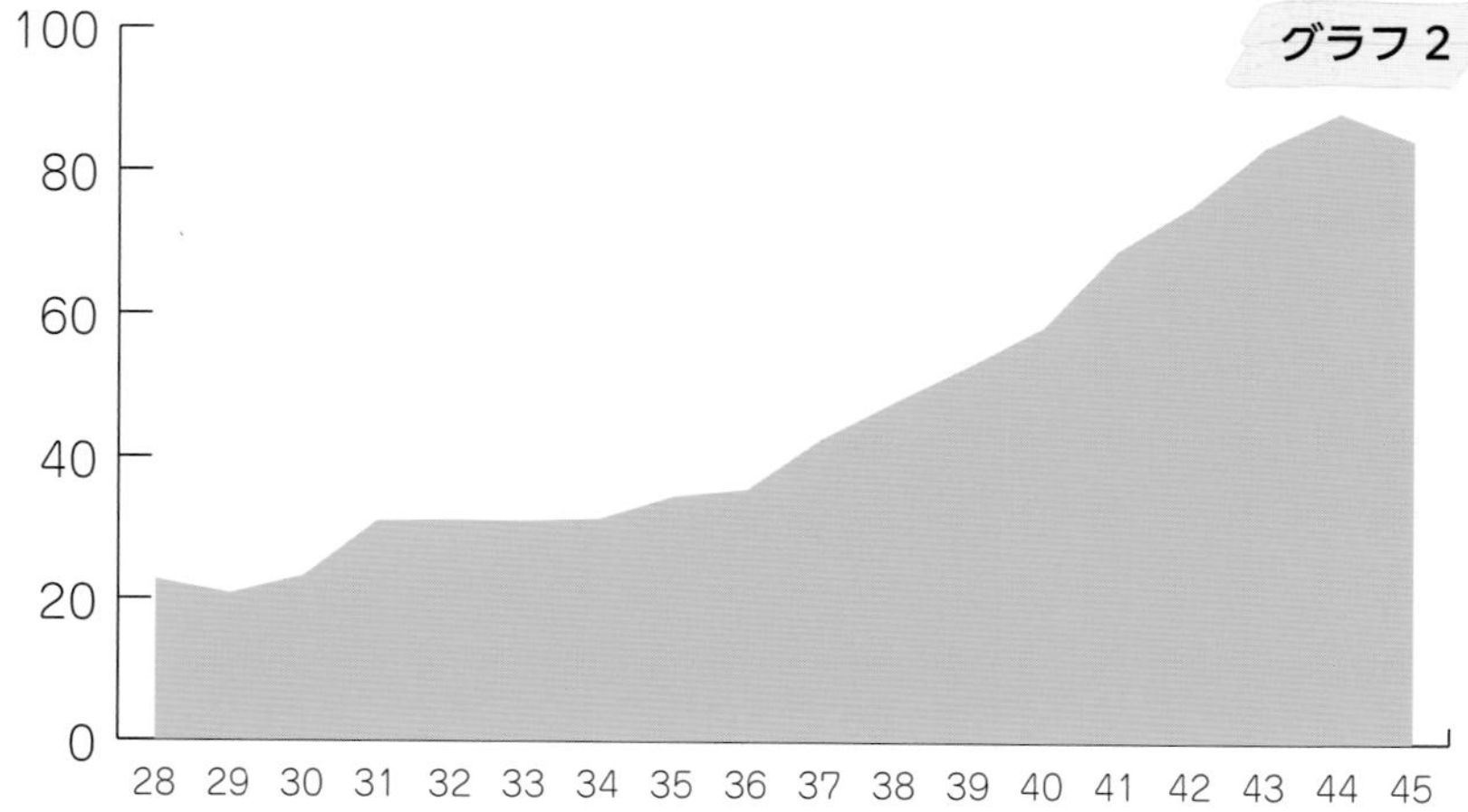

Fertil Steril 101, 656-663, 2014より改変

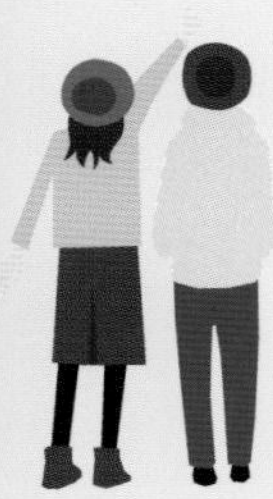

胚移植をしても着床しないわけ

胚の質の問題？

良好胚を移植しても着床しない理由を、胚の問題と子宮の問題の2つに大別して考えてみましょう。

胚は、卵子と精子が受精することからはじまります。この胚が、子宮内膜に着床（生化学的妊娠）し、胎嚢が確認できるようになったら妊娠成立（臨床的妊娠）となります。妊娠が成立するために重要なのが胚の質です。この胚の質は、卵子と精子のそれぞれの質からつながっています。体外受精では、胚はインキュベーターの中で、培養液から栄養をもらって発育し、発育段階に応じて評価し、移植に備えます。評価（グレード）は、順調なスピードで、なおかつきれいに発育した胚ほど高く、妊娠率も高いことが知られています。（28ページ参照）

しかし、そうした評価の高い胚であっても、染色体の数に問題を持っている胚もあり、受精が完了しても、胚発育が順調でなかったり、停止してしまったり、また着床が難しい、流産になるなどが起こります。

染色体数の問題は、誰にでも起こる可能性のある偶発的な出来事です。ただ、女性の年齢が高くなると、染色体数に問題のある卵子になる確率が上がることがわかっています（グラフ2）。

また、男性も他人事ではありません。男性も年齢が高くなると、DNAに損傷のある精子が増える傾向にあります。

精子のDNAの傷は、受精時に卵子が修復して補いますが、DNAの傷が多かったり、傷の修復で卵子が疲弊してしまうと、胚の発育に問題を来す可能性があります。このようなことから、良好胚と判断されても着床しなかったり、生化学的妊娠になったり、流産になるケースがあり、これは年齢を重ねることで増えてきます。これを示すのが、11ページにあるART妊娠率・生産率・流産率です。これは、毎年、日本産科婦人科学会が発表する体外受精の実績で、このグラフにあるように、女性の年齢が上がるとともに妊娠率と生産率は下がり、流産率が上がってきます。

良好胚を移植しても着床しない3つの要素と8つの理由

01　胚の染色体の数に問題がある
胚の評価が高くても染色体数が 46 本以外だった場合、着床は難しくなります。多くは、発育過程で胚の発育が止まる、着床が完了しない、妊娠が成立しない（生化学的妊娠になる）、妊娠成立後に流産になる確率が高くなります。また、これらは年齢が高くなるに従って確率が高くなっていくことが知られています。
胚盤胞の栄養外胚葉の染色体数を調べる PGT-A によって、染色体に問題のなかった胚を移植することで妊娠が期待できます。

02　子宮の形に問題がある
子宮内腔に仕切りのような壁がある中隔子宮の場合、その中隔部分に胚がくっつくと着床が完了しない、流産を繰り返すことがあると考えられています。子宮の中隔を切除する手術を行い、胚移植をすることで妊娠が期待できます。ただし、中隔子宮であっても全例で手術を行うとは限りません。

03　着床の窓が開いてなかった
着床の窓が開いていない場合、良好胚であっても着床は難しくなります。着床の窓を調べ、その検査の結果に従って胚を移植することで妊娠が期待できます。
着床の窓にズレが生じる原因として、年齢が高くなる、子宮や子宮周囲の手術歴などがあげられます。

04　子宮環境に問題がある
慢性子宮内膜炎や子宮内細菌叢（フローラ）の問題から着床が難しくなっていることがあります。検査を行い子宮内膜炎がある場合は、抗生剤を服用して治療をします。子宮細菌叢についてはラクトフェリンなどのサプリメントを用いて子宮内環境の改善をすることで妊娠への期待が高まります。

05　内膜の厚さが足りない
子宮内膜が 6 mm 以下だと妊娠が難しくなるといわれています。ホルモン補充療法などで内膜を調整するか、PRP 療法を行って着床環境を改善することで妊娠が期待できます。

06　子宮内膜ポリープや子宮筋腫がある
子宮内膜ポリープや子宮筋腫があることで着床を妨げることがあります。また妊娠後、子宮内膜ポリープや子宮筋腫がホルモンの影響で大きくなり、胎児の成長に影響を与えたり、流産や早産の原因になることがあります。着床だけでなく、妊娠中、また出産時の安心や安全を考えて、切除を勧められるケースもあります。

07　胚を異物として攻撃してしまう
胚の半分は自己（母由来）ですが、もう半分は非自己（父由来）です。本来、非自己が体に侵入した場合には攻撃して排除しようとし、再度侵入してこないよう監視をしますが、非自己を含む胚は排除されず受け入れられます。これを免疫寛容といいますが、この免疫寛容が働かず、胚を異物として攻撃してしまうことがあります。自己抗体や免疫寛容に関する検査を行い、問題があった場合は、胚移植前から胚を受け入れやすくするための薬を服用することで妊娠と妊娠の継続が期待できます。

08　自己抗体から血液が流れにくい
自己抗体の問題から血液が凝固傾向にあると胎盤がつくられにくかったり、胎盤がつくられても胎児への血流が滞ったりすることがあります。絶えず血流が送られるように、血液がサラサラになる薬を服用し移植を行うことで妊娠と妊娠の継続が期待できます。

子宮や着床環境の問題？

着床しない多くの要因は、胚にあると考えられています。しかし、胚に問題がなくても、子宮の問題があることから着床しないこともあります。

それには、子宮の形の問題、胚を受け入れる時期の問題、子宮環境の問題や、免疫の問題などがあります。

子宮の形の問題については、子宮内腔に仕切りのような壁がある中隔子宮が問題となります。子宮は、もともと2つだったものが1つになって生まれてきますが、この融合がうまくいかないことで中隔子宮になります。これと似た双角子宮は、子宮内腔が2つに分かれ、外側もハート型のようになっていますが、あまり問題になりません。中隔子宮の場合、仕切りのような壁には、ほぼ血流がなく、そこへ胚が着床しても完了しないか、着床できても血流が足りず、流産になってしまうと考えられています。中隔子宮でも、血流のある内膜へ着床すれば妊娠が成立し、出産もできますが、仕切りのような壁を切除する手術を行うことが多いようです。

胚を受け入れる時期の問題は、着床の窓のズレにあります。自然妊娠の場合、受精から5~7日後が着床の窓の時期になります。着床の窓とは、子宮が胚を受け入れやすい時期で、それ以外の時期は着床しない、または着床しにくいとされています。

この着床の窓については、年齢を重ねたり、子宮筋腫などの手術の既往などが要因となってズレる可能性があるといわれていますが、詳しいことは良くわかっていません。ズレが生じている場合は、そのズレに合わせて胚を移植することで、妊娠の期待が高まります。

とくに凍結融解胚盤胞移植において、良好胚を移植しても反復して着床しない、または生化学的妊娠になった場合に、検査し、その結果に合わせて凍結融解胚移植を行い妊娠を目指します。

子宮環境の問題については、厚さや子宮内フローラ、子宮筋腫や子宮内膜ポリープなどがあります。

胚移植時には、子宮内膜は6㎜以上あると良いといわれていますが、黄体ホルモン剤などを投与しても、なかなか厚くならない人もいます。また、近年、無菌だと考えられていた子宮にもラクトバチルス（乳酸桿菌）を含む細菌叢が存在していること、ラクトバチルス優位の子宮内膜の方が着床環境としてはいいこともわかってきました。そのため、子宮内の環境を調べる検査を行い、炎症やラクトバチルスが少ない場合は、抗生物質やサプリメントを用いて、子宮環境を整えてから胚移植をすることで妊娠率が上がるとされています。

胚移植をしても着床しない ー胚の問題ー

初期胚の発育とグレード評価（Veeck分類）

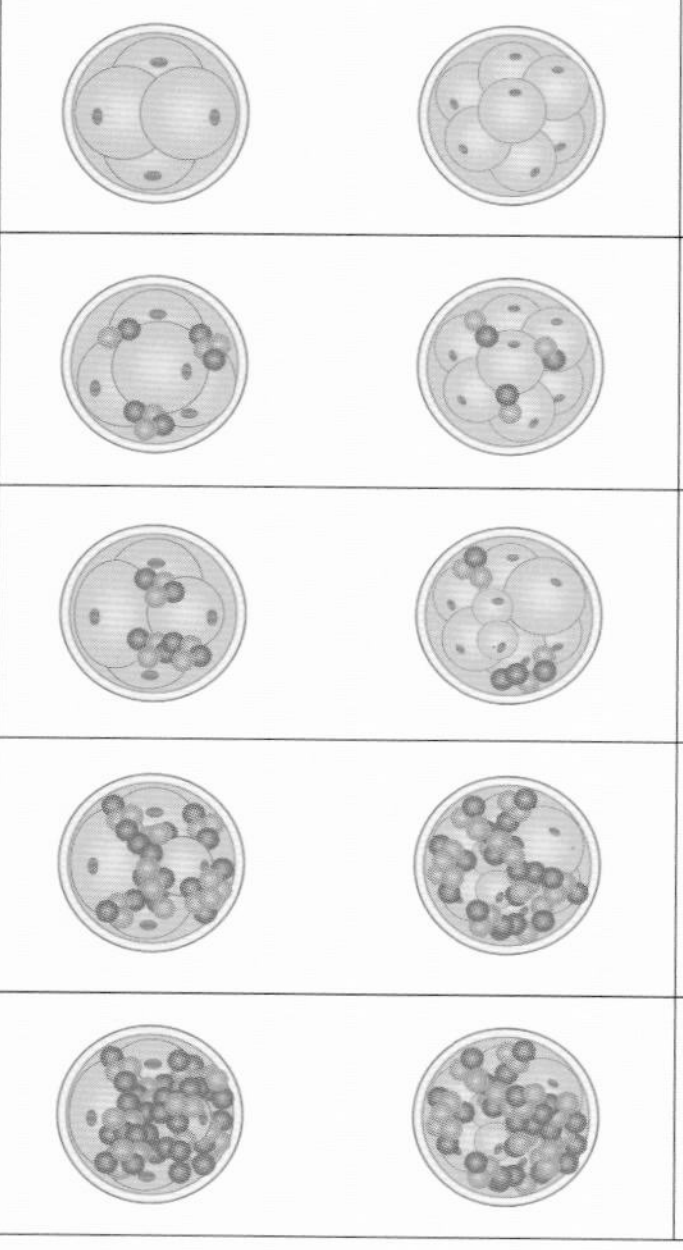

Grade1 （V1）	細胞の形態が均等 フラグメントがない
Grade2 （V2）	細胞の形態が均等 僅かにフラグメント
Grade3 （V3）	細胞の形態が不均等 少量のフラグメント
Grade4 （V4）	細胞の形態が均等 or 不均等 かなりのフラグメント
Grade5 （V5）	細胞をほとんど認めず ほぼフラグメント

胚盤胞の発育とグレード評価（Gardner分類）

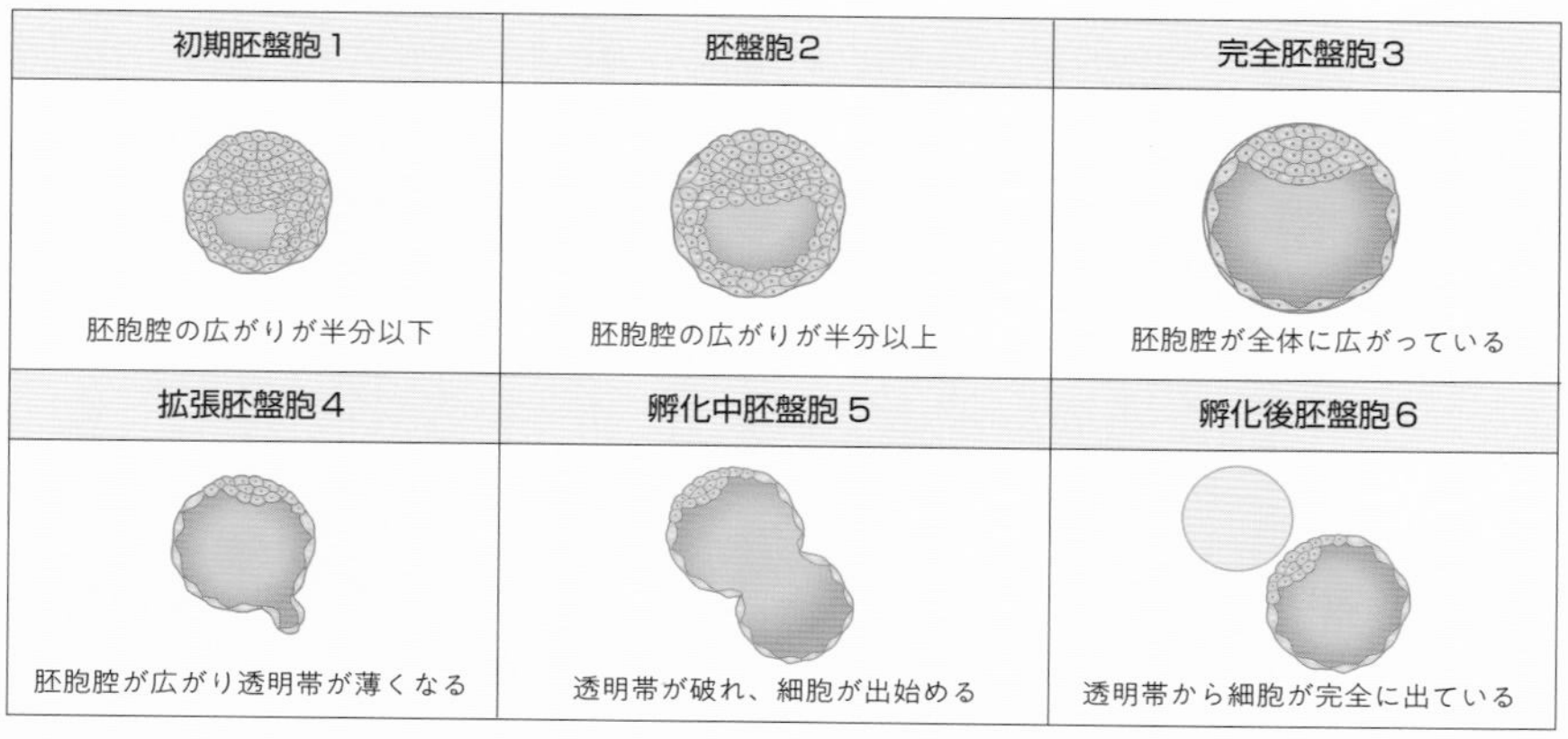
初期胚盤胞 1
胚胞腔の広がりが半分以下
胚盤胞 2
胚胞腔の広がりが半分以上
完全胚盤胞 3
胚胞腔が全体に広がっている
拡張胚盤胞 4
胚胞腔が広がり透明帯が薄くなる
孵化中胚盤胞 5
透明帯が破れ、細胞が出始める
孵化後胚盤胞 6
透明帯から細胞が完全に出ている

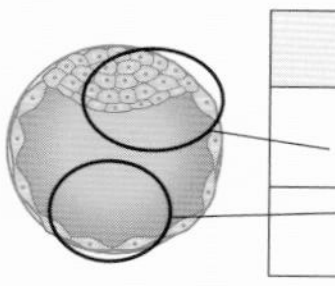

	細胞が密 かつ多い	細胞が粗 かつ少ない	細胞がほぼない
栄養外胚葉	A	B	C
内部細胞魂	A	B	C

受精方法と移植方法を見直してみましょう

胚の受精方法から見直してみましょう。

通常媒精であれば、精子の力が受精に大きく反映されるため、一般的には、その後の胚発育は順調で胚盤胞到達率も顕微授精より高いとされていますが、卵子の質もあるので、一概にはいえません。

また顕微授精では、1個の精子を選択するため、精子の質が胚発育に関係してきます。そのため反復して着床しない、流産になる、または奇形精子が多い場合には、ヒアルロン酸を用いて精子を選別するPICSI（ヒアルロン酸を用いた生理学的精子選択術）や、精液検査が不良、また体外受精を行っても胚が得られなかった場合などには精子頭部の空胞や尾部を拡大率の高い顕微鏡で観察して選択するIMSI（強拡大顕微鏡を用いた形態学的精子選択術）、またはマイクロ流動体を用いた精子選別を検討することも良いでしょう。

さらに胚の培養についてはタイムラプスインキュベーターを用いるなど、受精

染色体の検査／PGT

PGT-A 検査方法

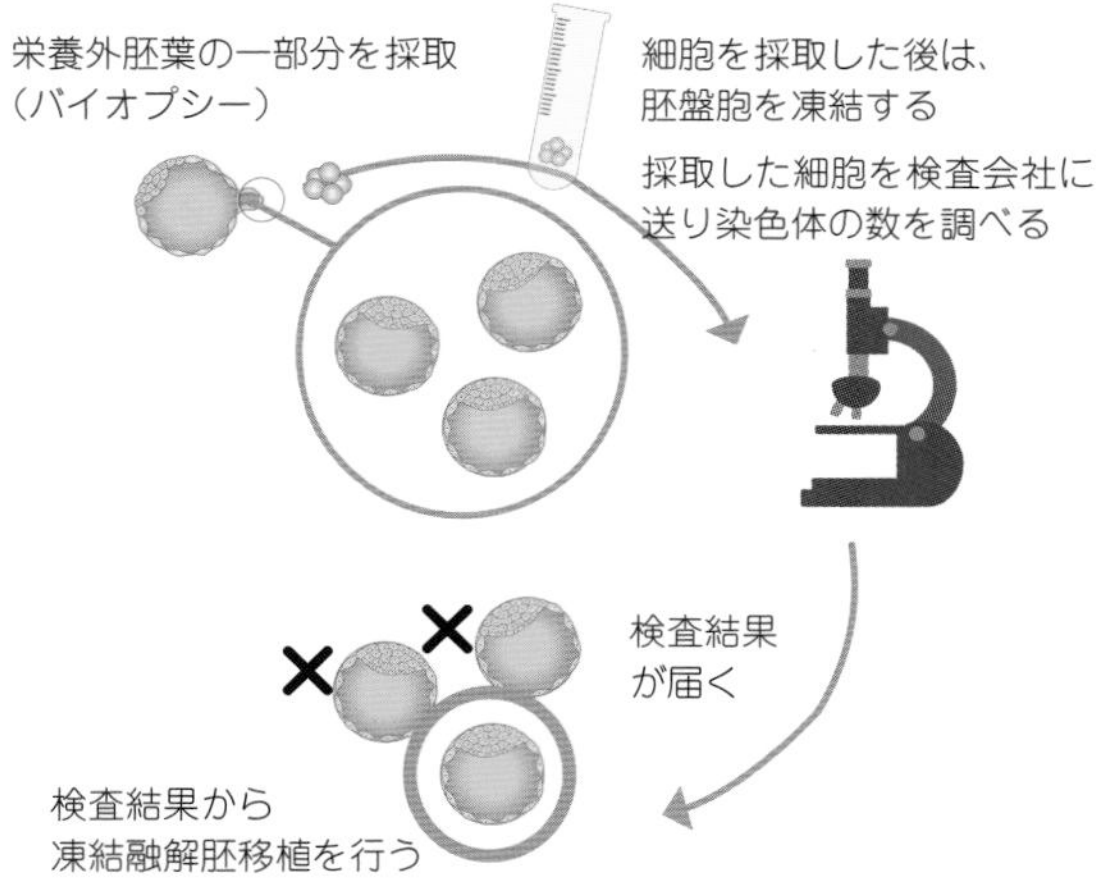
栄養外胚葉の一部分を採取
（バイオプシー）
細胞を採取した後は、
胚盤胞を凍結する
採取した細胞を検査会社に
送り染色体の数を調べる
検査結果
が届く
検査結果から
凍結融解胚移植を行う

（判 定）

A: 適（最適）	移植に問題を認めない場合
B: 適（準）	移植することは可能であるが、解析結果の解釈に若干の困難を伴う場合
C: 不適	移植には不適切と考えられる場合
D: 判定不能	検体が不適切なため、判定を実施できない場合

検査結果

PGT and MitoScore information					
胚ID	サイクル	サンプルタイプ	結果	ミトスコア値	ミトスコア ランキング
A-1	-	栄養外胚葉 (D5)	異数性 Trisomy 22	N/A	N/A
A-2	-	栄養外胚葉 (D6)	異数性 Partial monosomy 11q13.3q25 (65Mb)	N/A	N/A
A-3	-	栄養外胚葉 (D6)	複数の異数性(Complex) Monosomy 15, Trisomy 21	N/A	N/A

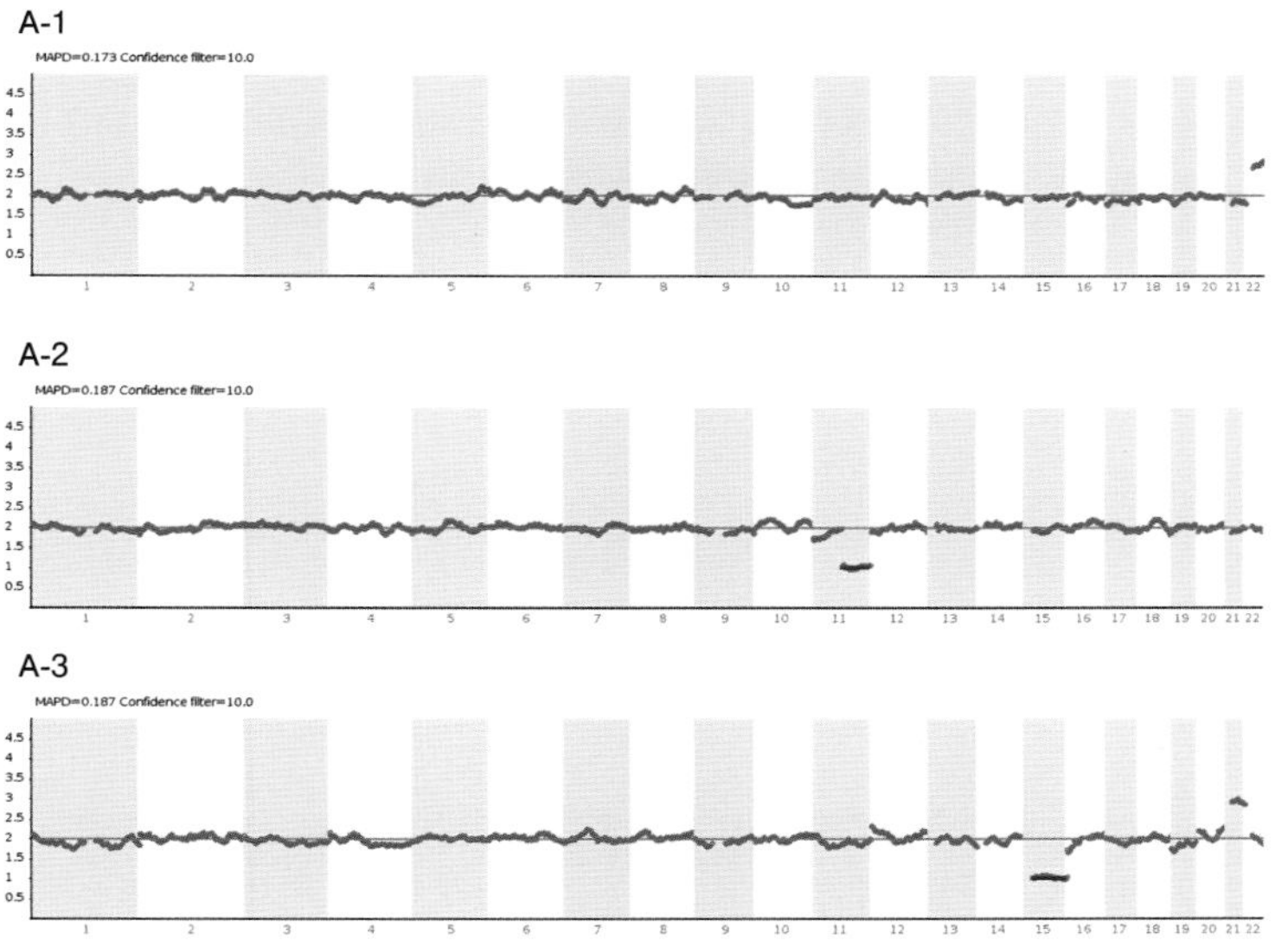
A-1
MAPD=0.173 Confidence filter=10.0
A-2
MAPD=0.187 Confidence filter=10.0
A-3
MAPD=0.187 Confidence filter=10.0

●PGT-A（着床前胚染色体異数性検査）

胚の染色体の数の異常は、PGT-A によって調べることができます。

体外受精を前提とした検査で、胚盤胞の将来胎盤になる部分（栄養外胚葉）の一部を採取して染色体数を調べます。

検査の結果、染色体数に問題のなかった胚を移植することで流産を避ける、もしくは予防することを目的としています。

PGT-A の波形データは、縦軸は染色体の量、横軸は染色体番号です。染色体は２本あるのが正常ですが、A-1 は 22 番目の染色体が一段上がっていて１本多いことを示し、3 本（トリソミー）あることがわかります。A-2 は、11 番目が一段下がっていて一部に１本（モノソミー）しかない染色体があることがわかります。また A-3 のように 15 番の１本のモノソミー、21 番目が 3 本のトリソミーと複数の染色体に問題がある胚もあります。

これら異数性の胚を移植対象から外し、胚移植あたりの妊娠率の向上と流産を減らすことが期待できます。しかし、検査の精度は 100％ではなく、モザイク胚（はっきりと異数性とわからない胚）もあります。

Point ／精子選別

スパムセパレーター

精子調整時の遠心処理による精子へのダメージを 避けるのを目的に、遠心分離を行わず特殊なフィルター（メンブレン）と精子の運動性を用いて、短時間で良好運動精子を回収する方法です。

スパムスロー

ICSI をより自然に行うために開発された精子不動化用メディウムですが、ヒアルロン酸がベースとなっているため、成熟した精子とヒアルロン酸が結合する特性を利用し、成熟精子の選別にも利用できます。

から胚培養について見直してみましょう。

これらは、適応があれば保険診療と組み合わせて先進医療として受けることができます。また移植胚については、それが初期胚だったのか胚盤胞だったのか、また新鮮胚だったのか凍結胚だったのか、その選択を見直すことも大切です。

胚の染色体の数

胚の評価方法は、初期胚、胚盤胞、それぞれにあります。ただ、見た目が良い評価の高い胚であっても、染色体の数に問題があれば妊娠は難しくなります。

胚の染色体の数に問題があると、胚発育が停止する、移植しても着床しない、妊娠が成立しない（生化学的妊娠）、または流産が起こりやすくなります。これらは、卵子の質の低下によって起こりやすくなることが知られています。

そのため反復して着床しない、または流産を起こした場合、胚盤胞の栄養外胚葉の一部を採取してPGT-A（着床前胚染色体異数性検査）を行い、染色体数に問題がない胚を移植することで、流産を予防して移植あたりの妊娠率を高めることが期待できます。

2023年4月からは、PGT-Aが先進医療として保険診療と併用して受けられるようになります。実施については、各治療施設ごとの認可が必要になりますので、確認してみると良いでしょう。

胚移植をしても着床しない ー子宮の問題ー

着床の窓

ERA 検査
ERPeak 検査

着床の窓とは、子宮内膜が胚を受け入れやすい時期のことをいい、この着床の窓が開いている時期以外は、子宮内に胚があっても着床は期待できません。自然妊娠の場合、受精から５～７日後が着床の窓の時期になります。

この着床の窓については、年齢を重ねたり、子宮筋腫などの手術の既往などが要因となってズレる可能性があるといわれていますが、詳しいことは良くわかっていません。ズレが生じている場合は、そのズレに合わせて胚を移植することで、妊娠の期待が高まります。

とくに凍結融解胚盤胞移植において、良好胚を移植しても反復して着床しない、または生化学妊娠になった場合に、検査し、その結果に合わせて凍結融解胚移植を行い妊娠を目指します。

この検査には、ERA 検査、ERPeak 検査があります。

着床環境

子宮内
フローラ検査
EMMA/ALICE
検査

SEET 法
二段階胚移植
タクロリムス

着床環境には、子宮内膜の厚さの問題、子宮内フローラ、慢性子宮内膜炎などの細菌の問題などがあります。子宮内の細菌については、EMMA ／ ALICE 検査と子宮内フローラ検査や、子宮内膜にわずかな傷をつけ、内膜の修復を促し、着床に適した環境に整える子宮内膜スクラッチもあります。

また、移植方法としてＳＥＥＴ法、二段階胚移植法があります。

これらのほかに、母体の免疫寛容の問題として、母体が胚を異物として攻撃してしまうことで着床が難しくなっているケースには、タクロリムスを投与すること（タクロリムス投与療法）で胚を受け入れやすくすることが期待できます。

これらは、先進医療として保険診療による体外受精と組み合わせて行うことができます。

子宮内環境を整えて移植するために

移植胚が着床するためには、子宮内膜がしっかり準備できている必要があります。その一つにタイミングの問題があります。子宮内膜が胚を受け入れるのに最適な状態となり、着床可能なタイミングを着床の窓といいますが、移植の約３割でこのズレが生じているとも言われています。そこで着床率を高めるために、このタイミングを測って確認する必要があります。この検査がＥＲＡ（子宮内膜受容能検査）、ＥＲpeak（子宮内膜受容期検査）です。

また、子宮の細菌叢（フローラ）や慢性子宮内膜炎を調べ、問題があればラクトバチルスの補充や抗生剤で治療して環境を整える方法もあります。

移植法については、子宮内膜に刺激を与え、着床を促す子宮内膜スクラッチと、SEET法と二段階胚移植法があります。

このほか、タクロリムス投与療法（反

PRP 療法

胚移植を繰り返しても着床しない場合、子宮の環境を整える効果を期待して行う PRP 療法があります。PRP（多血小板血漿）療法は、再生医療のひとつで、患者さんの血液から抽出した高濃度の血小板を子宮内や卵巣に注入する治療法です。

子宮の場合は、反復不成功例を対象に子宮内膜が厚くなること、子宮を着床しやすい環境に整えることで胚が着床しやすくなり妊娠が期待できます。

実際の医療現場では、２回以上良好胚を移植しても着床しない、妊娠が成立しなかった症例に対し PRP 療法を行い、着床した、妊娠が成立したというケースも多数報告されています。

そのなかには、子宮内膜が薄かったケースが厚くなったという報告もありますが、全体的には子宮内膜の厚さよりも、PRP に含まれる成長因子が子宮に働き、子宮環境が改善されて着床に至っているのではないかといわれています。

また、PRP 療法が卵巣へも応用されています。卵巣の場合は、早発卵巣不全、卵巣機能低下を対象に、卵胞発育の改善や、卵子の確保、採卵個数の増加が期待できます。ただし、卵巣機能の低下が著しく、ほぼ閉経しているような状態の場合は、PRP 療法で卵巣機能が回復するのは難しいと考えられています。

現在、どちらの治療も、厚生労働省「特定認定再生医療等委員会」に認定を受けた施設で治療を受けることができます。

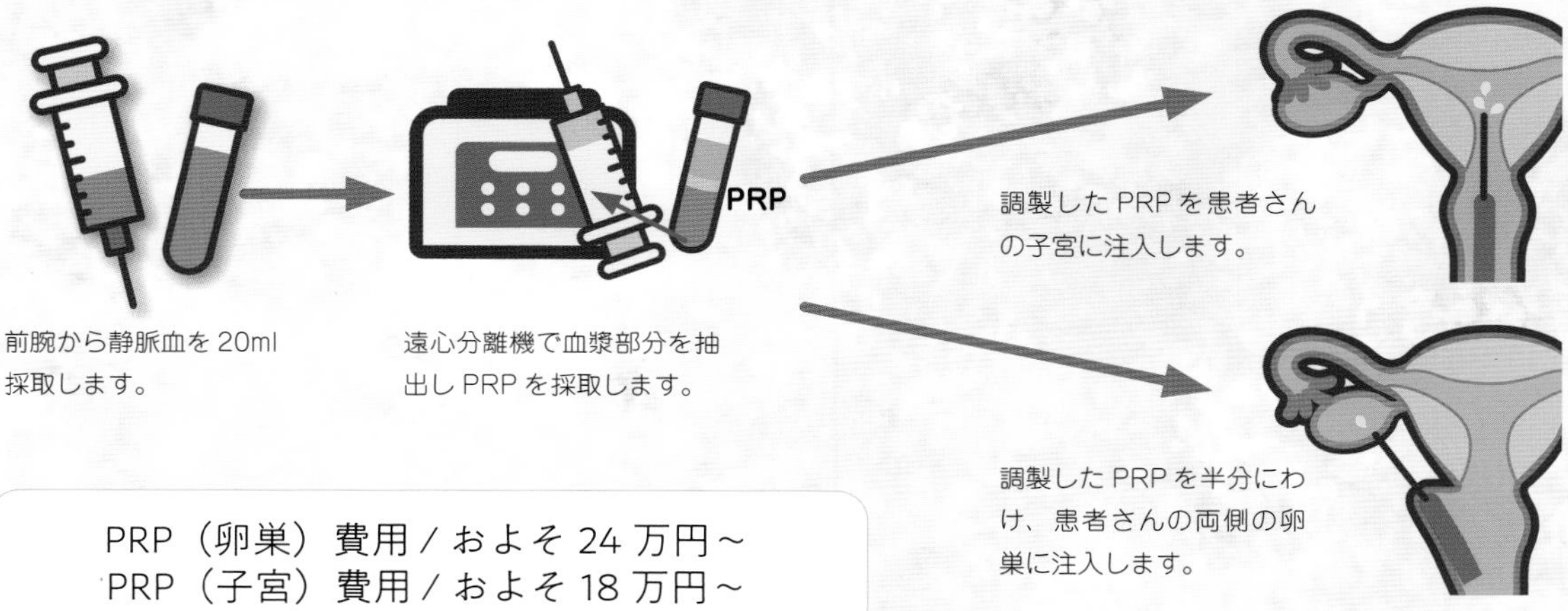
PRP
前腕から静脈血を 20ml 採取します。
遠心分離機で血漿部分を抽出し PRP を採取します。
調製した PRP を患者さんの子宮に注入します。
調製した PRP を半分にわけ、患者さんの両側の卵巣に注入します。

PRP（卵巣）費用 / およそ 24 万円～
PRP（子宮）費用 / およそ 18 万円～

復着床不全に対する投薬）が先進医療としてあります。

これらは適応があり、患者が希望する場合に先進医療として保険診療による体外受精と組み合わせて受けることができます。標準治療では、妊娠が難しかったカップルのオプション治療となり、先進医療にかかる費用は全額自己負担となります。

先進医療は保険診療のオプションで決められた医療技術で、自由診療で体外受精を受ける場合は、医師と相談のうえ受けることができます。

自由診療では、カップルそれぞれの妊娠の可能性を高めることが期待できる治療を行うことができるため、年齢や個人の症状などによって治療の方法に違いがあります。

そのなかには、２０２３年３月現在、先進医療として認められていないＰＲＰ（多血小板血漿）療法があげられます。

ＰＲＰ療法には、子宮注入法と卵巣注入法があり、このうち子宮環境改善を目的とした子宮注入は、先進医療の認可へ向けて準備を進めているようです。

これは再生医療のひとつで、患者さんの血液から高濃度の血小板を抽出して子宮内や卵巣に注入する治療法です。血液中に含まれる成長因子が子宮内環境や卵巣に作用し、改善されることを目的に行います。

教えて 先生！！

体外受精の保険適用化からこれまで クリニックの立ち位置と治療の選択

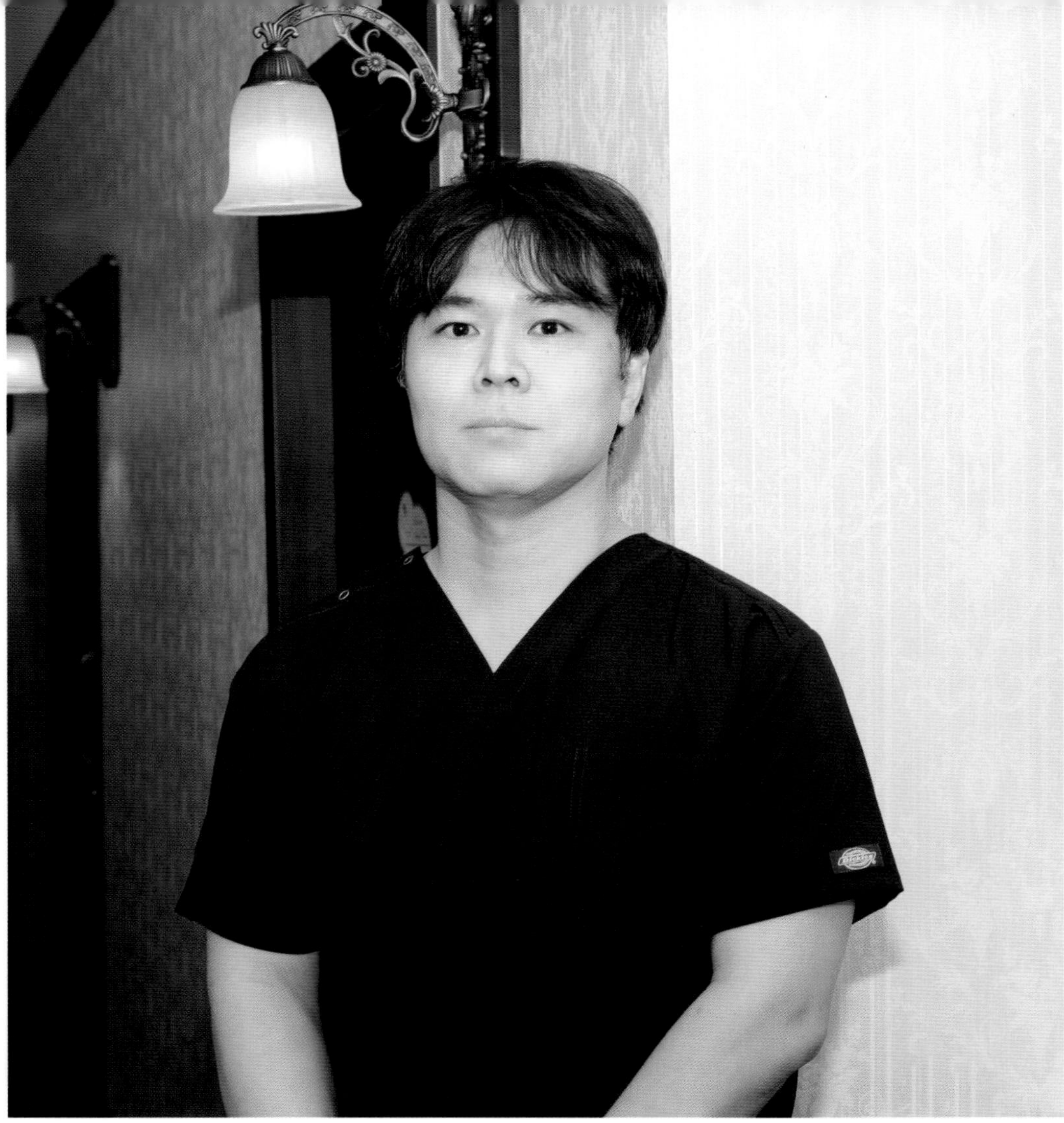

保険診療がスタートしてから９ヵ月間の正直な成績です。保険診療か？ それとも自由診療か？

佐久平エンゼルクリニック

院長

政井 哲兵 先生

保険診療がスタートしてからの成績をまとめました

不妊治療の保険適用が２０２２年４月からスタートしました。

多くの不妊治療施設がそうであったように、私たち佐久平エンゼルクリニックでも、保険診療が始まるまで、さまざまな見直しや改善をして、通院される患者様が困らないようにと入念に準備をしました。

それから約9カ月が経ち、保険診療による体外受精で、どのくらいの患者様が妊娠されたか、自由診療とは、どのくらいの違いが出ているのか、その成績を比べ、まとめました。

通院するカップルの保険診療と自由診療の割合

私たちのクリニックでは、保険診療がスタートしても、自由診療で体外受精を受けられているカップルも多くいます。

それぞれ、さまざまな事情を抱えてい

て、たとえば病棟勤務の看護師だったり、またはご主人が夜勤勤務だったりなど、必要な時に診察に通院するのがなかなか大変というカップルもいます。

　または、以前から体外受精を受けていて、保険診療を選ばずに、あえて自由診療を選んだカップルもいます。そして、なかには複数回胚移植をしてもなかなか妊娠成立しなかったことから、自由診療に切り替えて体外受精を続けたカップルもいます。このような患者さんは、私たちのクリニックで治療を受けたカップルだけでなく、転院して来られる患者さんもいます。

　もちろん、保険診療を選んで治療を受けているカップルもいますが、その割合は自由診療の方が多いというのが現状です（グラフ１）。

患者さんの平均年齢

　私たちクリニックの患者平均年齢を保険診療と自由診療で比べると、自由診療が39・6歳、保険診療が34・7歳で、保険診療のほうが5歳ほど若い傾向にあります（グラフ2）。参考として、保険診療開始直前の２０２２年1～3月の患者平均年齢は37・7歳で、それよりも若干若くなっています。

　比較的年齢層の若いカップル（20代後半～30代前半）を中心に、特に初回体外受精の場合は保険診療を選択する傾向にあるようです。

　窓口で支払う1回ごとの医療費負担が軽減されたことから、治療にアクセスしやすくなり、比較的若いカップルの通院も増えました。

　一方、高年齢のカップルやこれまで他施設で体外受精を行ったが結果が出ていないカップルは、自由診療を選択する傾向にありました。

保険診療による排卵誘発法

　私たちのクリニックでは、保険診療による体外受精の排卵誘発法にはアンタゴニスト法をベースとした中刺激法（リコンビナントFSH注射＋アンタゴニスト）を採用しています。保険診療では治療計画の作成が必須で、この治療計画においては採卵と胚移植を一体とする必要があります。また、２０２２年4月から現在まで（２０２３年2月）大きな変更点はありません。

　保険診療ではいわゆる「貯卵」が認められていません。つまり、移植を前提とした治療計画を立てる必要があります。

　そのため、胚移植が延期となる可能性の高い高刺激法（特に貯卵を目指すような従来のスーパーストロング法）は選択せず、おおむね平均2個～10個程度の卵子が確保できるような中刺激法を中心とした卵巣刺激法を選択しています。

　ただ、獲得できる卵子数は、人それぞれで、個々の患者さんの卵巣機能の状態やAMH値によっても変わります。

　ここでもう少し薬を足したら、ここでもう1回ホルモン検査ができたら、そう思うことも多々ありますが、保険を適用するためにはルールを守らなければならず、そこには大きな葛藤もあります。

　また、通院負担を軽減するため、卵巣刺激に使う注射剤は、ペン型で自己注射ができるものを採用しています。

　保険診療だからといって、注射のため

患者の割合

グラフ１

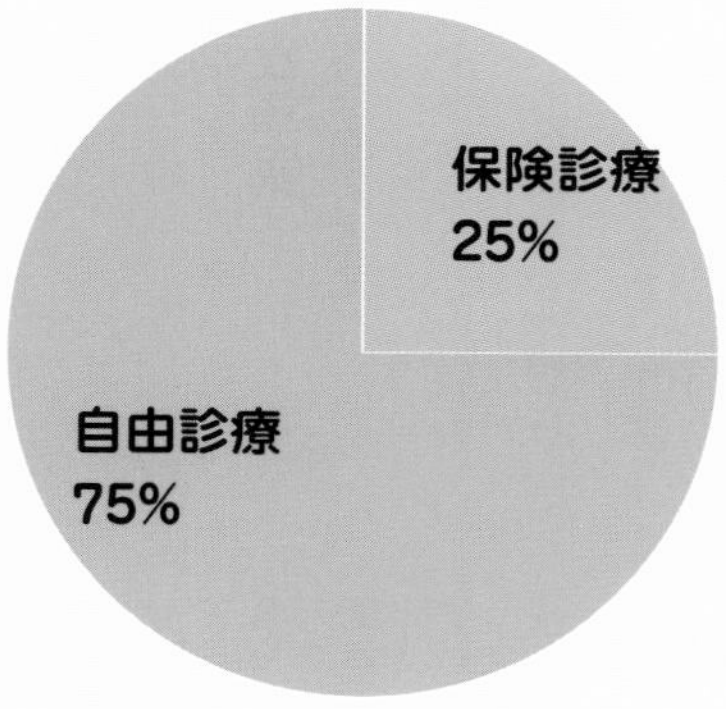

患者平均年齢

グラフ２

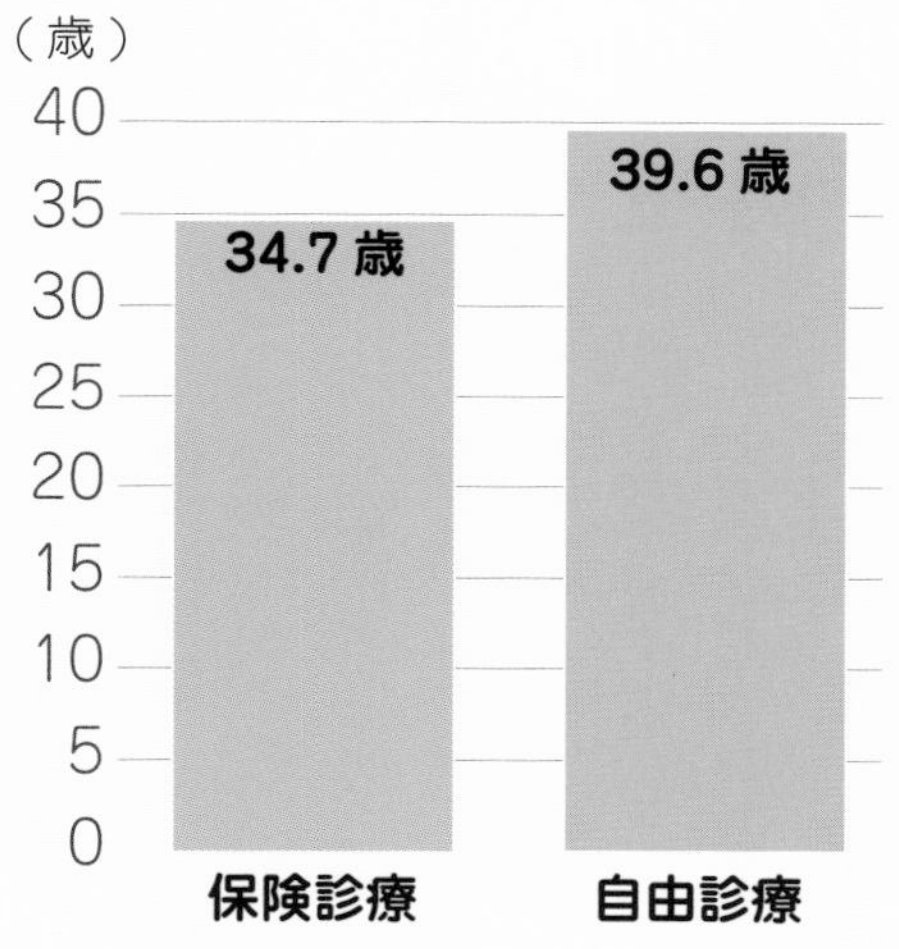

参考：2022 年 1 月～ 3 月（保険診療開始前）
患者平均年齢　37.7 歳

記事内グラフ：2022 年 4 ～ 12 月末　佐久平エンゼルクリニック

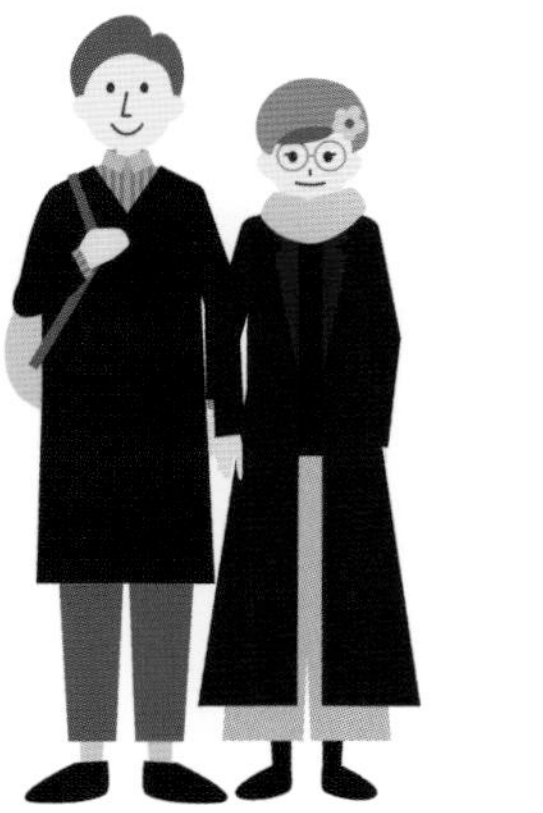

に、毎日通院しなければならないということもありません。その点は、保険診療も自由診療も大きな差はないと考えています。

採卵した患者数と年齢

保険診療で採卵した患者さんは比較的若い傾向にあります。自由診療で採卵した患者さんは高年齢に多くいます。年齢が高くになるに従って、自由診療を選択している人数が多くなっていることがわかります。また、保険適用外になっている44歳以上も多いことがわかります（グラフ3）。

年齢が高く、卵巣機能の低下があり、さらにAMH値が低い場合は妊娠が難しくなってきます。保険診療では妊娠しないわけではありませんが、決められたルールの治療では難しいこともあります。

たとえば、卵巣機能が低下すると、FSH（卵胞刺激ホルモン）の基礎値が高く、卵胞が順調に発育しなかったり、成熟しにくくなったりすることもあります。また、途中で思わぬ発育を見せる、急にLH（黄体化ホルモン）が上がってしまうこともあります。このようなケースでは、薬の効果が十分に表れない場合もあり、順調にいかないことも出てきます。そのため、きめ細やかなホルモン検査やエコー検査、そこから薬の種類や量を変更するなど工夫が必要になるのですが、保険診療のルールの中では、厳しいこともあります。

保険診療と自由診療の臨床妊娠率

治療を受けるカップルにとって一番関心が高いのは妊娠率になるでしょう。

新規に採卵をした患者さんのうち、新鮮胚で移植した人については、保険診療と自由診療では移植あたりの臨床妊娠率（胎嚢確認）には差がありませんでした。

保険診療と自由診療の患者平均年齢が5歳若いわけですから、保険診療のほうが臨床妊娠率が良いなどの差が出ても良いようにも思います。しかし、その差が出ないところに、何かしら保険診療の限界を感じています。

次に、凍結融解胚盤胞移植では、保険診療と自由診療では約10％の差がでました（グラフ4）。有意差としての比較は、さらに詳しく分析をしなくてはなりませんが、自由診療の方が成績が良いと感じています。

これは、ホルモン値や薬の調整を細かくできることなどで差が出るのではないかと考えています。

では、凍結融解初期胚移植は？というと、これは年齢の差が出ているのかもしれません。自由診療でも胚盤胞ではなく初期胚で凍結しているのには、胚盤胞へなかなか発育しないことが主な理由になります。保険診療の場合も同じ理由の場

採卵した患者数と年齢の比較

グラフ3

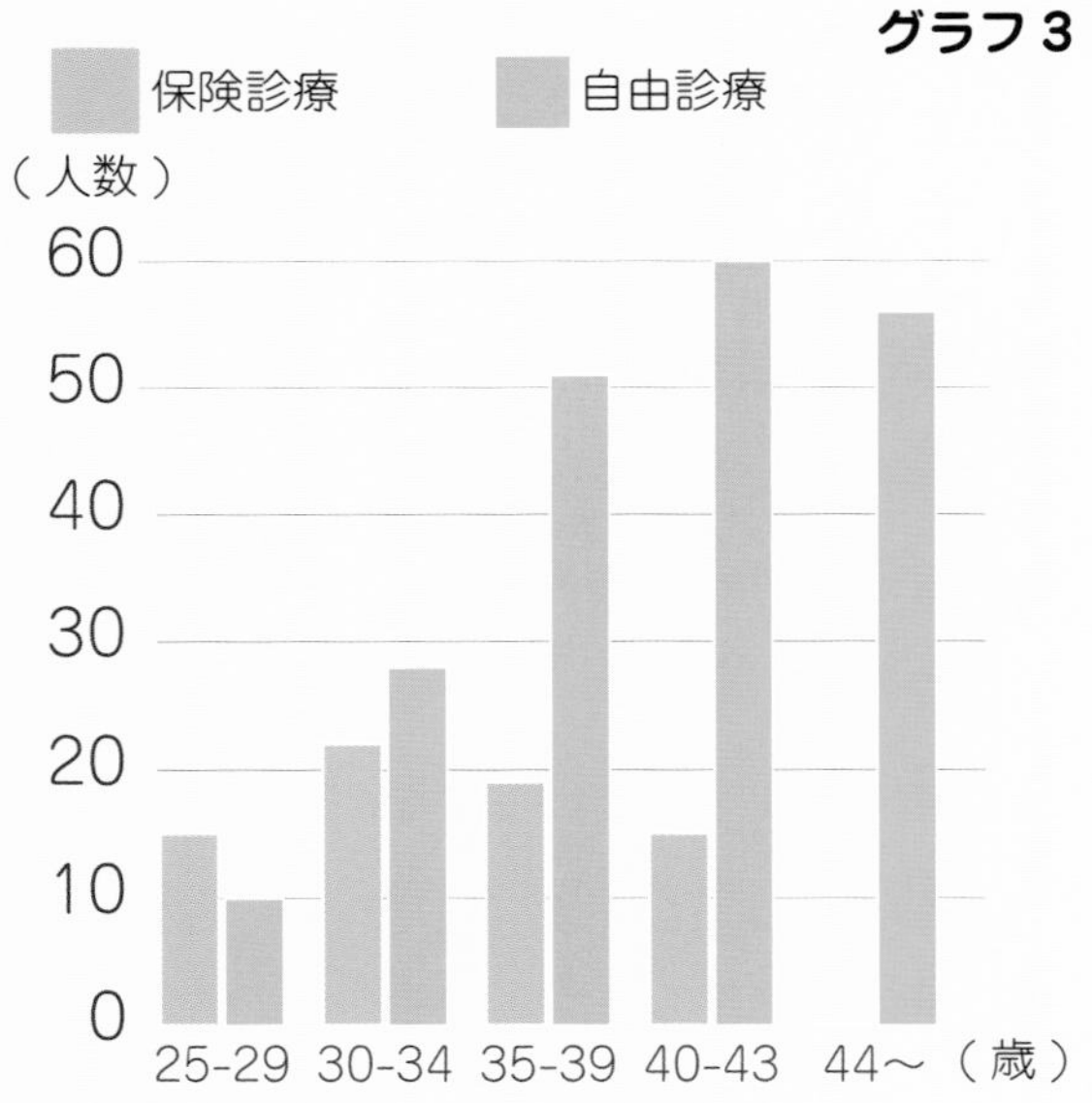

採卵した患者数は、年齢を追うごとに保険診療では減り、自由診療では増えていきます。
保険診療には回数制限もあるのですが、自由診療では移植胚の確保のために繰り返し採卵を受けている人もいます。

臨床妊娠率の比較

グラフ4

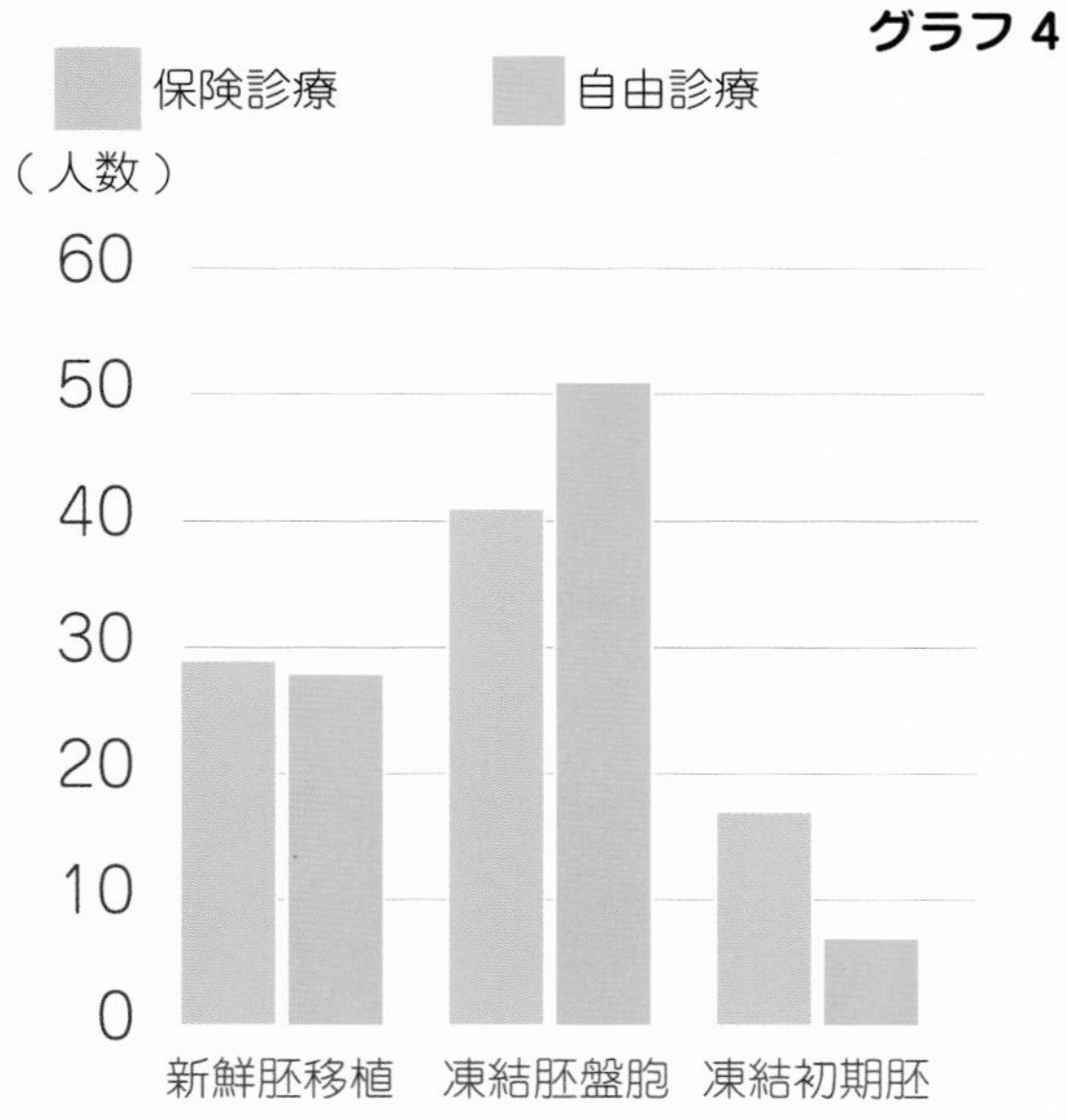

凍結胚盤胞移植の臨床妊娠率の差は約10％です。
自由診療の方が年齢が高い人が多いのですが、胚が胚盤胞へ発育すれば、移植した人の約半数は妊娠しています。

記事内グラフ：2022年4〜12月末　佐久平エンゼルクリニック

合もありますが、自由診療の患者平均年齢は高く、30代後半が多いこともあり、卵子の質の低下や卵巣機能の低下があることは否めません。

保険診療？ それとも自由診療？

2022年4月から保険診療の開始に伴い、治療方法の見直しをしたり、スタッフと一緒に保険診療の勉強や請求に関する準備が大変でした。準備を整えて、4月からの保険診療をスタートさせましたが、軌道に乗せるまでには、これまでなかった保険診療というルールに戸惑うこともありました。

そのなかで、得られた成績を正直にお知らせしました。そして、最後に私の所感をお伝えしたいと思います。

いわゆる一般的な機能性不妊で、おおよそ、35歳以下で初回の体外受精（他院で反復不成功などがないも含む）で、精子もさほど悪くなく（極端な男性因子はない）、AMHも極端に低くない（排卵誘発すれば、少なからずとも卵子が採れる）場合は、初回は保険診療で体外受精を受け、複数個の胚が得られれば、1個を新鮮胚移植します。

この新鮮胚移植あたりの妊娠率は、約20～30%の妊娠率が得られると考えています。これは、保険診療が始まる以前の移植あたりの妊娠率と大きな差はありません。

保険診療による体外受精で妊娠できれば、医療費の負担も少なく、治療を受けるカップルにとってはメリットがあります。しかし、妊娠しなかった場合は、余剰胚があれば、次の凍結融解胚移植に臨むことになります。

余剰胚の凍結融解胚移植を行うにあたって、初期胚の凍結胚移植であれば、妊娠率約20～30%、胚盤胞であれば、約40%の妊娠率です。ただ、自由診療であれば、凍結融解胚盤胞移植で約50%の妊娠率です。この約10%の妊娠率の差は大きいものです。

この差は、保険診療を行うために守るべきルールのある治療と、個々の患者さんに合わせて行う治療との違いにあるのだと言わざるを得ません。

また、自由診療であれば、特に大きな縛りはなく、移植前に着床環境などの検査や着床環境を整える治療など、いろいろ行って胚移植に臨むことができます。

実際に、自由診療で体外受精を受けているカップルは、そうした検査や治療も行って胚移植に臨んでいるという印象です。

保険診療の場合は、先進医療で受けることはできますが、制約があり、着床環境などの検査や着床環境を整える治療などをするには、複数回の胚移植でも妊娠が成立しないなどの要件があります。

こうしたことも妊娠率の差に出ているのかもしれません。

あくまでも保険診療は、標準医療なので、年齢が若く、精子の問題もさほどなく、排卵誘発を用いたとしても卵胞の発育が順調なカップルには適しているのではないかと思います。

しかし、AMH値が低かったり、精子が極端に少ないなどの男性因子があったり、これまで何度も胚移植をしてきたけれど着床しない、妊娠成立しないなどの難治性不妊のカップルは保険診療では難しいのではないかと考えています。

もちろん、絶対に無理ということではありませんから、保険診療による体外受精で赤ちゃんが授かることもあるでしょう。ただ、そうした難しい問題を抱えているカップルには「保険診療による体外受精」と「自由診療による体外受精」があり、保険診療の体外受精でより自分たちふたりに合った治療を見つけるためのステップとして捉えていただいても良いのではないかと考えています。

私は、保険診療でも、自由診療でも、どちらも同じようによく考えて、診療をしていますが、保険診療にあるルールの壁は手強いと感じています。きっと、多くの医師もそう感じているのではないかと思います。

佐久平エンゼルクリニック

長野県佐久市長土呂 1210-1
TEL : 0267-67-5816
https://www.sakudaira-angel-clinic.jp

特別な検査や治療
- 子宮内膜着床能検査（ERA 検査）
- PGT-A（着床前検査）
- 難治性不妊に対する PFC-FD 療法

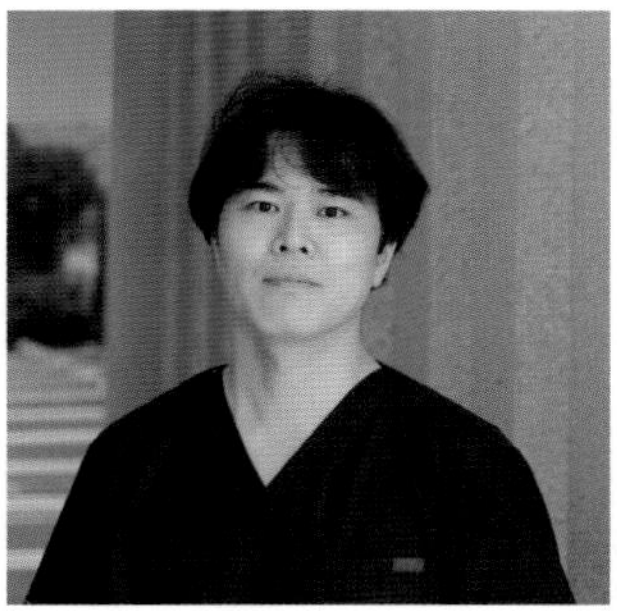

政井 哲兵 先生

資 格
日本産科婦人科学会認定 産婦人科専門医
日本生殖医学会認定 生殖医療専門医

2003 年　鹿児島大学医学部卒業
2003 年　東京都立府中病院（現東京都立多摩総合医療センター）研修医
2005 年　東京都立府中病院（現東京都立多摩総合医療センター）産婦人科
2007 年　日本赤十字社医療センター産婦人科
2012 年　高崎 ART クリニック
2014 年　佐久平エンゼルクリニック開設（2016 年 法人化）

何を大切に考える？　医療費か？　納得か？　時間か？

より自分に合った方法で体外受精をしてみる？

年齢が高い場合

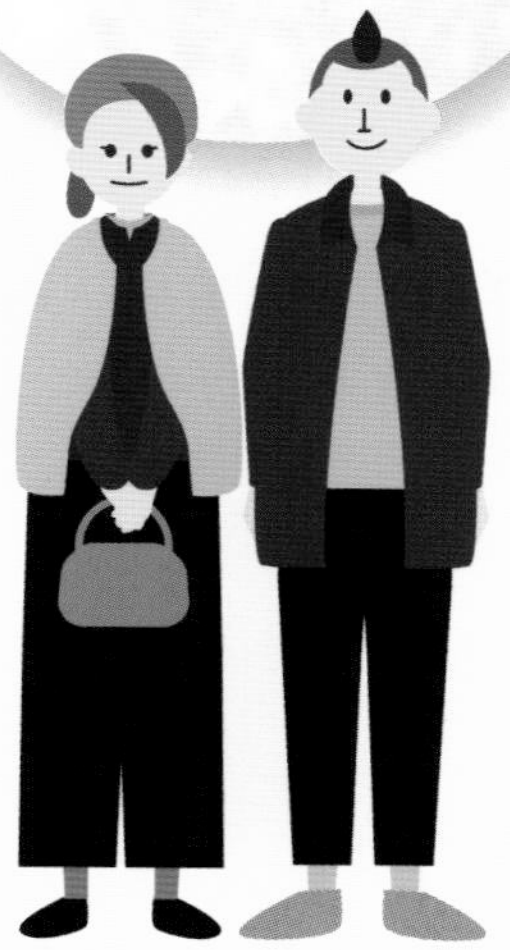

○ 年齢が高くなると？

卵子の質が低下してくる

妊娠が難しく流産が増える

精子の質が低下してくる

○ 治療方法には？

PGT-A を行い正常胚を移植する

着床の窓や子宮内フローラの検査を行う

精子選択の方法を検討する

年齢が高くなると、卵子の質の低下が心配になります。毎年、日本産科婦人科学会が発表する体外受精の妊娠率、生産率（生きた赤ちゃんが生まれてくる確率）、流産率では、年齢が高くなるにつれて妊娠率と生産率は低下し、流産率が高くなっていきます。これは、体外受精に限らず、妊娠する方法の如何に問わず起こります。

35歳以上になるとだんだんと卵子の質の低下が現れるようになり、38歳を過ぎるとさらに、そして40歳を超えると顕著になります。卵子の質の低下は、受精後の胚発育が順調にいかなかったり、発育が止まってしまったり、グレード評価が低くなる傾向などに現れ、着床しない、妊娠が成立しない、また流産になりやすいなどが見られるようになります。このような卵子の質の低下は、卵子の染色体の数に問題が起こりやすくなることと、卵子そのもののエネルギーが少ないことなどが要因になっています。

質の良い卵子を得るためには、排卵誘発方法が重要になってきます。排卵誘発で卵子の質をあげることはできませんが、1個でも多くの質の良い卵子を確保するためには、きめ細やかな治療であることも大切です（左ページ：卵巣機能が低下している場合を参照）。

また質の低下は、卵子にばかり起こるわけではなく、精子にも起こります。精巣にある精祖細胞は、体細胞分裂によって同じ細胞をつくることができ、そこから減数分裂が起こり、精子がつくられていきます。しかし、年齢によって造精能力が低下してきたり、質が低下してくることが知られ、35歳くらいから質の低下（ＤＮＡ損傷精子など）がみられるようになります。ただ、男性の場合は、個人差が大きく年齢による質の低下が起こる人もいれば、特に起こらない人もいるようです。

精子の質の低下は、受精後の胚発育に影響してきます。胚は、8細胞期くらいまでは卵子の力、それ以降は胚の力で発育するといわれています。

つまり、卵子の問題が大きいと初期胚で発育が止まってしまう可能性があり、初期胚までは順調に発育するのに、胚盤胞へ発育しない、または胚盤胞のグレードが低いなどの場合は精子の質に問題がある可能性があります。精子には、精子にあるＤＮＡの傷を修復する能力がないため、受精時に卵子が精子のＤＮＡの傷を修復しながら発育をします。そのため、精子のＤＮＡに傷が多いと胚発育に影響を及ぼすのではないかと考えられています。

そこで、顕微授精を行う場合にはＩＭＳＩ（高倍率の顕微鏡で精子の頭部や尾部などを観察し、よりよい精子を選んで顕微授精を行う方法：先進医療）やＰＩＣＳＩ（ヒアルロン酸含有培養液を用いてＤＮＡ損傷の少ない精子を選んで顕微授精を行う方法：先進医療）などの先進医療と保険診療による体外受精を組みあわせて治療を進める方法があります。またマイクロ流体技術を用いた精子選別を行いＤＮＡの損傷が少ない精子を選択して顕微授精をする方法もあります（2023年2月現在は自由診療。先進医療に認可申請中）。

このほかでは、流産を予防し、移植あたりの妊娠率を上げるためにはＰＧＴ－Ａ（着床前胚染色体異数性検査）を行い、染色体に問題のなかった胚を移植する方法があります。2023年4月以降は、適応があれば先進医療として保険診療と併用して受けることができるようになります。ケースによっては、検査の対象となる胚盤胞へ発育しない、または検査を行ったが移植適応胚が得られないこともあります。

卵巣機能が低下している場合

○ 卵巣機能が低くなると？

排卵誘発が難しくなる

発育卵胞数が少なくなる

採卵数が少なくなる

○ 治療方法には？

排卵誘発の工夫

繰り返し採卵を行う

PRP や IVA などを検討

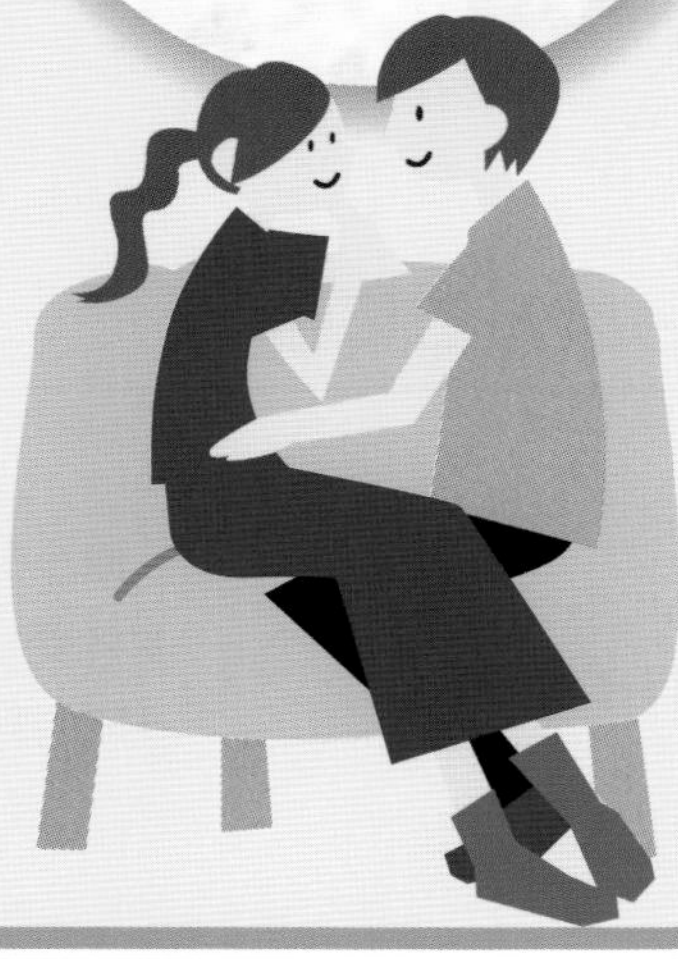

卵巣機能が低下すると、卵胞が順調に育たない周期が多くなってきます。卵巣機能は、年齢による低下もありますが、40歳未満で卵巣機能が低下している場合もあります。どちらも閉経が近づいている状態と考えることができます。卵巣機能の低下は、FSH（卵胞刺激ホルモン）の基礎値が高くなることなどでわかります。月経周期初期のFSH値が10mIU／ml以上になってきたら、月経周期が短くなってきていないか、AMH値はどうかなどを確認しながら、次の治療周期を考えなければなりません。

FSHは、卵胞期には盛んに分泌され卵胞を発育させるために働きます。排卵が起こる頃には低値へと変動し、代わりにLH（黄体化ホルモン）が一過性に大量に分泌されることで、卵胞は成熟し排卵が起こります。しかし、卵巣機能が低下しているとFSH値が比較的高いままなので、黄体期であってもFSHに反応した卵胞が発育し、その後、月経が訪れて次の月経周期が始まります。すると、本来エントリーされている卵胞よりも、前周期の黄体期から発育を始めた卵胞のほうがサイズが大きく、その卵胞の発育に合わせて、排卵も早まってしまうのです。このように月経周期と排卵周期にズレが生じ、排卵が早まる傾向があり、これにより月経周期が短くなる傾向があります。

これは、排卵誘発を行っても同じようなことが起こり、なかなか薬でコントロールするのが難しくなってきます。

黄体期に発育を始めた卵胞であっても、十分に発育して成熟していれば排卵された卵子で妊娠する可能性はありますが、卵子の質は年齢とともに低下していきますので、妊娠は難しいのです。

また、卵巣の反応の仕方には、それぞれクセもあり、年齢が高くなるとそのクセが強くなる人もいます。たとえば、ゆっくり卵胞が発育する人もいれば、途中から急に発育する人、また周期によって思いもよらない発育を示す人もいます。

保険診療による排卵誘発は、周期ごとに方法を変更することはありますが、周期中に薬を変更したり、投与量を変更したり、検査回数を増やしたりすることが難しく、その人のその周期に合わせたきめ細やかな治療が難しいこともあります。

いわゆる保険診療による標準治療は、多くの人（若い人）に当てはまりますが、本当に自分に合っている方法かどうかはわかりません。

保険診療（標準治療）で排卵誘発をしても卵胞発育が思うようにいかない治療周期が続いた場合、思い切って自由診療を選ぶことも1つの方法でしょう。確かに1回の治療周期にかかる医療費は高くなりますが、思うように卵胞が発育しない周期を重ねてしまい、その期間が長くなれば妊娠成立が難しくなります。

また、移植胚を複数個確保するために繰り返し採卵を行う、いわゆる貯胚をする場合、基本的には保険診療で行うことができず、自由診療になります。

このほかでは、卵巣機能を改善するためにPRP療法（自己の多血小板血漿を卵巣に注入する）や、眠っている原始卵胞を呼び起こすIVM（原始卵胞体外活性化法：体外に取り出した卵巣組織にある操作を加え、発育開始前の原始卵胞を体外で成長開始させ、自身の体内に戻す技術）などが自由診療で受けられます。どこの医療機関でも受けられる治療ではなく、効果については賛否もあります。

何を大切に考える？　医療費か？　納得か？　時間か？

より自分に合った方法で体外受精をしてみる？

AMH値が低い場合

○ AMH値が低いと？

- 卵子の在庫数が少ない
- 発育卵胞数が少なくなる
- 妊娠効率が低下する

○ 治療方法には？

- 早めに妊娠にトライする
- 早めに体外受精を検討する
- 排卵誘発方法の工夫

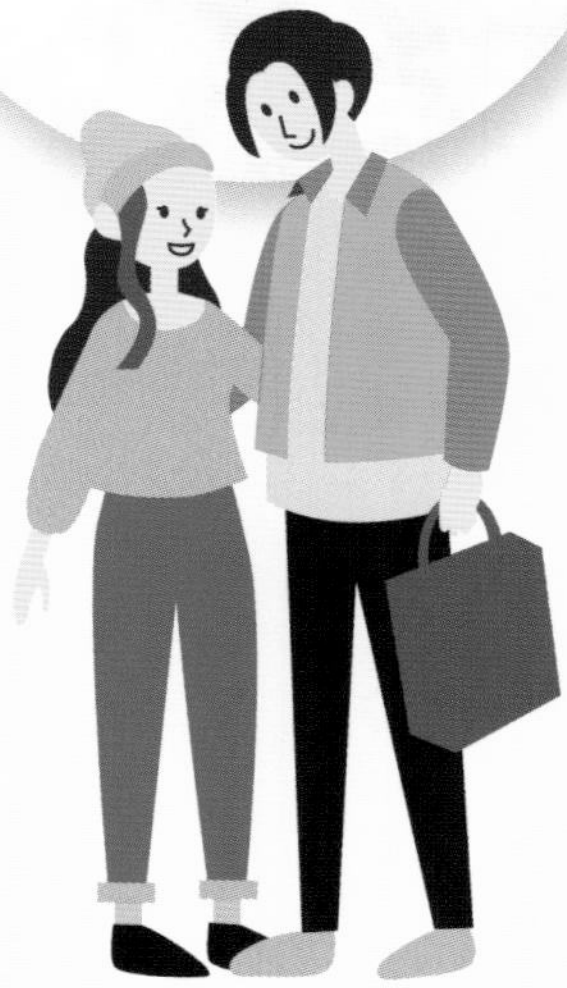

AMH値は、平均値で捉えると年齢とともに低下する傾向はありますが、個人差が大きいので、年齢ではなく、個々の値から考えるのが良いでしょう。

また、AMH値が低い＝卵子の質ではありません。卵子の在庫数が少なくなってきていますが、卵子の質は年齢に影響されます。そのためAMH値が低くても、卵子の質は年齢相当（年齢ごとの妊娠率）と考えて良いでしょう。

AMH値は、卵巣にある卵子の在庫を予測しているため、値が低い場合は妊娠にチャレンジできる回数が少なくなってきていることが示唆され、赤ちゃんが欲しいと考えているのであれば早めに妊娠にトライしましょう。

性生活では妊娠ができないとは限りませんが、不妊治療を受ける場合は、タイミング療法や人工授精に時間を費やすよりも、早めに体外受精に治療方法を切り替えたほうがいいと考える医師も少なくありません。

また、AMH値が低い＝卵巣機能低下とも限りません。FSH、LH、E2などのホルモン値や月経初期の胞状卵胞数など総合的に診て治療方法や排卵誘発方法を検討しましょう。

たとえば、AMH値が低いが、FSH、LH、E2などのホルモン値に問題がなく、胞状卵胞数が比較的多い場合は排卵誘発をして複数の卵胞から卵子を採取することが期待できます。

排卵誘発をしても発育卵胞数が少なく、FSH、LH、E2などのホルモン値にも問題がある場合は、その周期は思い切って排卵誘発を見送り、翌周期以降に期待するのも良いでしょう。そうした周期が続く場合は、卵巣の反応を診ながら誘発をして発育する卵胞に期待しましょう。

保険診療であっても、発育卵胞があり、成熟卵子が採取できていればいいのですが、そうでない場合は多くの移植可能な凍結胚を確保するために排卵誘発を繰り返し行うという選択もあります。

ただ、排卵誘発-受精-胚培養から移植できる胚が1個でもできると、繰り返し採卵を行うのは保険診療では難しくなり、自由診療でトライとなることが多いようです。

AMH値が低い場合、発育卵胞数が少なく、成熟卵子が1個、2個など少ないことも考えられます。採卵できた1個の卵子で、妊娠、出産に辿り着けばよいのですが、そうでなければ採卵回数が増え、治療による妊娠効率が低くなる傾向にあります。そのためには、より自分に合った排卵誘発方法を検討することが重要で、その場合には自由診療も視野に入れることも大切です。

AMH値が低値で、年齢も高い場合には、卵巣機能低下も心配になってきます。なるべく早く妊娠にトライすること、また体外受精を視野に入れて治療を進めるのが良いと思います。

受精方法については、コンベンショナルIVF（卵子に精子を振りかけて受精を待つ）ではなく、ICSI（顕微授精：卵子の細胞質内に1個の精子を送る）で、なかでもIMSI（強拡大顕微鏡による形態良好精子の選別：先進医療）を行うなど保険診療と先進医療を組み合わた治療を考えてみましょう。

胚が順調に育たない場合

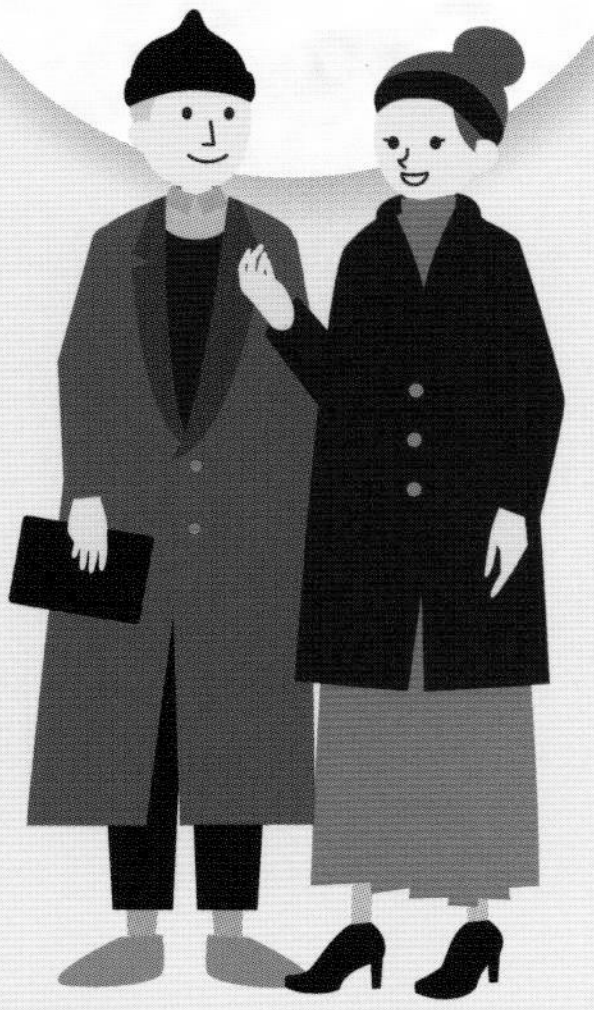

○ 胚が順調に育たないのは？

- 卵子の質が低下している
- 精子の質に問題がある
- 排卵誘発方法が合ってない

○ 治療方法には？

- 排卵誘発方法の見直し
- 精子の選択方法の見直し
- 培養方法の見直し

受精が完了したら、胚は順調に発育していくと多くの人が考えますが、実際には順調に発育する胚もあれば、途中で発育が止まってしまう胚もあります。順調に発育するというのは、胚盤胞まで発育するか、否かになるわけですが、10個の卵子が採取でき、受精が完了しても、そのうち胚盤胞へと育つのは4～6個というのが現実で、年齢が高くなれば卵子の質の低下から胚盤胞へ育ちにくくなっていきます。しかし、すべての卵子が同様に質が低下しているわけではなく、なかには赤ちゃんに結びつく可能性の高い卵子もあるはずです。なぜなら、高年齢になっても妊娠例も出産例もあるからです。

ただ、その卵子がいつ排卵されてくるかわからない、またはどの周期にある卵子かはわかりません。そのため治療周期中には排卵誘発を行い、なるべく多くの成熟卵子を採取したいと考えるのです。

排卵誘発をしても、卵子の質を上げることはできませんが、成熟卵子でなければ受精しないので、いわゆる栄養不良で卵胞が発育しない、成熟しないということを避けるためにも排卵誘発は重要で、採卵数が少ない、または成熟卵子が得られない場合は排卵誘発方法を見直す必要があります。保険診療では、用いる薬と量、検査回数などにはルールがあります。そのルールの中で成熟卵子が得られるのであれば良いのですが、そうでない場合は保険診療では難しいのかもしれません。

ただ、胚の発育には卵子の質ばかりが重要なのではありません。36ページで紹介した年齢が高いカップルの場合にもあるように、精子の質も重要なポイントです。

卵子の成熟度は、卵子の細胞質の外に第一極体があるかないかなどで判断をしますが、成熟している卵子は、質の高い卵子であるとは限りません。なかには染色体数に問題があったり、エネルギーが足りなかったりする卵子もありますが、それを評価することができないのです。一方、精子は？というと、ある程度は選択が可能です。

質の高い精子とは、DNAに傷がないものといえます。精子のDNAに傷があると、その傷は受精時に卵子が修復しますが、卵子のエネルギー量が低ければその修復で疲弊してしまうこともあります。そのため初期胚までは育っても、胚盤胞まで育たなかったり、胚盤胞へ育ってもグレードが低かったりすることがあります。

そこで、とくに顕微授精の際には、IMSIやPICSI（生理学的精子選択術）、マイクロ流体技術を用いた精子選別などの先進医療と保険診療による体外受精を組み合わせて治療方法を検討するのも良いでしょう。

培養方法については、従来のインキュベーターを用いて培養していた場合は、先進医療のタイムラプスインキュベーターを用いてみることも考えましょう。すでにタイムラプスインキュベーターで培養していた場合は、医師や胚培養士へ相談し、なぜ、胚が育たないのかを改めて聞いてみましょう。そこから、次に何ができるのかなども相談してみることも大切です。

保険診療による体外受精でできることも多くありますが、より自分たちに合った治療方法かどうかを考えることも重要です。難しい症例であればあるほど、保険診療である標準治療では足りないことがあるのかもしれません。つまり、痒いところに手が届いた、よりきめ細やかな、行き届いた治療が必要だということです。

特集

保険診療、
それとも自由診療？
より自分たちに合った治療方法
まとめ

1 体外受精の知識を得ておこう

体外受精の適応は‥‥

●精子と卵子が出会えない状態
●受精ができない
●卵子の質に問題がある
●精子の質に問題がある

2 保険診療と自由診療の違い

保険診療

●体外受精、顕微授精などの生殖補助医療については、年齢制限と回数制限（胚移植回数）がある
40 歳未満までは 1 子ごと 6 回まで
40 歳以上 43 歳未満は 1 子ごと 3 回まで
●混合診療（同じ病名の治療周期に保険診療と自由診療を合わせて受けること）が認められていないため、保険診療による治療周期中に、自由診療による治療を行った場合は、関連ある治療の全てが自由診療となり、医療費の全額が自己負担になる
●不妊治療に保険が適用される前には受けられていた医療技術や検査が保険診療では受けられないものもある
●そのなかでも特に体外受精治療周期に関わる高い医療技術については、先進医療として受けることができる

自由診療

●保険診療では年齢や回数制限を超えている場合や使用する薬剤や検査、治療スケジュールなどが保険適用の枠を超える場合、もしくはカップルが希望した場合、自由診療で体外受精を受けることができる
●保険診療のような制限はないが、治療施設によっては年齢制限を設けていることもある
●カップルに合わせた治療計画を立てられるため、より自分たちに合った治療を受けることができる
●自由診療は、治療にかかるすべての医療費が自己負担（10 割）となり、高額な医療費がかかる
●自由診療にかかる医療費は治療施設によって違いがある

3 保険診療と自由診療 それぞれのメリット

保険診療

●不妊治療を国が認め、治療を標準化したこと
●医療費の 3 割負担で治療が受けられる
●全国どこの治療施設でも、同じ治療を同じ医療費で受けることができる
●先進医療と組み合わせることもできる
●ふたりで診察に行く機会を持てる
●治療の終結の目安ができる
●不妊や不妊治療の社会的理解が広がる
●若いカップルの通院が増える

自由診療

●卵胞の発育やホルモン環境に合わせた治療が受けられる
●治療法、治療スケジュールなど、自分に合った方法で治療が受けられる
●治療周期の途中でも臨機応変に対応できる
●採卵を繰り返し行うこともできる
●新しい技術や薬剤などで効果があるものを早い段階から受けることができる

4 ■標準治療とオーダーメイド治療

▼標準治療による体外受精

大規模な臨床試験や、これまでの臨床などから科学的根拠に基づき、治療の効果や安全性が確認され、多くの専門家の合意（コンセンサス）が得られている治療、現時点で最良と考えられる治療のことで、多くの人にその効果が認められる治療。カップルごと、不妊症になっている要因や原因には違いがある。

標準治療で妊娠が成立し、出産に至るカップルもいれば、移植回数の制限を迎えてしまうカップルもいる。

▼オーダーメイド治療による体外受精

各々にあった治療、その人にとって最良と考えられる治療、不妊の要因や原因はさまざま。標準治療では妊娠に結び付かなかった、または難しいと考えるカップルが、自分たちに合った治療を求め受けている。

5 先進医療

▼先進医療は 12 項目（2023 年 3 月現在）

顕微授精に関する● PICSI ● IMSI 。胚培養に関する●タイムラプス。着床環境や子宮環境に関する● ERA 検査、● ERpeak 検査、● EMMA ／ ALICE 検査、●子宮内フローラ検査、●子宮内膜スクラッチ。胚移植に関する● SEET 法、●二段階胚移植法。反復着床不全に関する●タクロリムス投与療法。精子選別に関する● ZyMot

▼先進医療は受けた方がいい？

●すべてのカップルに必要というわけではない

●反復して着床しない場合に行う検査などは、保険診療で行える残りの胚移植回数を考えながら検討すると良い

●助成金制度を設ける自治体も増えているので、自由診療で体外受精を受ける場合は、検討も良い。

チェック

▼着床の窓

●子宮内膜が胚を受け入れやすい時期のことをいい、この着床の窓が開いている時期以外は、子宮内に胚があっても着床は期待できない。

▼着床環境

●子宮内膜の厚さの問題、子宮内フローラ、慢性子宮内膜炎などの細菌の問題などがある。子宮内の細菌については、EMMA ／ ALICE 検査と子宮内フローラ検査や、子宮内膜にわずかな傷をつけ、内膜の修復を促し、着床に適した環境に整える子宮内膜スクラッチもある。

▼ PRP 療法

● PRP（多血小板血漿）治療は、再生医療のひとつで、本人の血液から抽出した高濃度の血小板を子宮内や卵巣に注入する治療法
子宮の場合は、反復不成功例を対象に子宮内膜が厚くなる、または着床しやすい環境に整えることで妊娠が期待できる

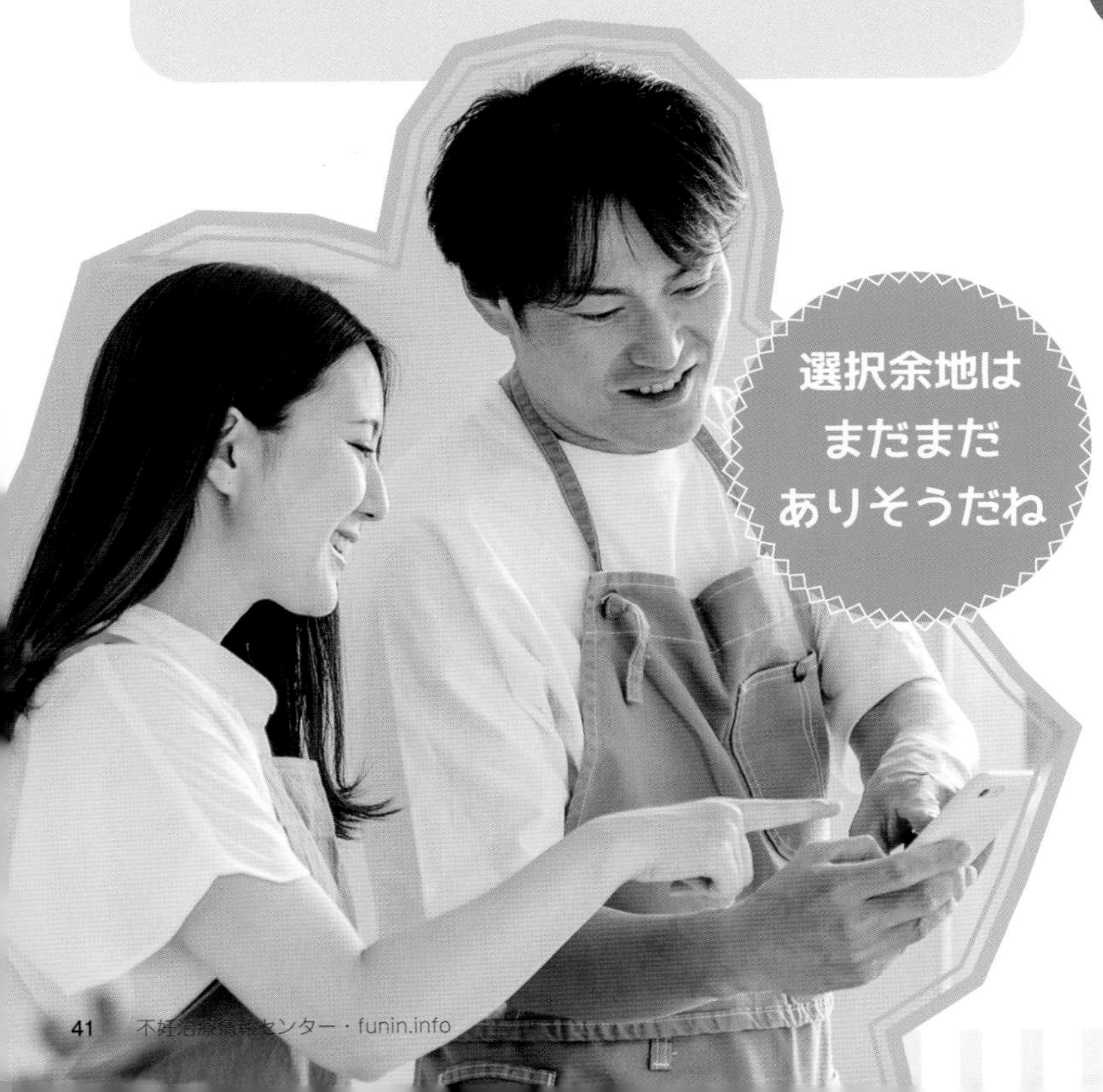

6 自由診療での排卵誘発と保険診療での排卵誘発には違いがある

●患者さんカップルそれぞれの体外受精を受ける適応背景などから採卵に向けての誘発方法には違いがある。

7 成熟卵子での治療が大切

▼なぜ成熟卵子が必要なのか？

●成熟卵子でなければ受精が成立せず、治療は先に進められず、妊娠、出産に結びつかないため。

▼成熟卵とは？

● M Ⅱ期の卵子。
この時の極体の有無で成熟しているかを判断。

8 胚移植をしても着床しないわけ

▼良好胚を移植しても着床しない８つの理由

01 胚の染色体の数に問題がある
02 子宮の形に問題がある
03 着床の窓が開いてなかった
04 子宮環境に問題がある
05 内膜の厚さが足りない
06 子宮内膜ポリープや子宮筋腫がある
07 胚を異物として攻撃してしまう
08 自己抗体から胎盤がつくられにくい

▼培養の問題

胚の受精方法から見直してみよう

▼胚の染色体の数

初期胚、胚盤胞、それぞれに胚の評価方法はあるが、見た目で評価の高い胚でも染色体の数に問題があれば妊娠は難しい

▼子宮の問題

子宮内環境を整えて移植しよう！
＜注目＞●着床の窓 ●着床環境 ● PRP 療法

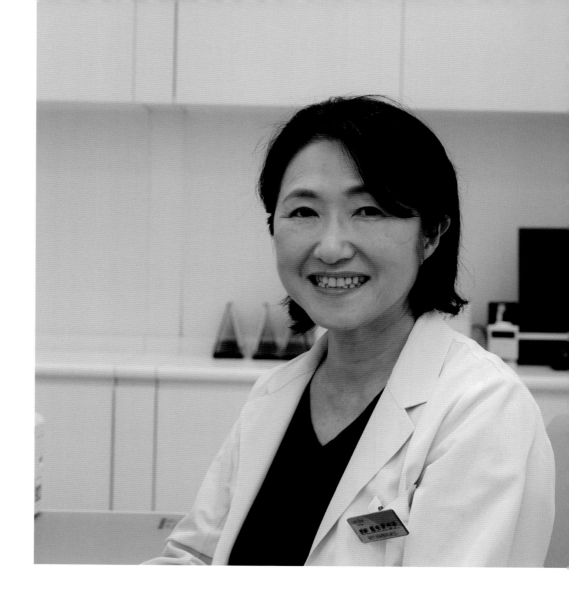

オーク梅田レディースクリニック

船曳 美也子 先生

大阪・梅田に移転開院 採卵、移植から卵子凍結、産み分けまで全てに対応

大阪の梅田、住吉に加えて東京・銀座にクリニックを展開している医療法人オーク会。生殖医療をトータルにサポートするという理念に基づき、卵子凍結や産み分け、最新の検査など幅広い治療を積極的に導入しています。

そんな中、昨年末には梅田のクリニックが移転し、より便利に通いやすくなったといいます。今回は新しくなったオーク梅田レディースクリニックの特長と最近の治療について船曳美也子先生にうかがいました。

培養室、オペ室を備えて便利に通いやすく

■オーク梅田レディースクリニックの開院日と移転の目的を教えてください。

開院したのは昨年の12月21日です。以前から梅田にクリニックはあったのですが、採卵前までの診療しかできず、採卵、凍結、産み分けの処理などについては住吉のクリニックに足を運んでもらい、行っていました。

そのため患者様からは梅田ですべての治療ができるようにしてほしいというご要望を多くいただいていました。

特に採卵は朝8時半からなので京都や神戸など遠方からいらっしゃる方にとっては負担だったと思います。少しでも通いやすくなれば…と思い、梅田にも培養室、オペ室を設け、採卵などができるようにしました。

梅田と住吉 通いやすさで選択

■患者様が梅田か住吉かを選ぶ決め手となるのは、通院のしやすさなのでしょうか？

そうですね。大阪の南のほうにお住いの方は住吉、北のほうにお住いの方は梅田を選ぶことが多いですね。大阪は北と南で交通の便がまったく違います。ですから、梅田のクリニックに通っていらっしゃる方は梅田に仕事に来て、梅田より北に帰る方が多いです。そのため採卵や移植をするのに30分程かけて住吉に行くのは結構な手間だったと思います。往復で1時間も余計に時間がかかるわけですからね。

日曜診療は住吉から梅田へ

■今回の移転で梅田のクリニックがより通いやすい施設になったということですね。

はい、今まで住吉のクリニックでしかできなかった採卵や凍結、移植、産み分けなどを梅田でもできるようにして、梅田に通われる患者様の利便性を高めました。基本的に梅田と住吉は同じ体制を取っています。また、妊娠20週までの妊婦検診も同様に受けられます。

逆に梅田と住吉の違いは日曜日の診療です。梅田は交通の便がよく遠方からも通いやすいので、今回の移転を機に日曜診療を住吉から梅田に移しました。

仕事が休みの日曜日の通院を希望される男性も多いので、より多くの方にとって通いやすいクリニックになったのではないでしょうか。

一方で住吉には入院設備があるので、万一、入院が必要になった場合は住吉というように使い分けが可能です。

初回はオンラインで治療方針を立てる

■これから通院を希望している場合は、自分が通いたいクリニックに予約を入れればいいのでしょうか。

当院ではオンライン診療にも力を入れていて、治療方針を決める最初のカウンセリングについてはオンラインで実施しています。その際、梅田、住吉、銀座にクリニックがあることをお伝えして、どのクリニックで治療を受けたいか希望をうかがっています。全院で情報を共有しているので、どのクリニックで治療を受けていただいても問題ありませんが、保険診療をご希望の場合は制度上、通うクリニックを固定していただく必要があります。

オンラインで時間を確保 外来の待ち時間短縮にも一役

■オンライン診療の所要時間は、どれくらいですか？

オーク梅田レディースクリニック　院内紹介

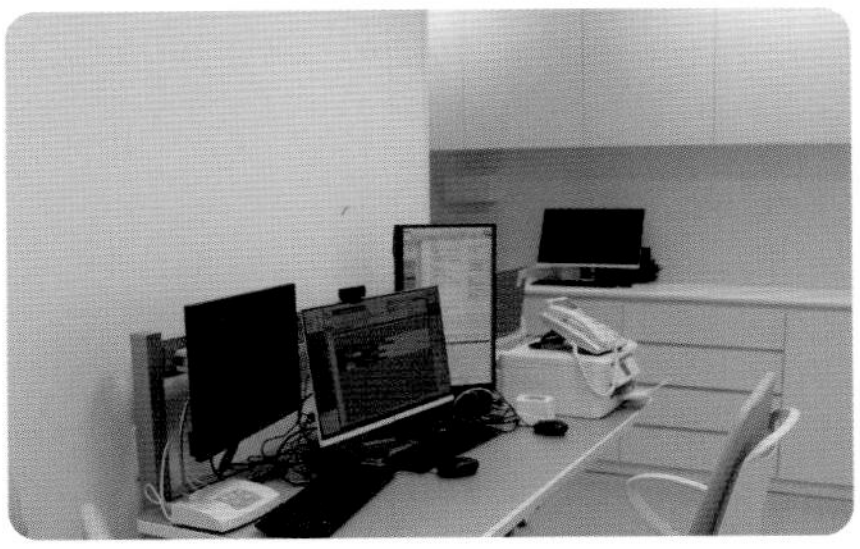
診察室

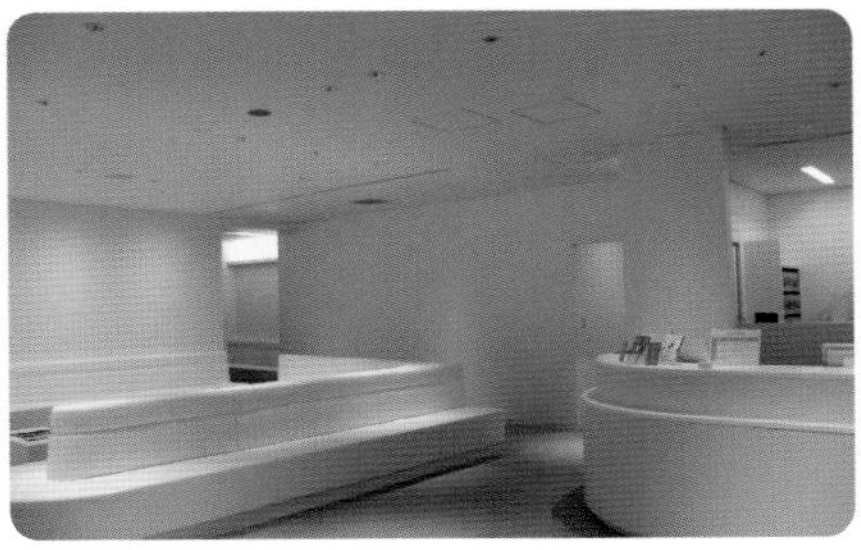
受付／待合室

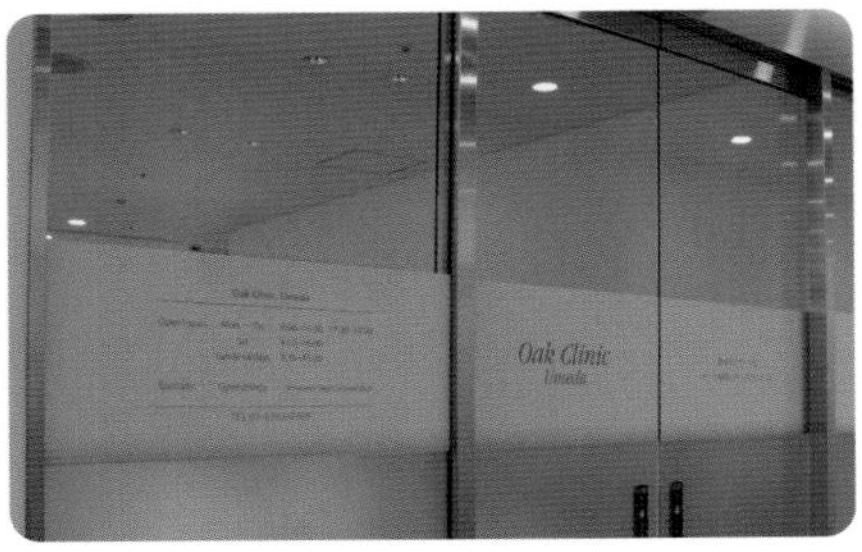

エレベーターホール／玄関

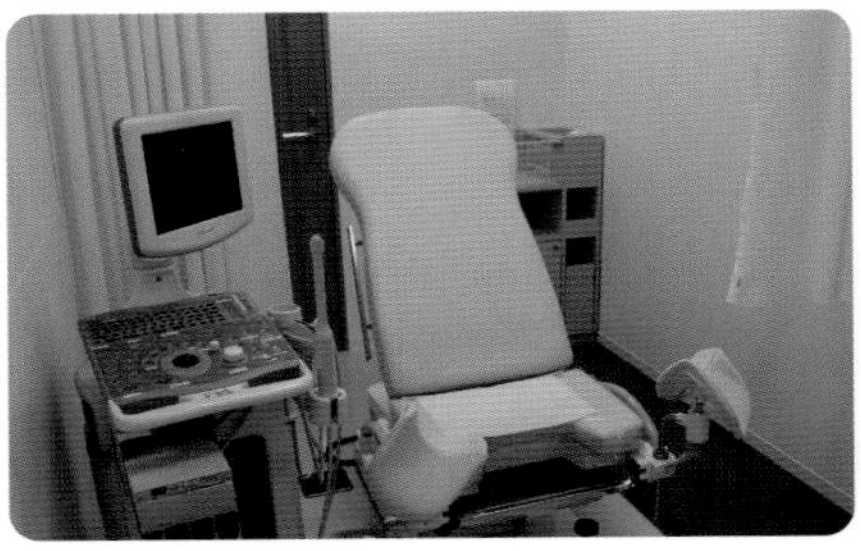
内診室

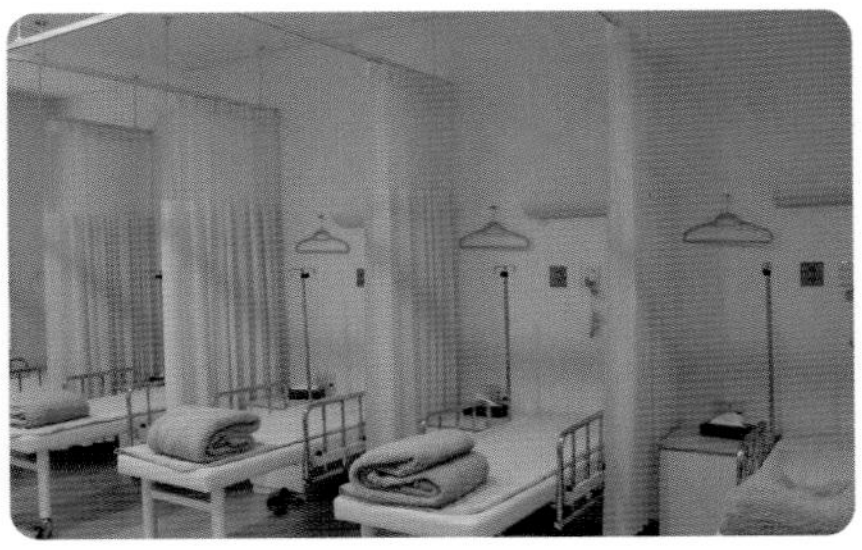
回復室

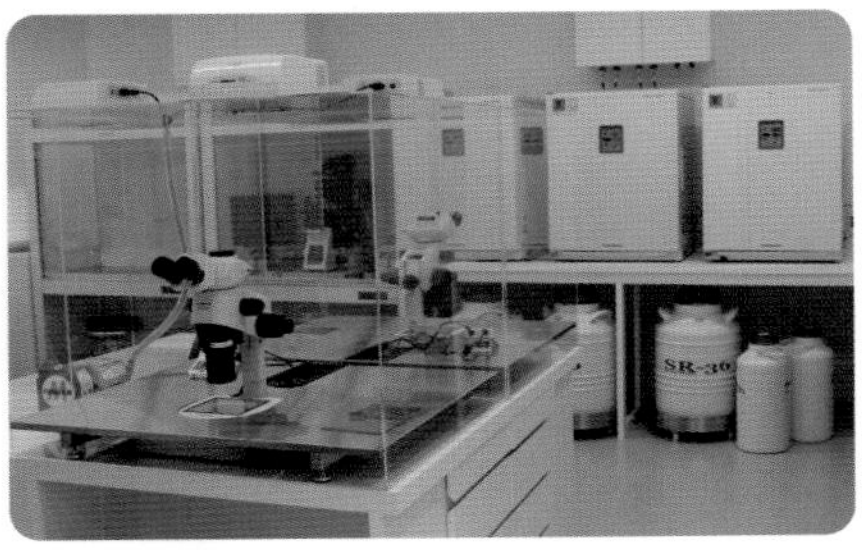
培養室

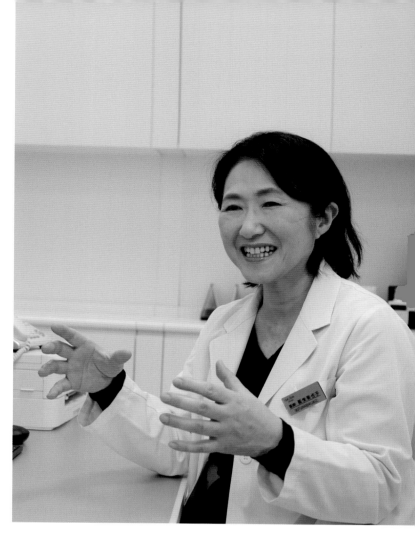

短くて15分程度、だいたい30分あれば治療の方針を決められます。

不妊治療は治療の方針決めが重要なのですが、外来で診療しながら相談を受けるとなるとなかなか時間が取れないのでオンラインでしっかり時間を取って治療方針を決められるのは良いですね。オンライン診療が定着したことで外来の待ち時間短縮にもつながったと感じます。

コロナ禍で払拭された オンライン診療への抵抗

■最初にオンラインで相談できるのは、便利ですね。

そうだと思いますが、オンライン診療の定着には意外に時間がかかりました。

導入自体はかなり前から試みていたのですが、最初は患者様の抵抗が強く、なかなか定着しませんでした。「診療は対面でしたい」という患者様が大多数でしたね。

それがコロナ禍の影響で、オンライン診療に対する意識は１８０度変わりました。会議などさまざまな場面にオンラインが浸透するにつれて、今ではまったく抵抗感がなくなったと感じます。

オンライン診療の定着によって、来院した際の診療もスムーズになりました。診療する側もですが、患者様もオンラインで一度やりとりした後なので来院しやすいようです。

保険診療のスタートで より身近な治療になった体外受精

■保険診療がスタートしてからの患者様の変化を教えてください。

保険診療がスタートして20代、30代でも体外受精に進む選択をする方が増えました。昔は体外受精というと抵抗を感じる方が多く、最後の手段として踏み切るといった状況でしたが、今ではより身近な治療になったようです。

保険診療スタートのメリットとして挙げられるのは、これまで費用を理由に治療を諦めていた方が体外受精を受けられるようになったということです。

夫婦の合意が必要だから 治療がよりスムーズに

■他に保険診療のメリットとして挙げられることはありますか?

「夫婦ふたりの同意が必要」な不妊治療ですが、保険診療の場合は特にルールが細かく設定されたため、定期的にご主人様の診療が必要になりました。その為、自由診療であった以前よりも計画的に治療を進められるようになりました。

前は治療の途中でご夫婦の意見が食い違い、治療が思うように進まないといったトラブルもあったのですが、今は最初の段階でおふたりの治療に対する考えを確認できるので、治療に入ってからがスムーズです。

夫婦で協力しあって治療していく意識が高まったようにも感じます。

最初のオンライン診療については都合が合わなければご夫婦別々にすることもできますし、別々の場所からオンライン参加することも可能です。

現在、保険診療と自費診療の比率は保険診6割、自費が4割程度、銀座のクリニックは反対に保険が3割、自費が7割くらいです。

妊娠するかもしれない胚を 捨てるジレンマ

■保険診療を選択するにあたって注意すべき点はありますか?

移植の回数に制限があることは留意すべき点だと思いますし、保険診療のデメリットとも言えると思います。

当院では基本的にグレードの低い胚も捨てずに凍結しており、移植もしています。これまでグレードの低い胚で妊娠することもありました。ですが、移植回数に制限があると、妊娠の可能性が低いと予想される受精卵は凍結せずに破棄することになります。

受精卵の段階で妊娠の可能性を判断する方法としてＰＧＴ－Ａがありますが、一般的な検査ではありません。ですから、どの受精卵を移植するか、凍結するかの判断材料は胚のグレードになります。ですが、胚のグレードは100％正確ではなく、グレードが良くても妊娠しない場合もあれば、逆にグレードは低いのに妊娠することもあります。

つまり保険診療では妊娠するかもしれない受精卵を破棄することになるのです。これは結構なジレンマですし、なかなか難しい選択になります。もちろん最初のオンライン診療でこの点についても説明した上で治療の方針決めをしていきます。なかにはあえて自費診療を選択する方もいらっしゃいます。

保険診療の開始によって治療過程はより複雑に

■保険診療がスタートして、治療の選択肢が増えたといえるでしょうか？

そうですね。治療の方法というか技術的な面については同様なのですが、保険診療にするか自費診療にするかで治療過程が変わっていく、進むルートが分かれていくイメージですね。選択肢が増えたというより複雑になったと言えますね。

保険診療がスタートする前は治療の方法など、主に技術的なことについて説明をして治療方針を決めていたのが、今は保険診療のルールや制限なども踏まえて方針を決めないといけなくなりました。

43歳未満という年齢制限が治療を後押し

■移植回数の他に年齢の制限もありますが、年齢制限の影響はいかがでしょうか？

“治療開始時において女性の年齢が43歳未満であること”という条件がついたことで、より早く治療を受けようという意識につながっていると感じます。

今までは年齢が高くなるにつれて妊娠が難しくなるという医学的な理由で来院する女性が多かったのですが、この場合、ご主人は「まだ治療は受けなくていいのでは？」というケースも少なくありませんでした。

それが保険の適用を受けられるのは42歳までとなったことで、「急いで治療を受けよう」という意識につながったようです。

どんな治療を受けたいのか希望は積極的に伝えて

■現在42歳など瀬戸際のケースだと治療方針を決めるのが、より複雑になりそうですね。

そうなんです。年齢も踏まえて治療プランを考えないといけないですからね。たとえば今回移植して妊娠にいたらなかった場合、次回は保険の適応外だから…と先々を考えてプランを立てる必要があります。

こういう場合、どういう治療をご希望か患者様自身から積極的にご提案いただけると助かります。

女性の生殖をトータルに応援する

■最後に患者様へのメッセージをお願いします。

当院は女性の生殖をトータルに応援するというスタンスを大事にしていきたいと考えています。不妊治療はもちろんですが、卵子凍結も含めたプレコンセプションケアにも力を入れています。

体外受精の勉強会とは別に月1回、オンラインで卵子凍結セミナーも実施しているので、ご興味のある方はぜひご参加ください。東京都の助成制度スタートの影響もあるのか、最近は　卵子凍結に対する関心も高まっているようです。

生殖医療にまつわる選択肢が広がった今、患者様にとってベストな提案をすることが私たちの役目だと考えています。そうなるように力を尽くしていきたいと思います。

Oak Clinic
Umeda

オーク梅田
レディースクリニック
大阪府大阪市北区梅田２丁目５－２５
ハービス PLAZA ３階
TEL：0120-009-345
https://www.oakclinic-group.com

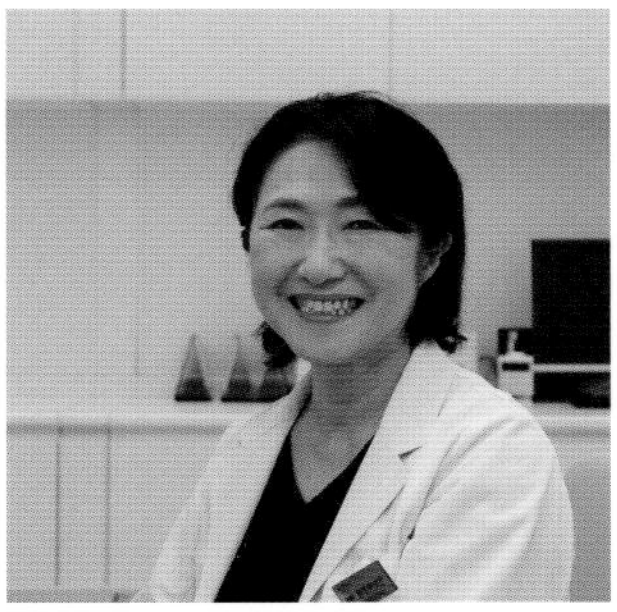

船曳　美也子 先生

資格
日本専門医機構 認定産婦人科専門医
日本生殖医学会 認定生殖医療専門医
母体保護法指定医

兵庫医科大学、西宮中央市民病院、パルモア病院を経て当院へ。
エジンバラ大学で未熟卵の培養法などを学んだ技術と自らの不妊体験を生かし、当院・オーク住吉産婦人科で活躍する医師。

姉妹クリニック

Oak Clinic
Sumiyoshi

● オーク住吉産婦人科
大阪市西成区

Oak Clinic
Ginza

● オーク銀座レディースクリニック
東京都中央区

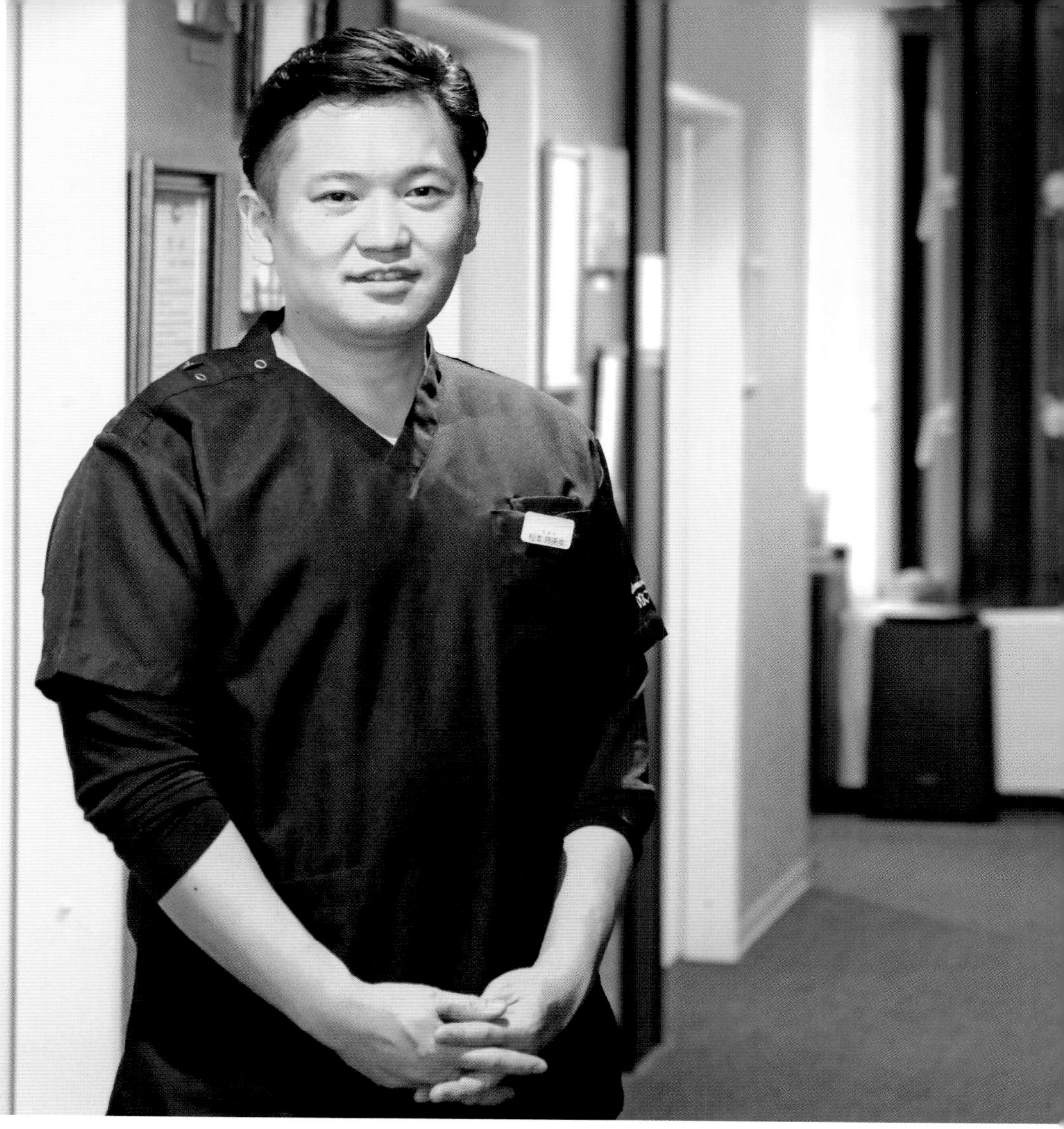

ERA 検査などの先進医療だけでなく
患者さんが治療にアクセスしやすい環境づくりを！

松本レディースリプロダクションオフィス

医療法人社団 愛慈会 理事長
松本 玲央奈 先生

With Igenomix

２０２２年４月から保険診療が始まり、もうすぐ１年を迎えようとしています。この１年を振り返って、不妊治療を受ける環境や患者さんには、どのような変化があったのでしょう。

また、問題となっていること、改善するべきことには、どのようなことがあげられているのでしょう。そして、先進医療については、どのように診療に取り入れられているのでしょう。

今回は、先進医療のなかでも、子宮内膜受容能検査（ＥＲＡ検査）、子宮内細菌叢検査（ＥＭＭＡ・ＡＬＩＣＥ検査）を扱うアイジェノミクス・ジャパンのスタッフと一緒に松本レディースリプロダクションオフィスの松本玲央奈先生を訪ね、治療の現場からフェムテックまで、たっぷりとお話を伺いました。

保険診療がはじまって どのような変化がありましたか？

患者さんの人数に大きな変化はありませんが、若い年齢層の患者さんが増えました。５月ごろから保険診療での体外受精治療を開始する患者さんがだんだんと増えてきました。

先進医療については、タイムラプスイ

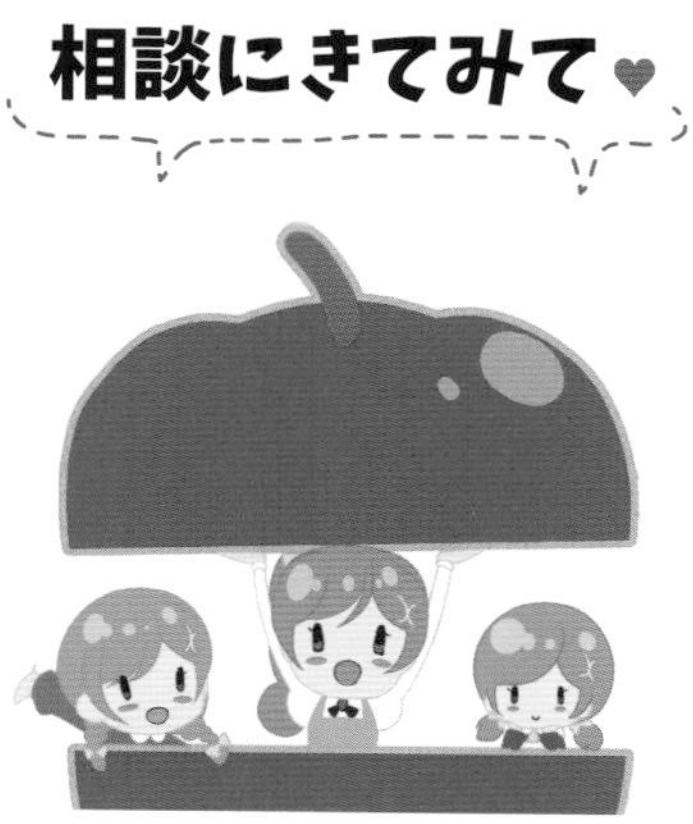

ンキュベーターをはじめ、多くの認可を受け、実際に患者さんに提供しています。

　今日の取材テーマのERA検査は、反復して着床しない患者さんにお勧めする検査で、胚の着床しやすい時期となる着床の窓を調べ、その結果に沿って凍結融解胚移植を行い妊娠を目指します。しかし、着床しない理由は卵子の質、胚の質による影響が大きく、年齢を重ねることで起こる卵子の質の低下から着床が難しくなります。そのため、反復して着床しない患者さんは比較的年齢の高い人に多い傾向にあります。着床の窓にズレがあるという結果に対しては年齢よりも、子宮の環境や子宮やその周囲の手術歴などが要因となって、着床の窓にズレが生じるのではないかと考えています。

ではERA検査は、あまり重要ではないのでしょうか？

　そんなことはありません。

　ERA検査は、とても大切な検査です。なぜなら、十分に着床が期待できる胚でも、着床の窓にズレがあれば着床は難しくなるからです。

　年齢が高い場合、卵子の質の低下から着床に結びつきやすい胚と巡り合う機会が少なくなります。そのなかで、いい胚と巡り合っても、着床の窓にズレがあれば着床が難しかったり、生化学的妊娠になったりするかもしれません。妊娠判定が陽性だったとき、またhCG値が低くて妊娠が継続できなかった時になって「あぁ、卵子の質が良くなかったのかもね」と診てしまったら、また同じことの繰り返しをしてしまうことになりかねません。良好胚を移植しても反復して着床しない場合は、どこに要因や原因があるかを、さまざまな角度から考え、あらゆる可能性を考えながら治療を進める必要があります。とくに年齢が高い場合は、もしかしたら、次の胚移植が最後のチャンスになるかもしれません。そう考えれば、先進医療にあるさまざまな検査や医療技術も適応があれば検討するべきだと思います。

　ただ、ERA検査なども先進医療のなかでも高額な検査費用がかかります。対象になる患者さんにはご案内しますが、最終的に検査を受けるか受けないかは、それぞれの患者さんの考え方次第です。

　最近では多くの自治体で先進医療に関する助成制度がつくられ、東京都でも体外受精にかかる先進医療の費用の一部を負担してくれるようになりました。そうした制度を上手に活用しながら、治療を受けて欲しいと考えています。

保険診療がはじまって、治療は受けやすくなったのでしょうか？

　保険診療がはじまり医療費の負担額が軽減されたことで治療は受けやすくなったと感じています。

　これまで不妊治療を始められなかった、または治療を続けられなかった大きな理由に高額な医療費がかかることが

エンドメトリオ検査（ERA・EMMA & ALICE）

胚移植を２回以上行っても着床しない、妊娠が成立しない場合に行う子宮側の要因を調べる検査

着床の窓を調べます

● ERA 検査

これまで反復して着床・妊娠に至らないものに対し、子宮内膜が胚の着床に適した時期を調べる検査

費用：110,000 ～ 130,000 円

子宮の環境を調べます

● EMMA ／ ALICE 検査

これまで反復して着床・妊娠に至らない慢性子宮内膜炎の疑いのあるものに対し、その菌の特定と子宮内の細菌叢の状態を調べる検査

費用：58,000 ～ 65,000 円

ホルモン補充を開始してから５日目（P ＋５）の子宮内膜の遺伝子の状況を調べます。

着床の窓の時期　…　ピンゴ！

① Recective　　合ってた … ホルモン補充の開始を検査と同様に行って移植

検査したのは、着床の窓より前だった！　…　これから着床の窓の時期になるみたい

② Pre-Recective　　数日後ろ … ホルモン補充の開始日を調整して移植日を後ろにズラす

検査したのは、着床の窓を過ぎていた！　……　もう着床の窓の時期は過ぎていたみたい

③ Late-Recective　少し前　… ホルモン補充の開始時刻を調整して移植時間を前にズラす

④ Post-Recective　数日前？ … ホルモン補充を行い１日早いタイミングで再検査

着床の窓より前	着床の窓	着床の窓より後
②	①　③	④

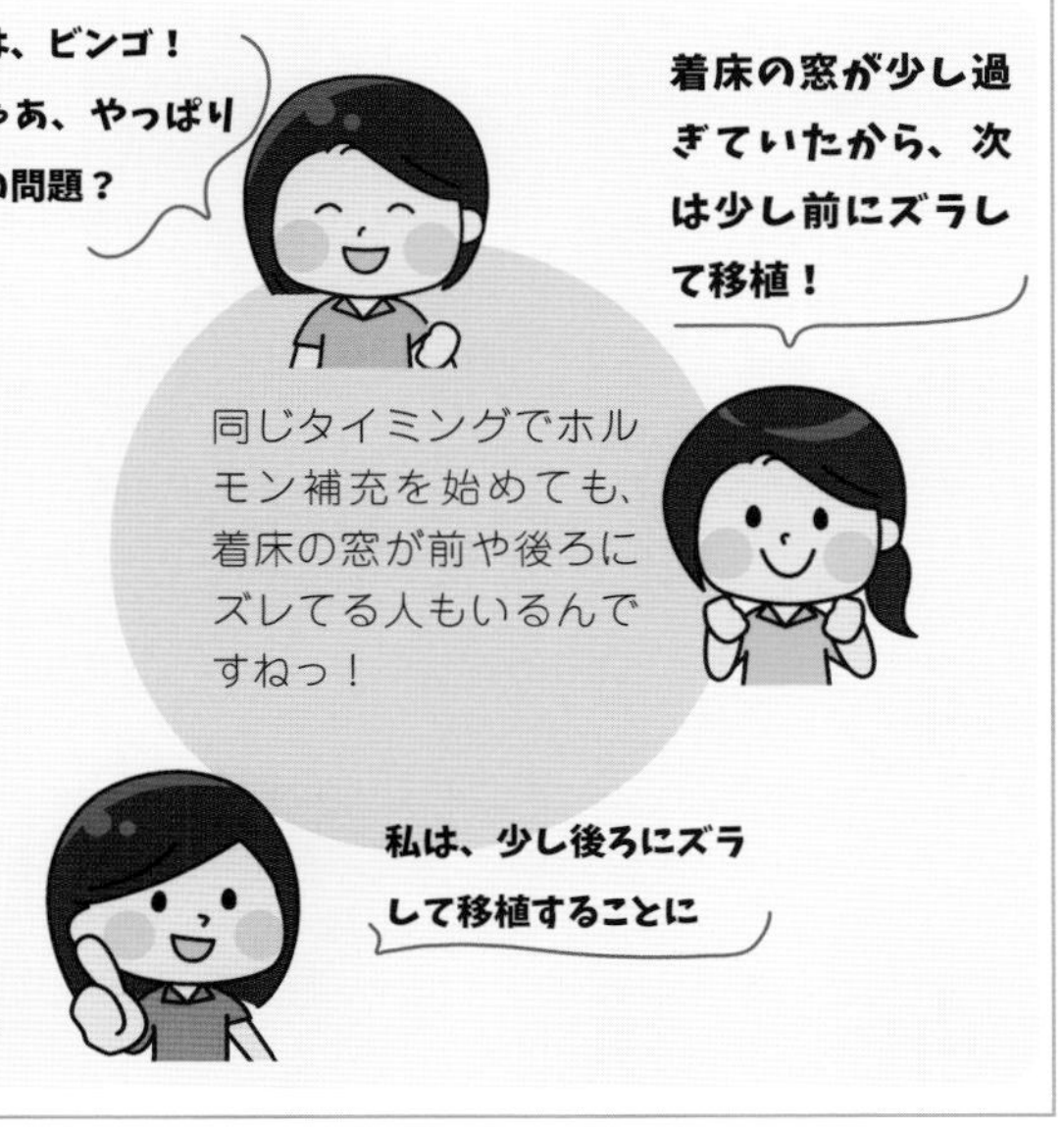
私は、ビンゴ！
じゃあ、やっぱり
質の問題？
着床の窓が少し過
ぎていたから、次
は少し前にズラし
て移植！
同じタイミングでホルモン補充を始めても、着床の窓が前や後ろにズレてる人もいるんですねっ！
私は、少し後ろにズラ
して移植することに

あげられていました。それが保険診療になって医療費負担が軽減されたことで、私たちクリニックでは、とくに若い年齢層のカップルの受診が増えました。

保険診療になって経済的なことが理由となって立ちはだかっていた治療への壁が崩れましたが、もっと治療を受けやすくするためには、他にも壊さなくてはいけない壁があるのです。

体外受精の前に立ちはだかる3つの壁とは、なんですか?

この壁の1つ目は、さきほどもお話しした経済的な壁です。

保険診療がはじまって、医療費の負担額が減ったことで、この経済的な壁は大変低くなりました。さらに先進医療として行った治療分については、多くの自治体が助成制度を開始していますので、ERA検査などの高額な検査や治療にかかる医療費も軽減され、受けやすくなってきました。

そして、2つ目がアクセスの壁です。

アクセスの壁には、物理的な壁と心理的な壁の2つがあり、物理的な壁としては治療施設の立地や地域差があります。

都市部には多くの治療施設がありますが、地方にはまだまだ少なく、地域によっては2時間も3時間もかけて通院する患者さんもいらっしゃいます。

通院するのが大変だから不妊治療を諦める、または通院に時間がかかるので仕事を辞めて治療に専念せざるを得ないという方もいるのです。そうではなく、現状の生活を保ったまま治療がはじめられる、または続けられる環境づくりも大切です。

そこで、近くの産婦人科などで排卵誘発などの注射やエコー検査、ホルモン検査などをしてもらい、採卵や胚移植は2時間、3時間はかかりますが、治療施設へ通院してもらうシステムづくりなども構想しています。

また心理的な壁には、妊娠の仕組みや不妊原因などの基礎的な知識不足や検査、治療に関する情報不足からくる不安があります。「痛い」「怖い」「何されるかわからない」という思いから治療を遠ざけてしまったり、先送りにしてしまったりする人が1人でも少なくなるように。「知らなかった!」だから治療が遅れてしまって、妊娠が難しくなったという女性が1人でも少なくなること、そして、本当は治療が必要なことに早く気がついて、治療をはじめられる人が1人でも増えるように情報提供することも、治療へアクセスしやすくする方法の1つだ

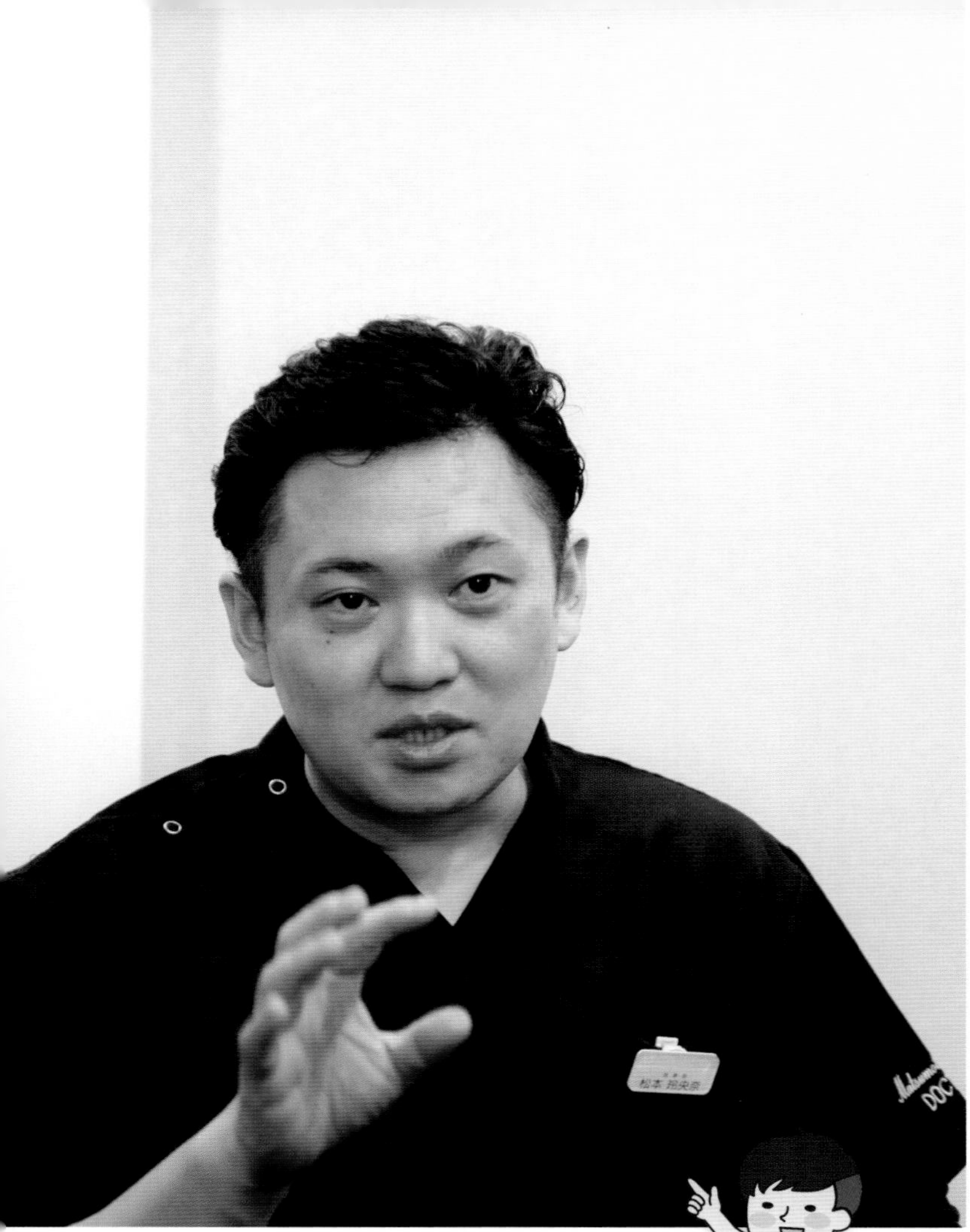

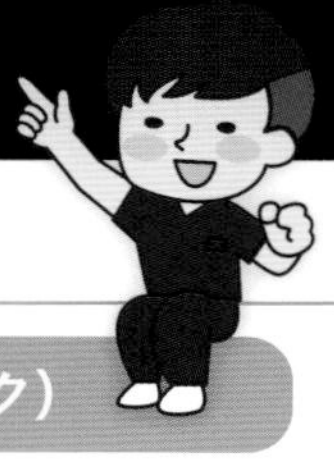

FemTech（フェムテック）

FemTech

= Female（女性）+ Technology（テクノロジー）

FemTech（フェムテック）とは、Female（女性）と Technology（テクノロジー）からできた言葉です。
松本玲央奈先生が代表理事を務める一般社団法人メディカル・フェムテック・コンソーシアム（MFC）では、「女性およびそのパートナーのウェルネス・セクシャルウェルネスを解決するために開発された、テクノロジーを使用するソフトウェア、診断キットその他の製品及びサービス」をフェムテックと定義づけ、その普及のために以下の活動を行っています。

（1）フェムテック製品・サービスの法令上の位置づけ、品質評価のあり方の検討
（2）国会議員・関係省庁・業界団体等との連携を通じた、国の政策立案への参画
（3）事業者へのコンサルティング、医療監修、講演等
（4）フェムテックに関する情報発信、啓発活動

このなかに、不妊治療の前に立ちはだかる3つの壁を崩す、乗り越えるための活動も含まれています。
たとえば、「唾液で女性ホルモン（エストロゲンやプロゲステロン）を検査する」などの構想、開発もあり、通院時間のかかる人、また採血が大変な人にとっては、採卵日を決める際の重要な検査なだけに唾液である程度の判断ができれば、通院の負担だけでなく、仕事との両立しやすさにも期待が高まります。

と考えています。

　そして、３つ目は機会（チャンス）の壁です。これは、たとえば仕事か？　治療か？　の選択に迫られるような状況で、仕事やキャリアを諦めて治療をすること、またはその逆で仕事やキャリアを優先して、妊娠や出産を先延ばしにしたり、諦めたりすることがないように、妊娠、出産をする女性だけでなく、パートナーになる男性も、そして企業が知識や理解を深めていくための情報提供や働きかけも重要です。

　このような経済的な壁、アクセスの壁、機会の壁があるために治療がはじめられない、続けられない、または諦めなくてはならないという状況を壊す、または崩し、治療を受けやすくすることが、これからの社会には重要になってくると思います。そのために、一般社団法人メディカル・フェムテック・コンソーシアムを立ち上げ、産婦人科医が中心となって、さまざまなことに取り組んでいます。

　その取り組みは、女性が輝いて生きること、女性が健康に過ごすために安心して使えるフェムテック製品やサービスを普及させることなどが目的で、そのなかに３つの壁を崩し、治療を受けやすくするための取り組みもあります。

治療を受けるカップルの間には壁はないのでしょうか？

　女性は家で家事や育児をして、男性は外で働いてという時代から、女性も男性も同じように家事や育児、仕事を持って生活するという時代になってきています。ただ、世代間のギャップはあるので、会社や社会のなかで、なかなか受け入れられなかったり、良かれと思って言っていることもあったりと、それぞれに理解の相違があることも少なくありません。

　たとえば、保険診療で体外受精を受ける際には、治療計画に関してカップルが同席して医師から説明を受け、治療計画について理解し、納得できたら体外受精治療周期をスタートできます。

　しかし、さまざまなカップルがいて、平日の昼間にふたりが揃って通院することが難しいケースも少なくありません。

　たとえば、お互いが仕事を持っているカップルの場合、ふたりが同じ日に休みを取るのは大変です。

　また二人目不妊の場合は、誰かに、またはどこかに子どもを預けることが必要になるケースもあるでしょう。どちらかが子どもをみてて、どちらかが体外受精の計画を聞くということのほうが現実的です。近くに頼れる家族がいれば安心でしょうが、そうとは限りません。

　ふたりが同席しなければ、保険診療による体外受精が始められないという強制はポジティブではありません。もちろん、カップルによってはふたりで話を聞くことが良い方向に向くこともあります。

　東京都では、ビデオ通話も可能になっていますが、それも会社の体制や規模によっては十分なプライバシーが守れないことがあるかもしれません。

　カップルごとに、いろいろな形や事情がありますから、それを鑑みながら治療を進められ、時代にあった形で保険診療による体外受精に変えていくためには、医療現場や患者さん自身の声も必要になってくるでしょう。

　ＥＲＡ検査の話から、ずいぶんと広い話になりましたが、赤ちゃんが欲しいと考えるカップルに治療が必要になった時、大きな壁や高い壁がなく治療へとスムーズにアクセスできるようにフェムテックの活動を通して努めていきます。

　また、実際の治療ではＥＲＡ検査などの先進医療を含め、十分な医療提供ができるように努めてまいります。

　クリニックで過ごす時間もストレスの少ないよう、患者さんたちも、そして私たち医療スタッフにも良い環境づくりも考えて、今、着々と進めています。

Matsumoto Ladies Reproduction Office

松本レディース
リプロダクションオフィス

東京都豊島区東池袋 1-41-7
池袋東口ビル 7F
TEL：03-6907-2555
https://www.matsumoto-ladies.com/

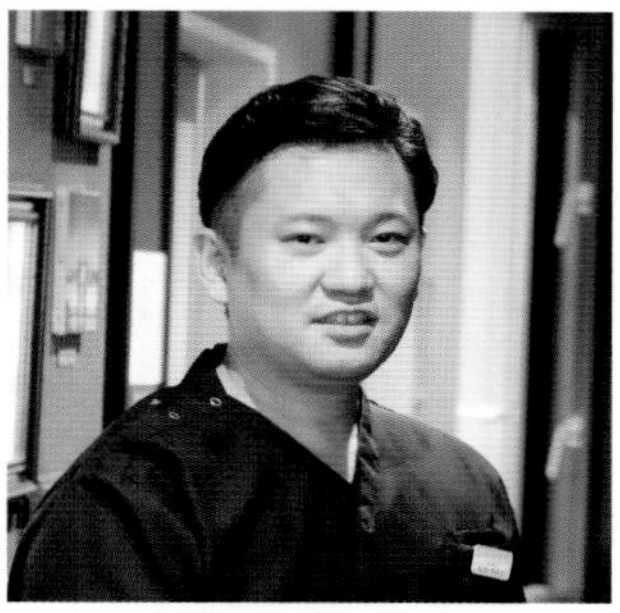

松本　玲央奈 先生

資 格
医学博士（2017 年　東京大学大学院医学研究科）
日本専門医機構 認定産婦人科専門医
日本生殖医学会 認定生殖医療専門医

2007 年　聖マリアンナ医科大学卒業
2010 年　東京大学産婦人科学教室 入局
2011 年　長野県立こども病院総合周産期センター 医員
2012 年　東京北医療センター 医員
2013 年　東京大学大学院医学研究科博士課程
～ 2017 年 医学博士 着床の研究に従事
2016 年　虎の門病院 医員
2017 年　東京大学医学部附属病院 助教
2018 年　松本レディースクリニック 副院長
2020 年　松本レディースリプロダクションオフィス 院長
一般社団法人メディカルフェムテック
コンソーシアム　理事長
2021 年　医療法人社団愛慈会　理事長
2022 年　JISART　理事

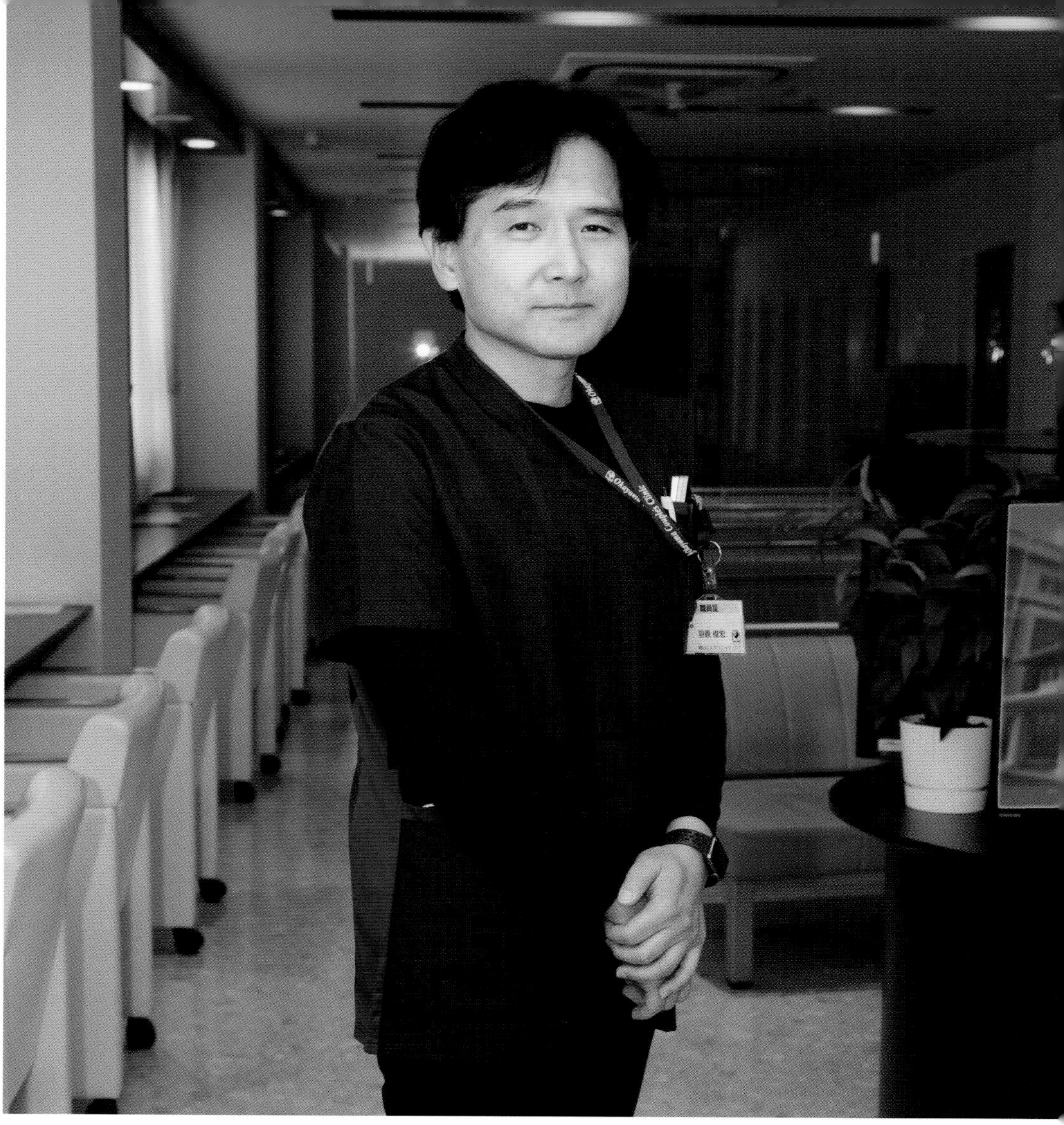

岡山二人クリニック

院長
羽原 俊宏 先生

胚の発育や胚盤胞への到達率にも影響する !?
だから、マイクロ流体技術を用いて精子を選ぶ

DNAに傷の少ない精子と卵子を受精させたい！

「胚移植をしても妊娠が成立しない
その原因は、なんでしょう?」
もう何度もしている質問を、また医師に尋ねると
「卵子の質の問題かなぁ」
と答える。それが高年齢ともなれば、「あぁ、そうか」と納得せざるを得ないこともあります。また、比較的年齢が若い場合も、同じように卵子の質や胚の質が理由になるといわれれば「そういうものかな?」と考えてしまいます。

そうしたことが何度も繰り返されると、「あぁ、また卵子のせい。私のせい」と女性は追い詰められたような気持ちになるでしょう。

でも、妊娠が成立しないのは、卵子の質だけの問題ではありません。着床環境などの問題もありますが、女性にだけ問題があるのではなく、精子の質も同じように重要です。最近では、この精子の質への注目が、これまで以上に高まっています。

なぜ、良い精子と卵子を出会わせることが重要なのか、また良い精子を選ぶためにできることはなにかを岡山二人クリニック院長の羽原俊宏先生を訪ね、お話を伺ってきました。

精子のDNAに傷があると、問題になること

これまで、卵子の質への注目が高く、胚の質の良し悪しの鍵を握っているのは卵子にあり、精子はあまり関係ないのではないかと考えられてきました。

実際、卵子の質が大きく関わっているのですが、精子のDNAに傷があると、

その程度にもよりますが、胚の染色体や、胚発育や胚盤胞への到達、また胚盤胞のグレードなどに影響することがわかってきました。そのため精子の質、精子のDNAに傷が少ないものと卵子を出会わせる、受精させることが重要だといわれています。

なぜ、精子のDNAの傷が注目されるかといえば、多くの細胞が持つ「DNAの傷を修復する能力」が精子にはないことにあります。

このDNAの傷は、卵子と受精することで卵子が補い、修復して受精が起こります。DNAに傷の多い精子と受精した場合、卵子はその傷を修復するために多くのエネルギーを使うことになります。

元気な卵子なら精子のDNAに傷があっても、修復して受精を完了させ、発育していくことができるかもしれません。でも、卵子が精子のDNAの傷を修復しきれなければ、順調に胚が発育しなかったり、胚盤胞になってもグレードが良くなかったりするなどが起こると考えられています。

このように、精子のDNAの傷は、胚発育に大いに関係していることから、特に顕微授精においては精子の選び方に注目が高まっているのです。

見た目だけではわからない精子のDNAの傷

精子調整の方法は、密度勾配遠心法やスイムアップ法など、精子選別のための培養液や遠心分離器を用いて運動性のある精子を回収するのが一般的です。

射精された精液に含まれる精子には、頭が大きかったり、小さかったり、尻尾が2本あったりと、形の良くない精子や死んでしまっている精子、まっすぐ泳ぐことができない精子が多いのですが、その中に形の良い、速くまっすぐ泳ぐ精子がいます。数多くの精子の中に、こうした良い精子が含まれているのです。

この良い精子を選別するために密度勾配遠心法やスイムアップ法などで、死んでしまっている精子や形の良くない精子などを取り除き、運動性のある精子を回収します。

いずれの方法でも運動性のある精子が回収でき、実際にコンベンショナル-IVF（卵子に精子を振りかける受精方法）やICSI（顕微授精：極細の針を用いて卵子の細胞質に1個の精子を注入する受精方法）に用いています。

コンベンショナル-IVFは、卵子と精子の力で受精していきますが、ICSIは胚培養士が速くまっすぐ泳ぐ形の良い精子を捕まえて卵子の細胞質の中へと注入します。

治療を受ける多くのカップルは、一般的に行われる精子調整法で回収した精子で受精が起こり、胚が発育していきます。

しかし、これらの方法で回収した運動性のある精子の中にも、実はDNAに傷のある精子が含まれています。

ICSIでは、形も見て、速くまっすぐ泳ぐ精子を捕まえて受精に導くのです

精子について

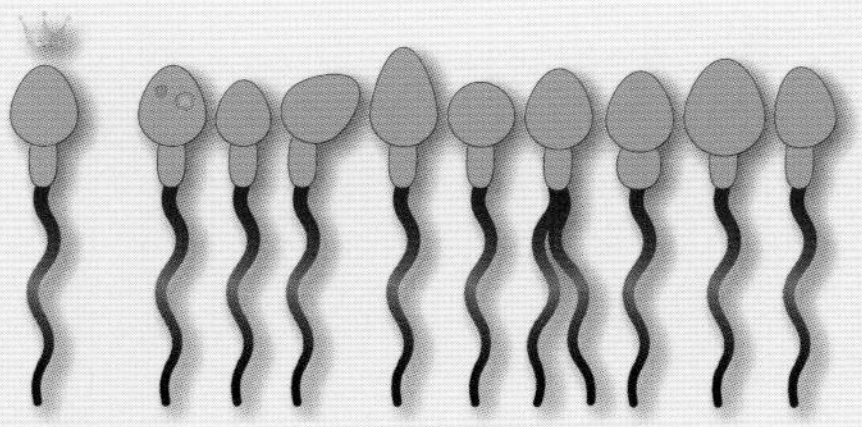

精子の全長は、約60μm (0.06mm) です。一番左が形の良い精子です。そのほか、頭部に空胞があったり、頭部が小さかったり、しっぽが2本あったりと、さまざまな形の精子があります。WHOの精液所見下限基準値では、正常な形の精子は4％程度とされています。つまり96％くらいは形が良くない精子ということになります。

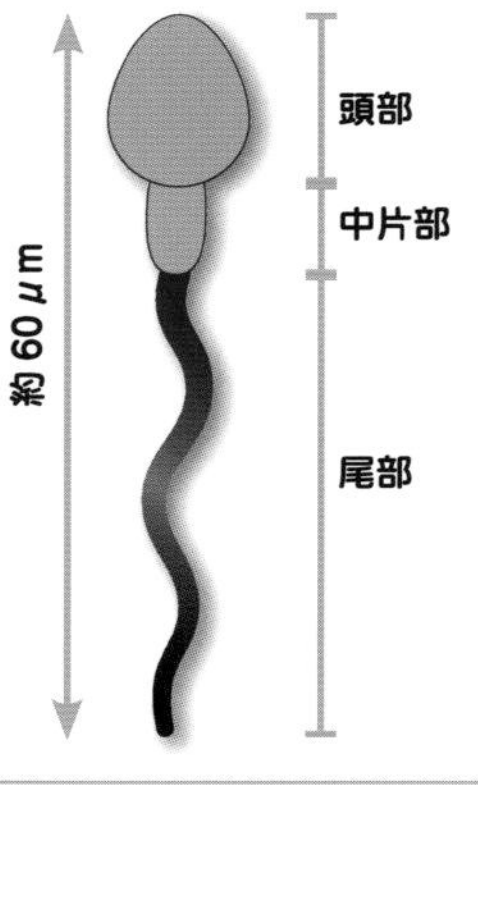

WHO　精液所見下限基準値　2021

精液量	1.4cc
精子濃度	1600万／ml
総精子数	3900万
運動率	42%
前進運動率	30%
生存率	54%
正常形態率	4％

従来の精子の調整法

密度勾配遠心法

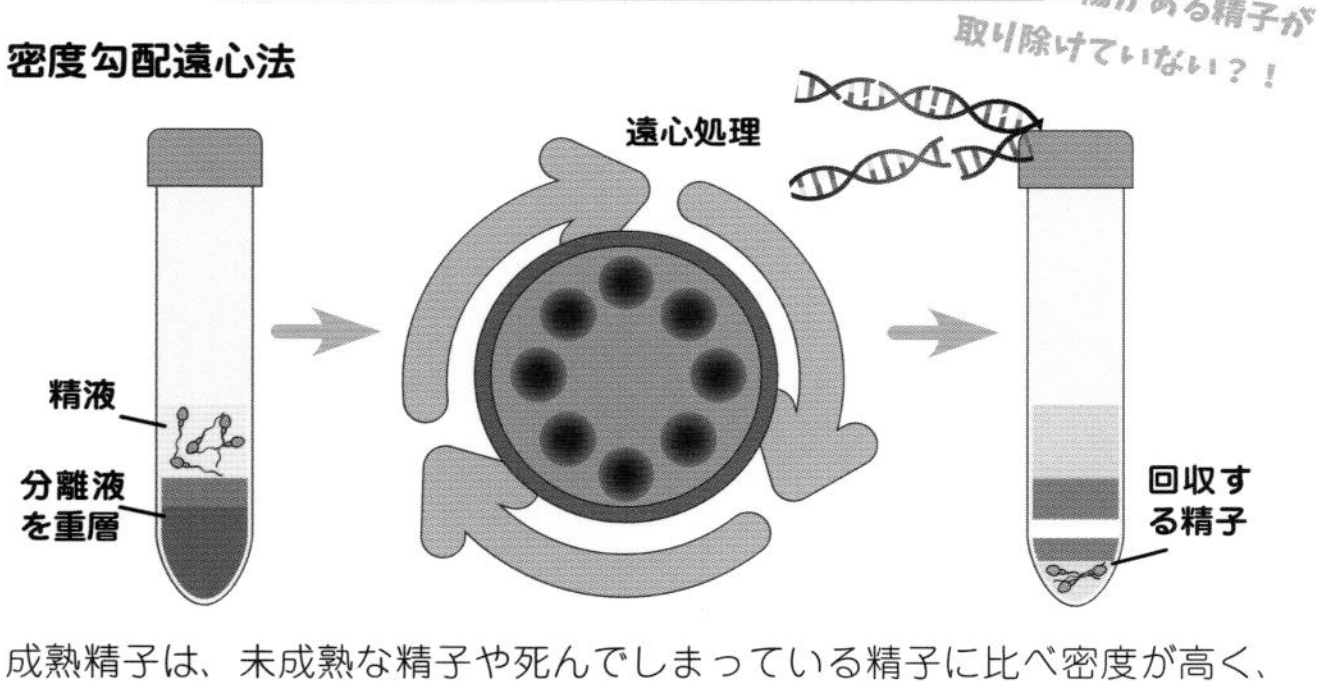
DNAに傷がある精子が取り除けていない？！

成熟精子は、未成熟な精子や死んでしまっている精子に比べ密度が高く、重いことが知られています。そこで、分離液に精液を重層し遠心処理することで成熟した良好な精子が下に沈むため、それを回収します。

スイムアップ法

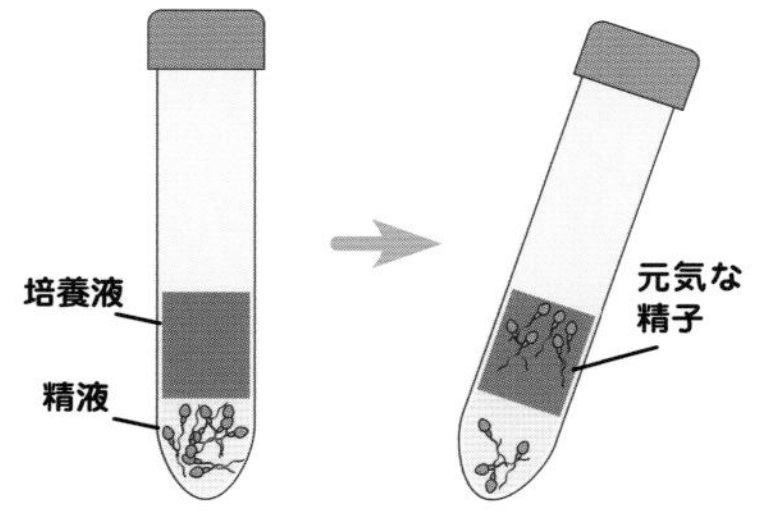

密度勾配遠心法によって回収した成熟精子の中には、運動していない精子や、運動性の低い精子もいます。スイムアップ法はその中から元気な運動精子だけを集める方法です。密度勾配遠心法によって回収した成熟精子を培養液に沈め、インキュベーター内で30分程度、斜めにして静置します。その後、元気に運動する精子が培養液の中へ泳ぎ出してくるので、これを回収します。

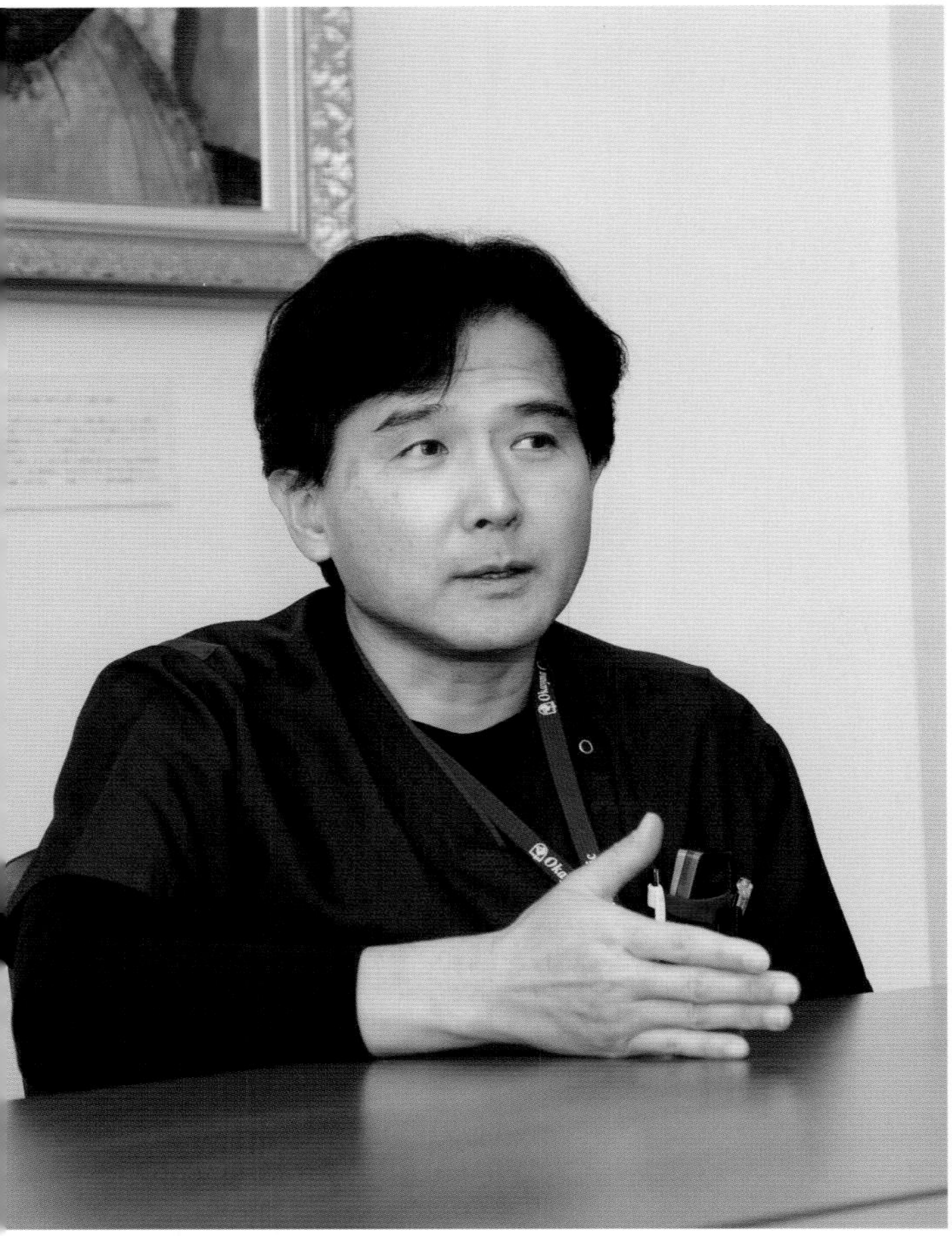

が、実際にはDNAに傷を持つ精子が含まれていることもあります。

さきほども話したように、精子のDNAの傷は受精時に卵子が修復しますが、卵子の質の低下などから修復能力が十分になければ胚が順調に発育しないということが起こりやすくなるわけです。

卵子の質を図ることは難しい　だからDNAに傷の少ない精子を

卵子は、年齢とともに質が低下します。ただ、どれくらい低下していて、どう問題があるのかを知ることは卵子の段階では推し量ることは難しいのが現状です。

受精できるのは、成熟卵子（MⅡ期：第1極体が放出されている卵子）でなければなりません。それは確認することができますが、では卵子の染色体の問題は？　卵子にどれだけ生命力があるか？　などはわかりません。

ただ、年齢とともに質が低下し、染色体に問題のある卵子になる確率が上がること、生命力が下がるだろうことがわかっています。

胚は、受精から8細胞期くらいまで卵子の力で発育していくといわれています。そのあと、細胞同士はくっついて（コンパクション）、分化がはじまり胚盤胞へと発育していきますが、これは胚の力といわれています。つまり、8細胞期までは卵子の力が元になっていて、胚盤胞へと発育するのは卵子と精子の力が元になっているということです。ですから、初期胚までは順調に発育するのに胚盤胞へと発育しない場合は、精子に問題があるケースも含まれていると考えられるのです。たとえば、胚盤胞に到達しないので胚が凍結できないとか、初期胚で移植を繰り返してきたとか、そうしたカップルの場合は、精子のDNAが問題になっているのかもしれません。

卵子の質を問うことは、難しい。だから、DNAに傷のない精子と出会わせたいのです。

DNAに傷の少ない精子を回収するために

私たちのクリニックでは、DNAに傷の少ない精子を回収するために有効とされているマイクロ流体技術を用いた精子選別を行ってきました。

この技術は、遠心分離器を使用しないので、遠心時に精子のDNAがちぎれてしまったり、傷がついてしまったりするなどの心配が少なくなります。

小さな機器で、精子はその中を泳ぎ、フィルターの上にきた精子を回収し、顕微授精に用います。精子調整にかかる時間は30分程度で完了し、手技を行った人によるばらつきもなく、しかもDNAに傷の少ない精子を回収することができます。従来法の密度勾配遠心法やスイムアップ法の場合、精子調整が完了するまで胚培養士はその場から離れることができません。また、一連の手技は胚培養士によって多少の違いがありますし、遠心分離が終わって機器から精子の入ったスピッツを出す時間、スイムアップにかける時間など、当然放置できないわけです。手技や工程が多ければ、人為的ミスも出やすいのですが、このマイクロ流体技術を用いた精子選別は源精液を入れる、培養液を乗せる、30分程度インキュベーターに入れおくなどですから、簡便に行えることからミスが少なくなることもメリットの1つだと思います。

実際の治療で　マイクロ流体技術を用いた　精子選別は、どのように有効か

これまで顕微授精で受精はするが、胚移植に至っていないカップル、胚盤胞に発育するがグレードの低いカップルなど100症例以上に行ってきました。

そして、1回以上顕微授精を実施しても移植可能胚が得られなかったカップル、また胚移植をしても妊娠に至らなかったカップルを対象に、それぞれの従来法の精子調整での顕微授精-胚移植での治療周期とその結果とマイクロ流体技術を用いた精子選別での顕微授精-胚移植の治療周期とその結果を比べてみました。すると、初期胚の良好分割胚率、胚盤胞到達率、良好胚盤胞率、有効胚率においてマイクロ流体技術を用いた精子選別のほうが有意に高く、また流産率が低いという結果が得られました。

胚盤胞に到達する、また胚盤胞に到達する胚の数が増え、結果、妊娠して出産

に至っているカップルもいます。

年齢的には、40歳を超えている人も少なくありません。

先進医療になりました！

マイクロ流体技術を用いた精子選別は、2023年3月に先進医療と認められました。

以前は、この技術を用いて体外受精を行う場合は、保険が適用されず自由診療になっていましたが、厚労省に先進医療として認可されたことで、保険診療と併用できるようになり、胚盤胞にならない、また胚盤胞のグレードが低いと悩んでいるカップルが、治療の選択の1つに取り入れやすく、受けやすくなりました。

またひとつ先進医療として加わったことで、保険診療による治療の幅が広がり、赤ちゃんが授かる方法が増え、それぞれのカップルに対して、適応する治療が提供できるようになります。

そして、患者さんたちが、自分たちに合った治療を受け、悩んだりつらく思う期間が短くすむように、私たちは日々、努めてまいります。

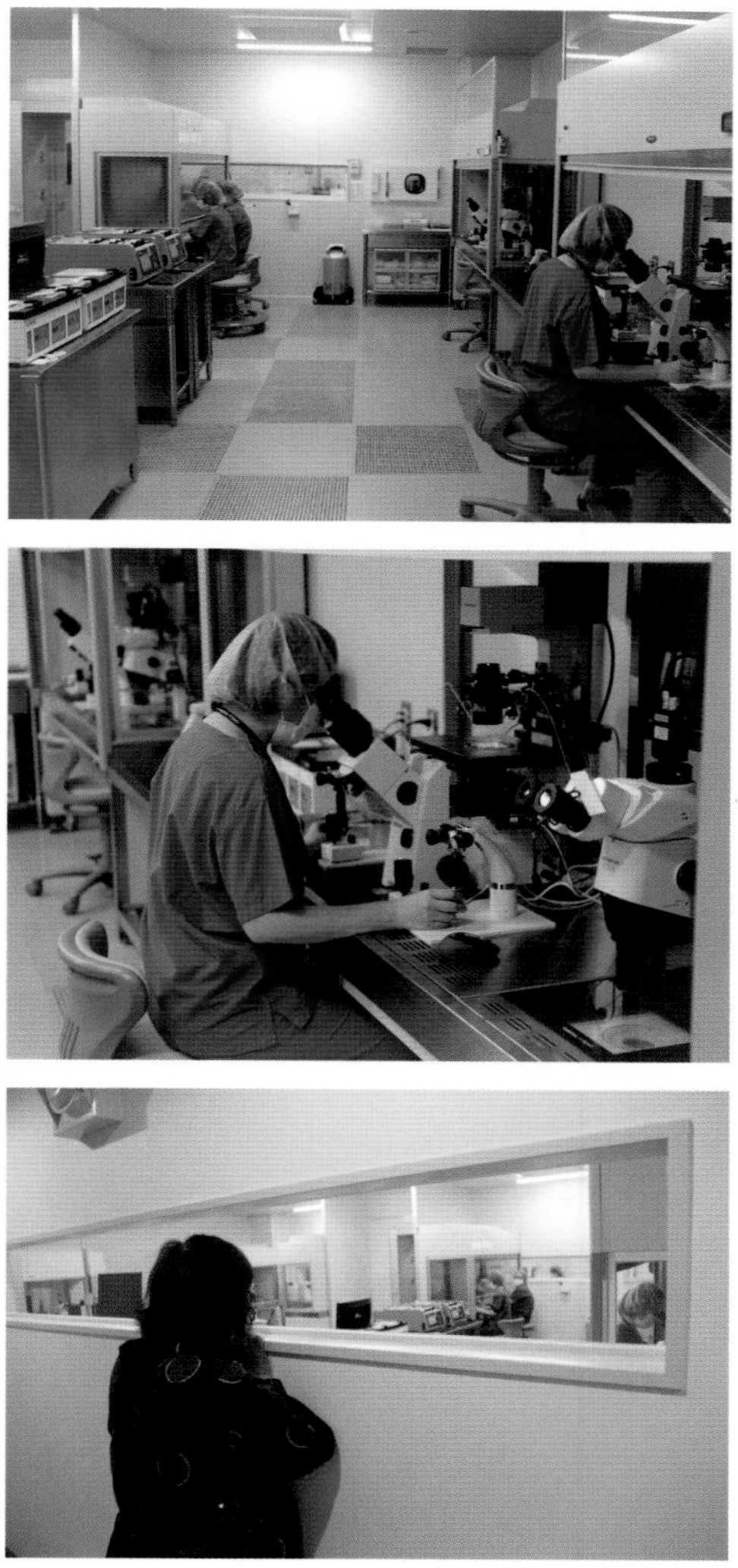

岡山二人クリニックの培養室は、見える培養室です。
採卵の後、胚移植のあと、患者さんも培養室を見て帰られます。

岡山二人クリニック
Okayama Couple's Clinic

岡山県岡山市北区津高 285 番地 1
TEL：086-256-7717
https://www.futari.or.jp/

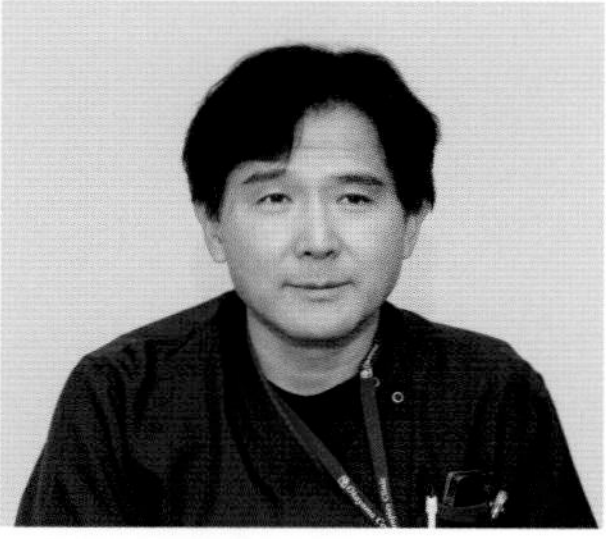

岡山二人クリニック 院長
医学博士（岡山大学）

羽原 俊宏 先生

資 格
日本専門医機構 認定産婦人科専門医
日本生殖医学会 認定生殖医療専門医
日本人類遺伝学会 認定臨床遺伝専門医

1993 年 3 月 鳥取大学卒業
1993 年 4 月 岡山大学医学部産婦人科医員
1996 年 9 月 高知県立安芸病院産婦人科部長
2000 年 4 月 岡山大学医学部産婦人科助手
2003 年 9 月 岡山二人クリニック勤務
2016 年 6 月 岡山二人クリニック院長

マイクロ流体技術を
用いた精子選別

マイクロ流体技術を用いた精子選別

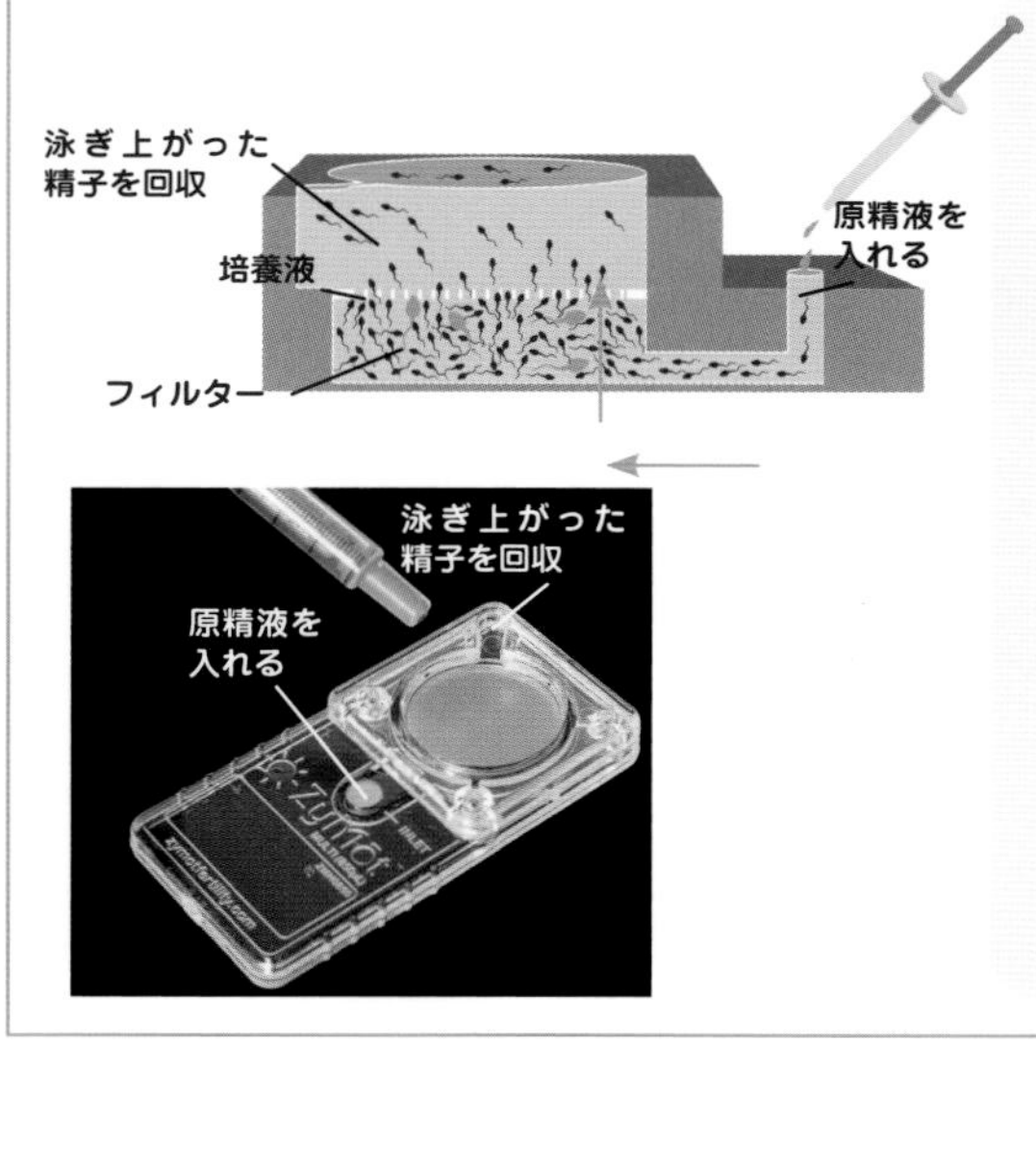

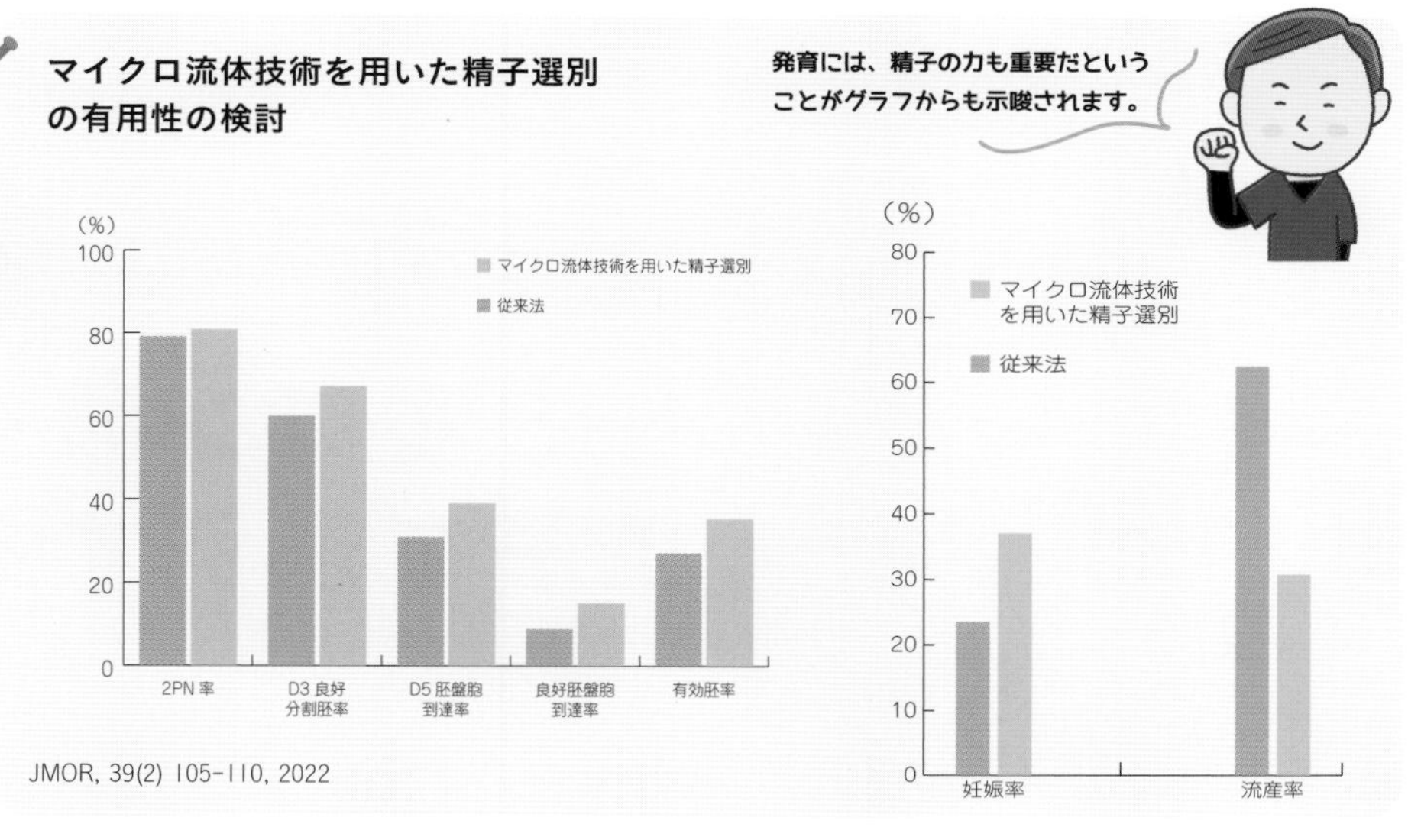

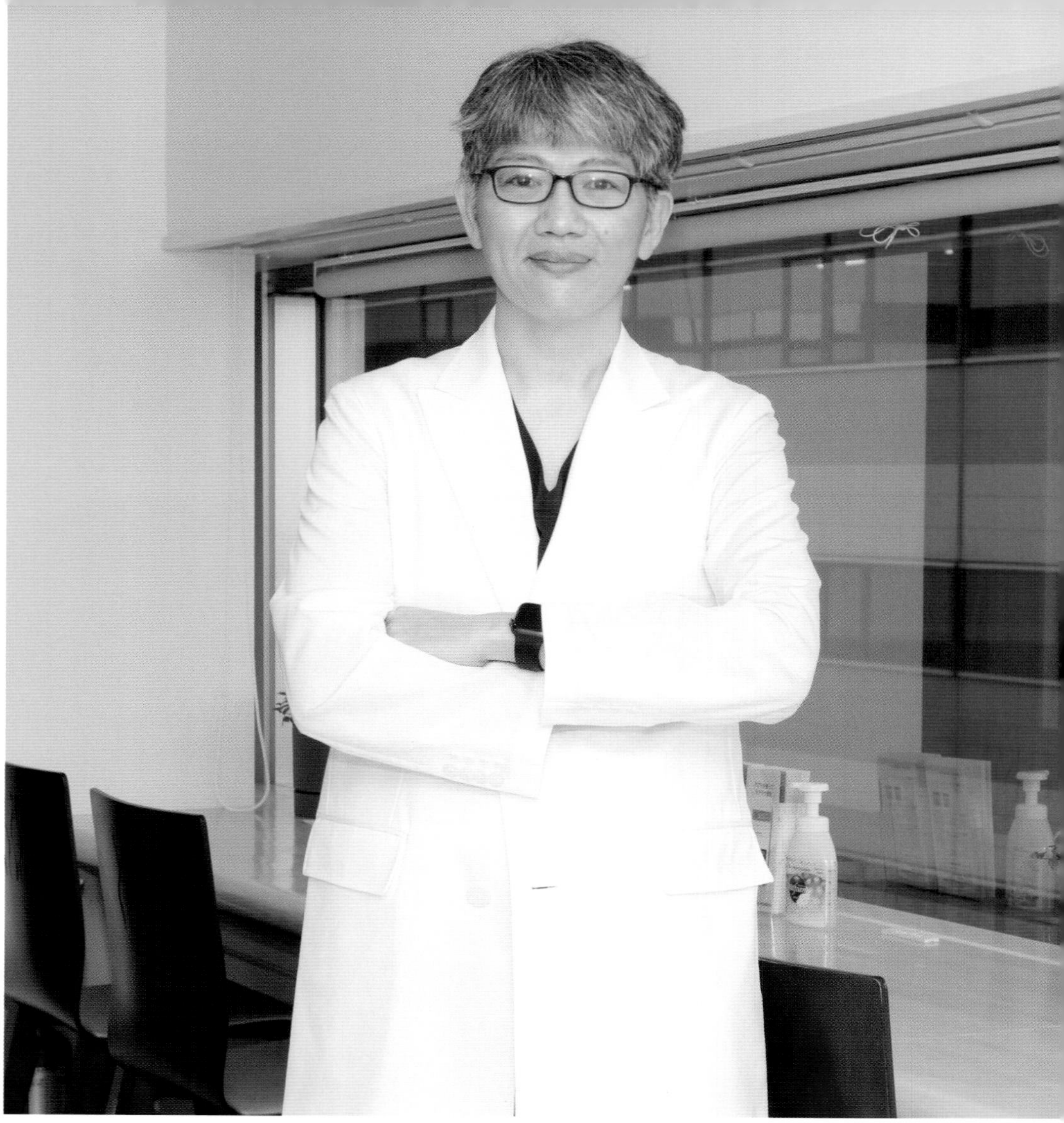

男性不妊とは!? 精液所見だけではわからないこと

ヒアルロン酸を用いて精子を選別するメリットは？

医療法人鉄蕉会
亀田IVFクリニック幕張

院長
川井 清考 先生

「妊娠の要は、卵子にある」

これは、不妊治療をしていると、よく聞かれるワードです。もちろん、これに間違いはなく、良好胚への発育は卵子の質が大きく関係しています。

しかし、最近では精子の質も重要であることがわかってきました。

そのため体外受精を行う際の精子の選別方法に注目が集まっています。とくに卵子の細胞質内に1個の精子を注入する顕微授精（ICSI）は、胚培養士によって精子を選択するため、良い精子を見極める技術力の高さがポイントとなってきます。

選ぶ精子のポイントは、形が良く、真っ直ぐ速く泳ぐ、頭に空胞がない精子です。

しかし、この選び方で本当に大丈夫なのでしょうか。

不妊治療の保険診療化に伴い、精子選別に関する技術は先進医療となっています。それには、IMSI（強拡大顕微鏡による形態良好精子の選別法）、PICSI（ヒアルロン酸を用いた生理学的精子選択術）があります。

今回は、このPICSIについて、亀田IVFクリニック幕張の川井清考先生にお聞きしました。

そもそも成熟した精子とは?

成熟した卵子と精子が出会うことで受精が起こります。私たちが体外受精を行うにあたって、卵子の成熟度は卵丘細胞を除去して確認することができます。第一極体が放出されているものが成熟した卵子でMⅡ期になります。

これに対して、精子の成熟を明確に図

ることが難しく、基本的にはヒアルロン酸のレセプターが発現しているものが成熟した精子で、レセプターの発現が弱いもの、レセプターがないものを未成熟精子としています。

なので、元気に泳いでいて形の良い、一見良さそうな精子の中にも、実はこのレセプター発現が弱かったり、なかったりする精子がいるのではないかと思います。顕微授精を行う卵子は、胚培養士が選ぶ精子と受精し、胚は発育していきますが、なかにはなかなか胚盤胞にならなかったり、着床しなかったり、流産になってしまうカップルもいます。

女性の年齢が高いカップルの場合は、卵子の質の問題が大きく関係してきますが、精子にも問題があって胚が発育しにくい、着床しない、流産になることも考えられます。

ヒアルロン酸のレセプターが発現していない精子とは？

ヒアルロン酸のレセプターの発現の弱い精子や発現のない精子は、ＤＮＡに傷があると考えられます。

精子のＤＮＡに傷があると、胚が順調に発育しない、また、流産が起こりやすくなるといわれています。

そのため私たちのクリニックでは、胚が順調に発育しない、流産になってしまう、また着床しないなどのカップルを対象に、精子のＤＮＡに傷がないかどうかを調べています。この検査は、ハロースパーム検査といって、染色した精子頭部の回りの赤紫色の輪（ハロー）の大きさを観察します。染色をすると、ＤＮＡに傷がある精子のハローは小さいか、観察できませんが、傷のないものは大きなハローを観察できます。このような精子の割合をみて、男性不妊外来へ受診していただいています。

そのなかには精索静脈瘤などが見つかるケースもあります。精索静脈瘤は、男性の7人に1人くらいの割合であるといわれていますが、問題なく子どもを授かっているカップルもあれば、体外受精でもなかなか妊娠が叶わないカップルもいます。

適応があれば手術をお勧めすることもあるのですが、それにはパートナーである女性の年齢がある程度若く、不妊治療が待てること、精液所見が悪いこと、精索静脈瘤が中等度以上であることなどが条件となります。

また術後に精子が見られるようになるまでには数カ月、人によっては半年以上かかり、その期間、治療は休まなければいけません。

女性の年齢が高い場合は、その期間を待つよりも、ＤＮＡに傷がない精子を選んで妊娠にチャレンジしたほうがいいのではないかと思っています。

ただし、先ほど話したハロースパーム検査で染色し、ＤＮＡに傷がない精子がどれかがわかっても、それは顕微授精には用いられません。

精子のＤＮＡに傷が少ない精子を選ぶためには？

ＤＮＡに傷が少ない精子を選ぶためには、成熟した精子の特性であるヒアルロン酸のレセプターを利用して、調整した精子から、さらにヒアルロン酸が含まれる培養液を使って、顕微授精に用いる精子を選びます。

ヒアルロン酸のレセプターが発現している精子は、ヒアルロン酸とくっつくので、頭が重くなります。また、ヒアルロン酸はペタペタとした性質のため、精子は下にくっついて尻尾だけを一生懸命に動かすようになります。このような精子を顕微鏡を使って探し、顕微授精しています。この顕微授精の方法をＰＩＣＳＩ（Physiologic intracytoplasmic sperm injection：生理学的精子選択術）といいます。ＰＩＣＳＩは、先進医療で、保険診療と併用して受けることができま

成熟精子にあるもの

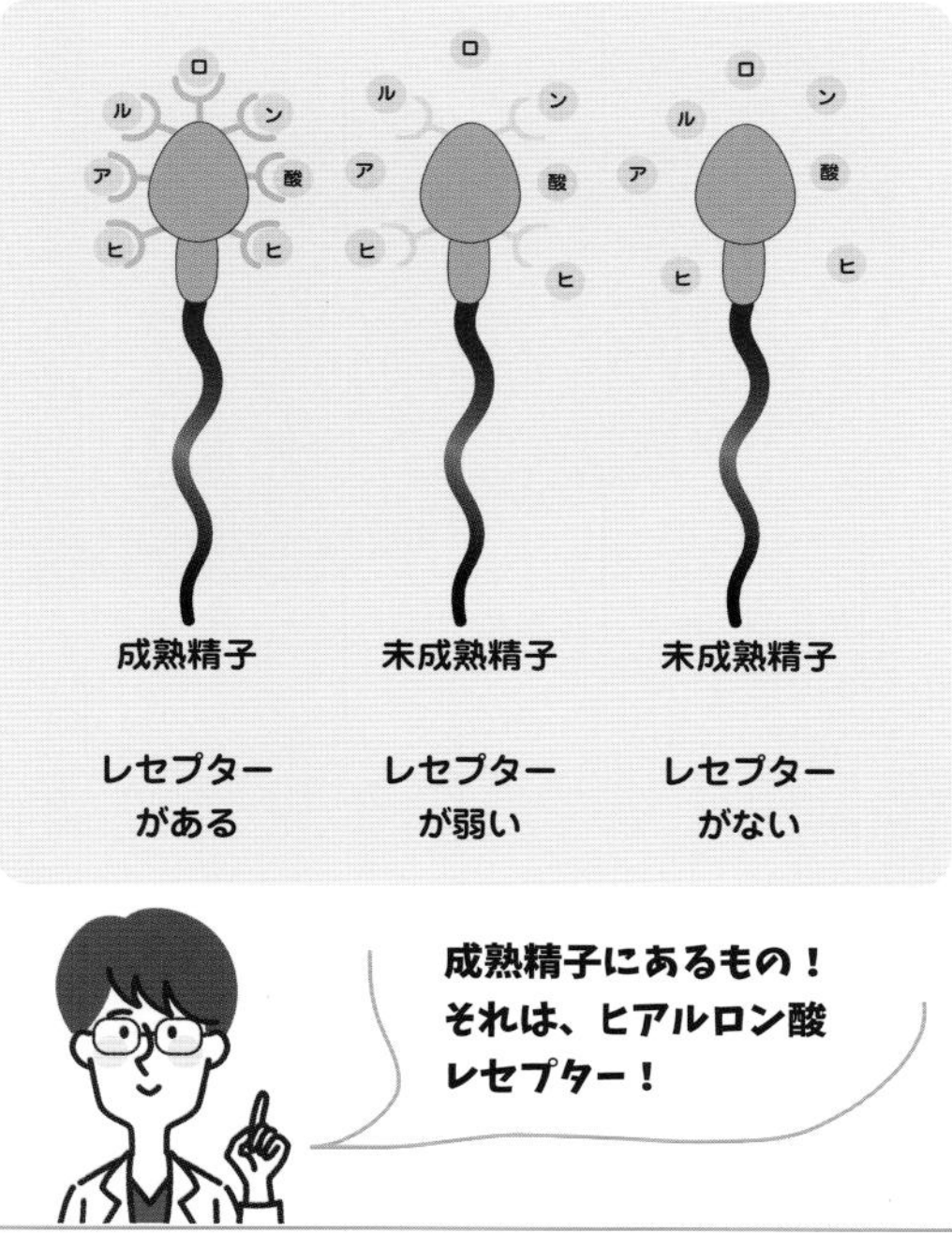

ハロースパーム検査

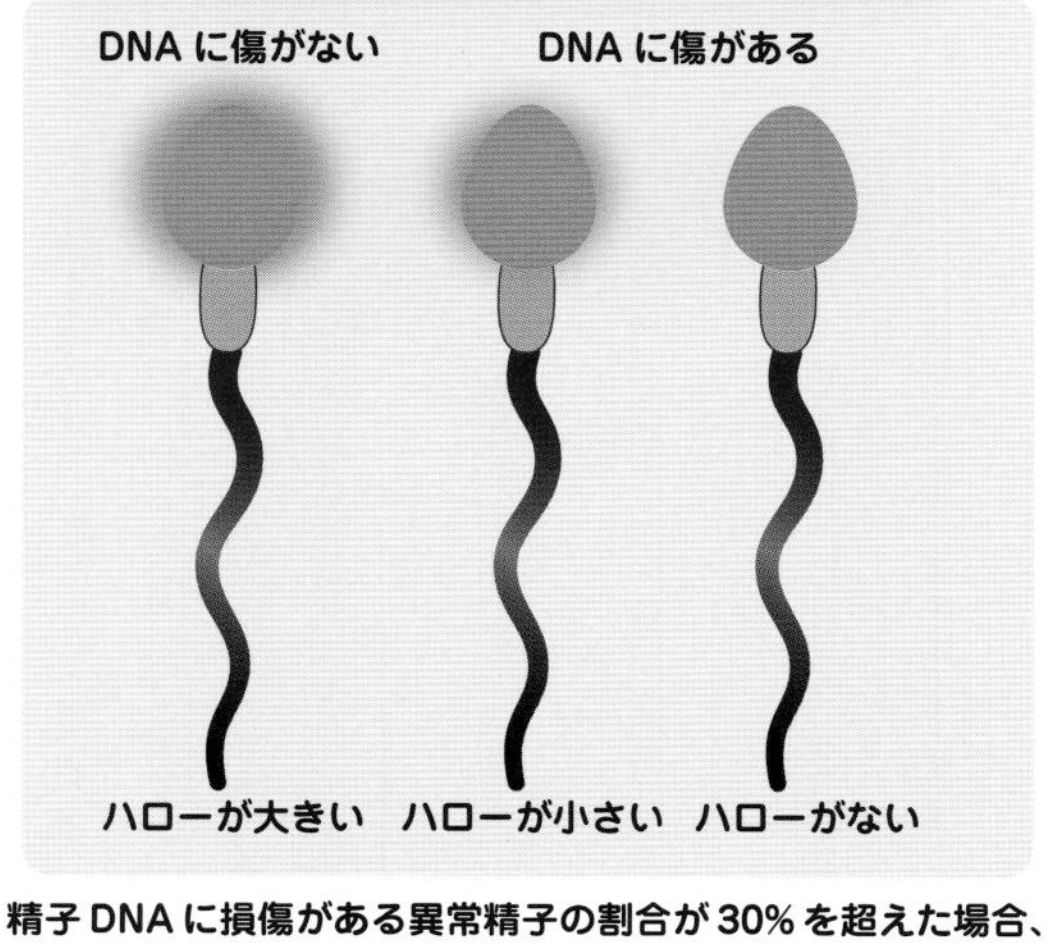

精子 DNA に損傷がある異常精子の割合が 30% を超えた場合、異常と診断して体外受精を行う際の受精方法の決定、あるいは男性不妊外来に掛って頂くなどの判断に活かしています。

す。私たちのクリニックでも認可を受け、ＰＩＣＳＩをご案内することができます。

ＰＩＣＳＩの成績は？

ＰＩＣＳＩで、妊娠率や生産率が上がるという報告（グラフ１）もあれば、変わらないという報告（グラフ２）もあります。

２つの論文から、それぞれデータを紹介します。２つの論文では生産率の報告に違いはありますが、流産率はＰＩＣＳＩのほうが低いことがわかります。

これらの論文も含めて、多くの論文で報告があるように、現時点でいえるのはＰＩＣＳＩは、ＩＣＳＩよりも流産率が下がるということです。

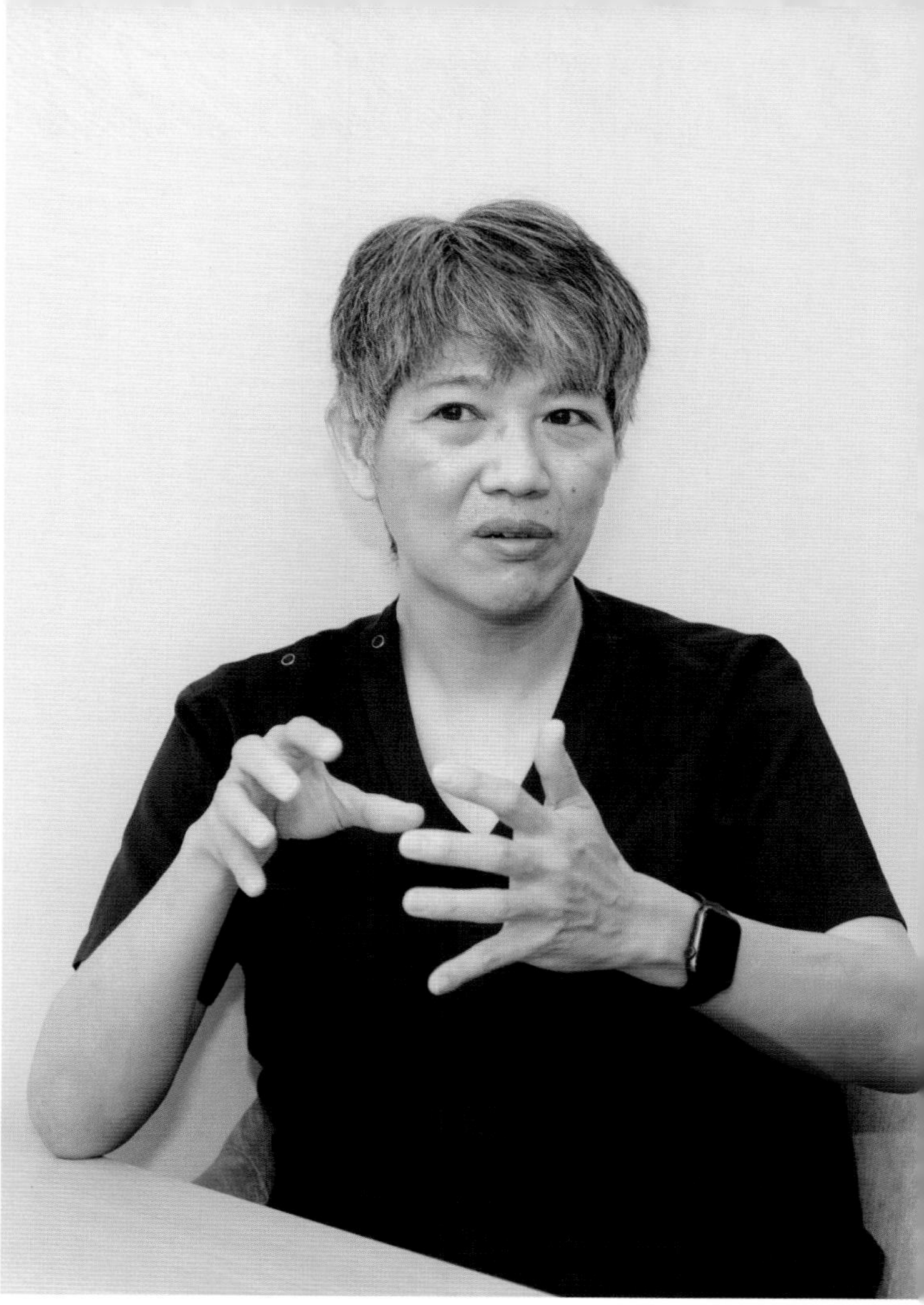

私たちのクリニックでは、保険診療がスタートする以前は、ほぼ全例実施していましたが、とくに着床率や妊娠率が上がる、生児獲得率が上がるというデータは出てきませんでした。ただ、多くの論文にもあげられているように、流産率の低下は期待できると考えています。

一般的に卵子の質は、年齢が上がるにつれて低下することから、流産率も上がります。しかし、ＰＩＣＳＩによって流産率が下がるのは、やはりＤＮＡに傷が少ない、または傷がない精子を選ぶことができているからではないかと思います。精子のＤＮＡの傷は、受精の時に卵子が修復しますが、その修復量が少ないに越したことはありません。

卵子の質を変えることはできませんが、卵子と出会わせる精子の質は問うことができるわけです。

私たちのクリニックでは、とくに胚発育があまりよくない、流産を経験したカップルなどを対象に、ＰＩＣＳＩをご案内するようにしています。

先進医療ですので、選択するか否かは患者さん次第となりますが、赤ちゃんを授かるためには、流産率を低下させることは大きな期待につながります。

ただ、誤解があってはいけません。

ＰＩＣＳＩは、通常の精子調整を行った上で、さらにヒアルロン酸を含む培養液を使ってＤＮＡに傷のないであろう精子を選択してＩＣＳＩする方法であり、

ICSI または PICSI 後の女性の年齢別のモデル化された生産率および流産率の予測

グラフ1

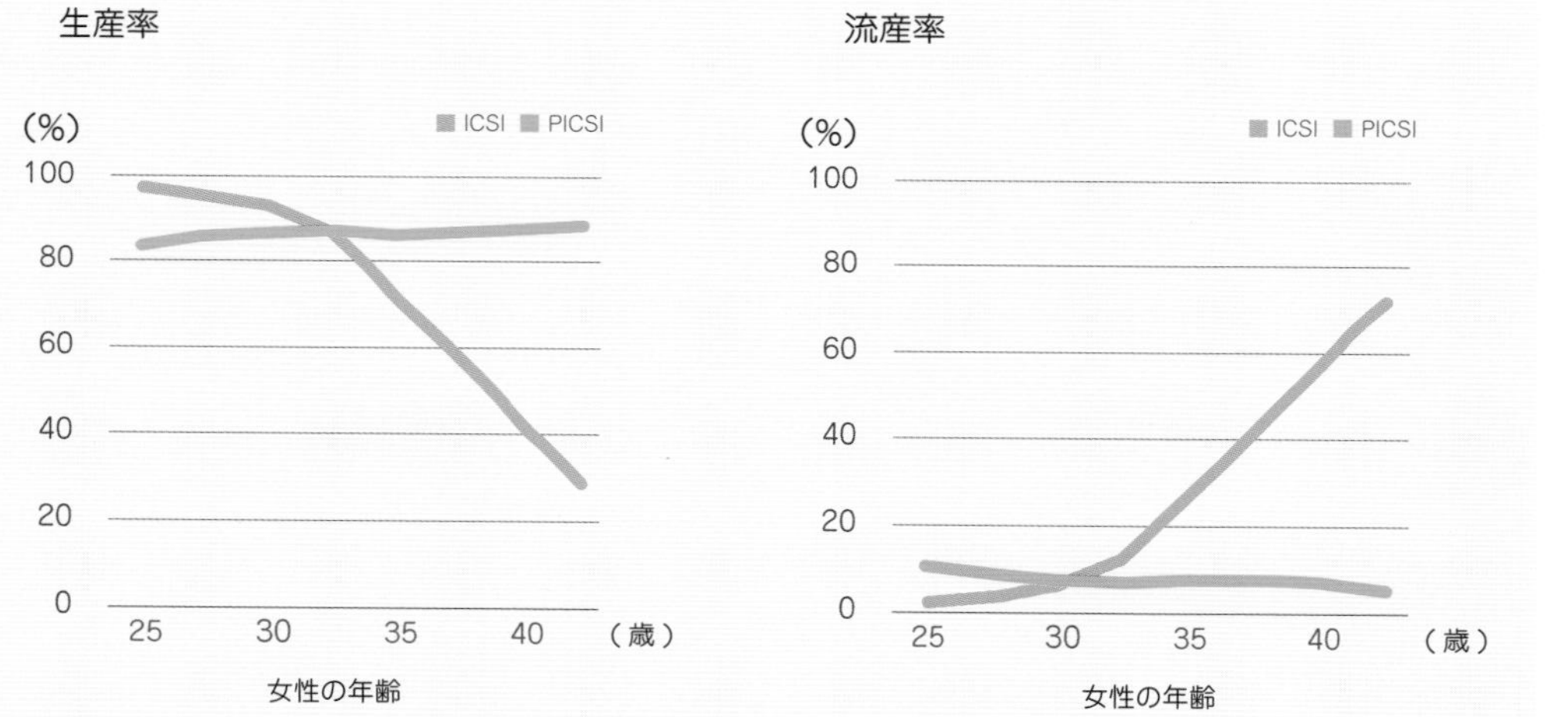

Human Reproduction　2022：37：1106-1125

このグラフでは、PICSI とICSIとの生産率と流産率を比べたところ、PICSIでは、年齢を重ねても生産率が低下せず、また流産率も上がらないことを示しています。これを発表した研究者たちは、精子のヒアルロン酸に結合する能力と DNA の質との相関を測定し、ヒアルロン酸に結合できる精子は正常な DNA を持つ可能性が高いことも示していることから、年齢が高くなっても PICSI の成績が良いのは、精子の DNA に傷のある精子を選ばないことにあると推測しています。

通常の精子調整よりも良い方法で、それを上回るということではありません。なので、精子の数が少ない、運動率が低いなどのカップルの成績の向上につながるとはいえませんし、それを過剰に謳うことはできません。

　胚移植をしても、妊娠が成立しない、流産になってしまったカップルで、PICSIを希望するケースもありますが、基本的には精液所見の良くないカップルにはお勧めできません。まずは運動性のある精子を確保することが先決になるからです。

　情報を正しく、わかりやすく伝えながら、より良い方法を選択することも私たちの努めだと考えています。

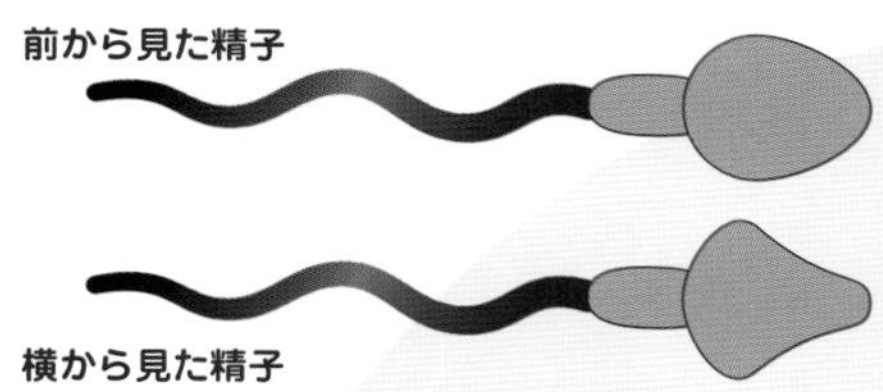

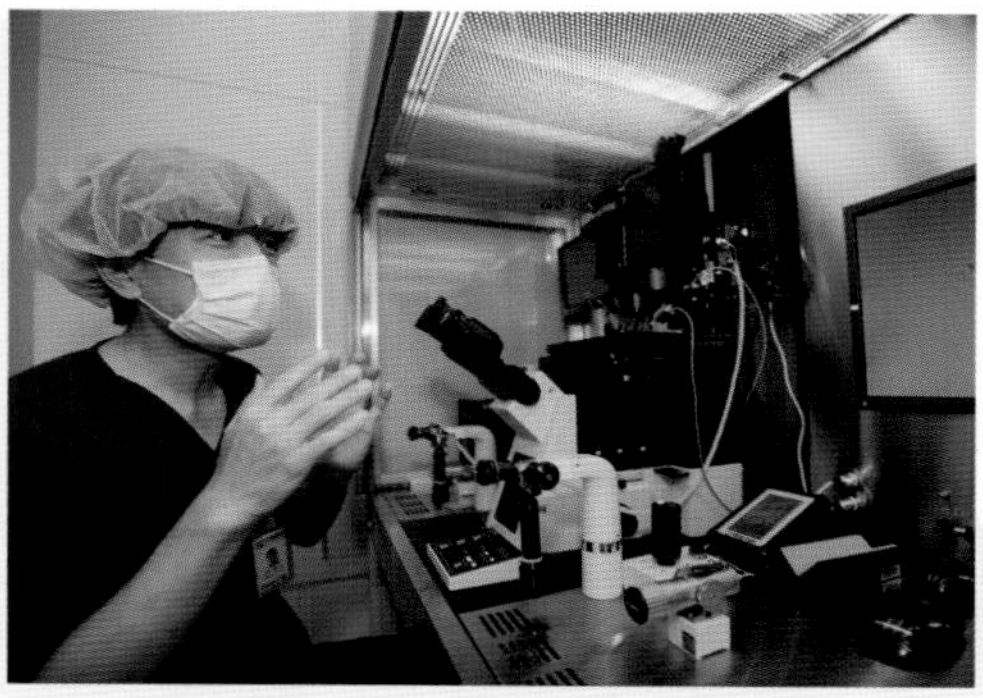

精子の実際の形、性質、また泳ぎ方などわかりやすく説明する培養室長の平岡胚培養士。

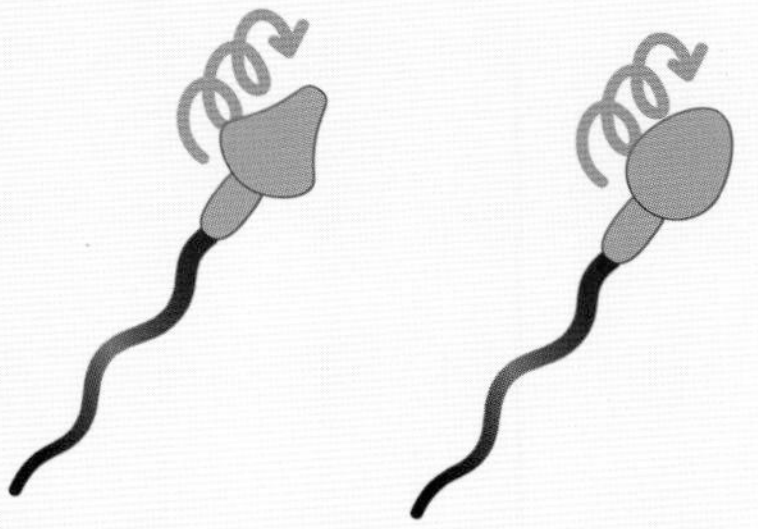

精子は猪突猛進、まっすぐ泳ぐと考えている人も多いと思いますが、実際には頭をクルクル回転させるようにして精子は泳ぎます。そのため画像では頭部の半分から上部の正面の時は白く、側面の時は透き通って見えたりします。
また、ディッシュの中では、精子がくっつきあっていることがあります。実際の卵管の中でも、卵子が来るまではくっつき合って、体力を温存しているのでは？ などと考えられています。

グラフ２

PICSI と ICSI の成績比較

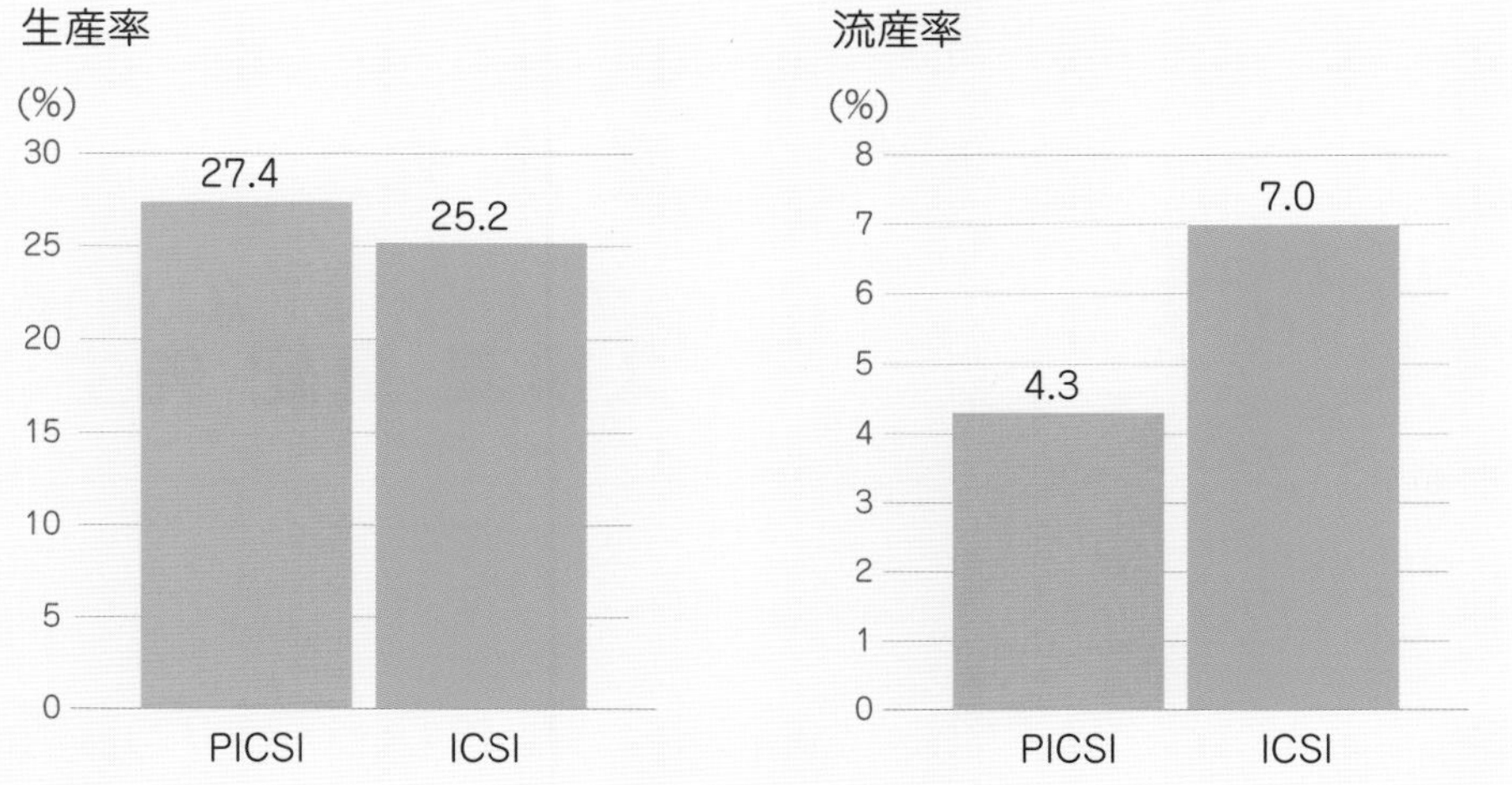

Lancet 2019; 393: 416–22

イギリス国内の体外受精を行う 16 の治療施設で顕微授精を受けた 2,772 組のカップルを対象に、PICSI と ICSI の成績を比較したところ、生産率に有意差はありませんでした。
しかし、流産率については、PICSI が有意に低いことがわかりました。

Kameda Medical Center

医療法人鉄蕉会
亀田 IVF クリニック幕張

千葉市美浜区中瀬 1 丁目 3 番地 D 棟 3 階
TEL：043-296-8141（代表）
https://medical.kameda.com/ivf/

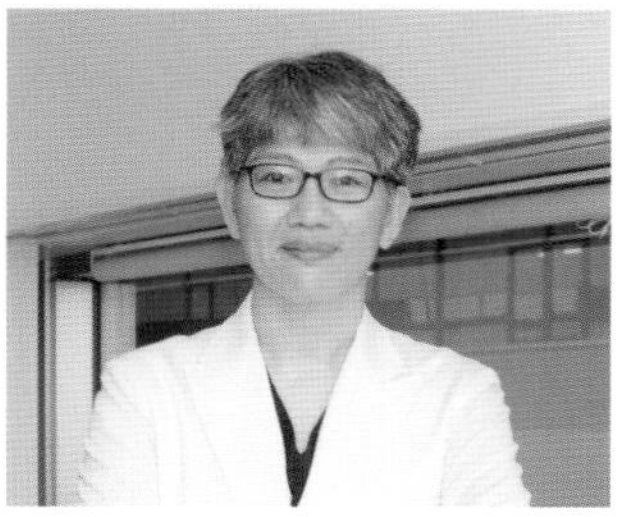

亀田 IVF クリニック幕張 院長
医学博士
川井 清考 先生

資 格
日本産科婦人科学会 認定産婦人科専門医
日本生殖医学会 認定生殖医療専門医

2006 年　旭川医科大学医学部卒業
2008 年　東京医科歯科大学医局に入局
2014 年　亀田総合病院 生殖医療科部長
2019 年より現職
医療法人鉄蕉会 生殖医療事業管理部 部長 兼務
東京医科歯科大学 非常勤講師 / 千葉大学客員研究員

リアルタイムで蓄積した治療データのシステム化を実現し、「治療・妊娠成績の見える化」に拘り診療に当たる。
様々な角度からエビデンスに基づいたブログの配信、生理日予測アプリ「ルナルナ」の『教えて先生！』の監修医師を担うなど、正しい知識の啓発のため様々な発信を続けている。
大学との共同研究や企業と連携も積極的に行い、安心・安全で健やかな妊娠・出産と将来の子供たちの健康のため、検査を受けやすい環境整備、仕組みづくりにも力を注ぐ。

CooperSurgical®
Fertility Solutions

オリジオ・ジャパン株式会社
神奈川県横浜市中区日本大通 11
横浜情報文化センター 4F
TEL：045-319-6826
https://coopersurgicalfertility-jp.com/

婦人科系・不妊治療製品、遺伝子検査サービスを提供するグローバルリーディングカンパニーです。
充実したポートフォリオで不妊に悩むカップルのニーズに応え、一人でも多くの赤ちゃんが元気に誕生し、多くの女性が健康に過ごせる世界を実現するためサポートを行っています。
CooperSurgical は ART の黎明期より不妊治療関連製品の提供をしており、歴史のあるブランドを数多く有しています。

難治性不妊の治療をもっと受けやすく！

PRP 療法で高まる妊娠と生まれてくる命への期待

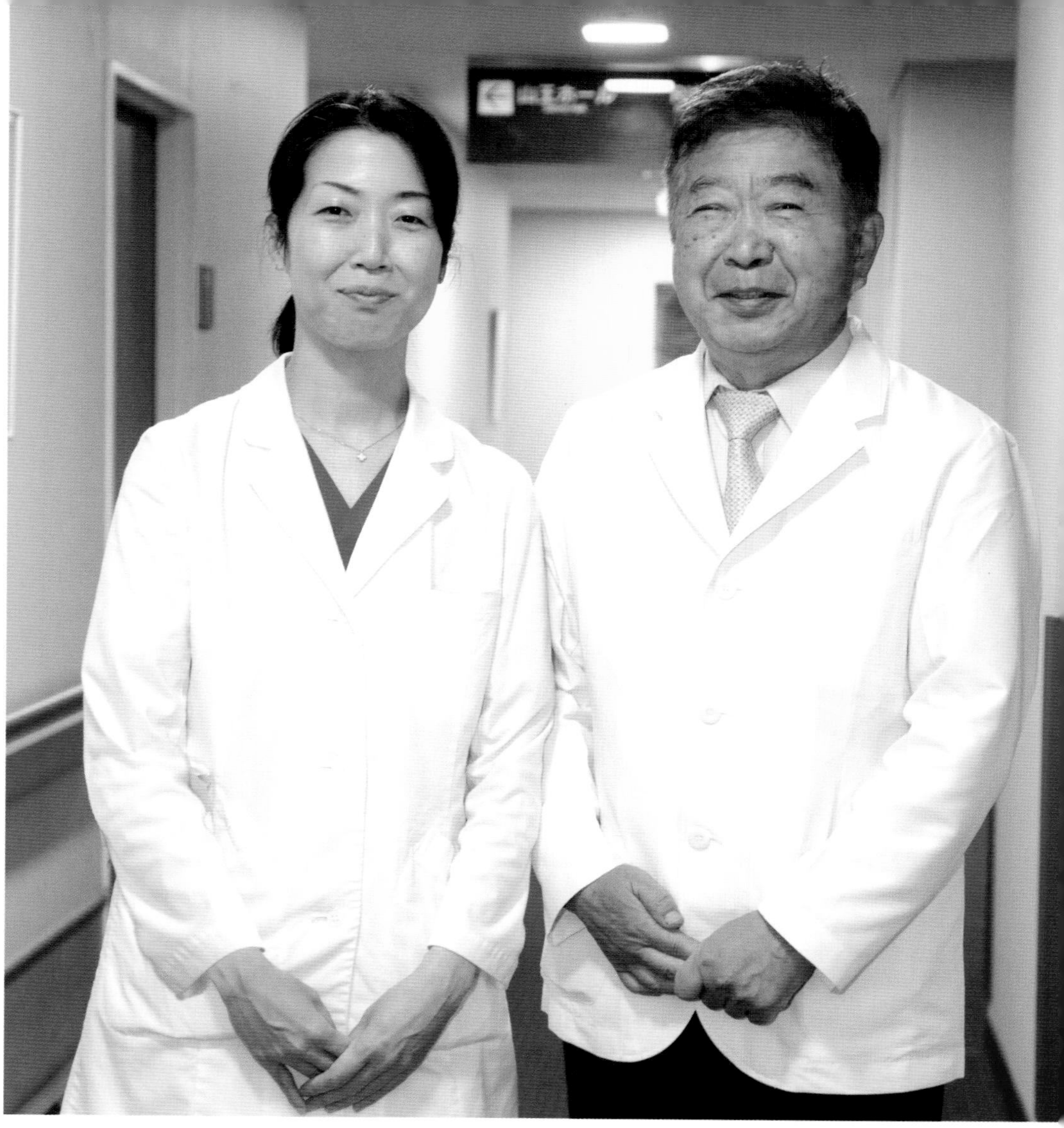

山王病院
女性医療センター
リプロダクション・婦人科内視鏡治療部門

名誉病院長　リプロダクション・婦人科内視鏡治療部門長

堤 治 先生

リプロダクション・婦人科内視鏡治療部門 部長兼培養室長

久須美 真紀 先生

国内でいち早く難治性不妊に対するPRP療法に取り組んだのは、山王病院女性医療センター／リプロダクション・婦人科内視鏡治療部門でした。

すでに整形外科や歯科では再生医療として取り入れられ、自分にもともと備わっている修復力や治癒力をサポートする効果が期待されています。生殖医療分野では、薄い子宮内膜を厚くし、着床率を高めることが期待されるという論文が世界各地で発表、報告されるようになり、難治性不妊（良好胚を3回以上移植しているにも関わらず着床しないこと）に期待できる治療として、２０１８年１月、日本で初めて山王病院が臨床研究をスタートさせました。この研究の効果が認められ、２０１９年３月には再生医療等の安全性の確保等に関する法律に基づき、関東信越厚生局に受理され、本格的にPRP療法をスタートさせました。その後、山王病院の研究報告を元に、多くの不妊治療施設で各厚生局から受理されPRP療法を行っています。今では、堤先生を中心に産婦人科PRP研究会も発足し、多くの治療施設が参加しています。

これまで良好胚を数回移植しても着床しなかった、妊娠が成立しなかったなどの難治性着床障害で辛い思いをされてきた人にとって、PRP療法は赤ちゃんを授かるための選択肢の1つになっています。今回は、山王病院 女性医療センター／リプロダクション・婦人科内視鏡治療部門での取り組みや今後の展開など堤先生と久須美先生にお話を伺いました。

子宮内膜が薄い人ばかりではなく広く着床環境に問題を抱えた人に

ＰＲＰ療法は、自分の血液から抽出した多血小板血漿（ＰＲＰ）を子宮に注入することで、ＰＲＰに含まれる成長因子が子宮内膜に働き、着床しやすい環境に整えると考えられています。

私たちが２０１８年に行った臨床研究では、42歳までに採卵した凍結胚のある子宮内膜が７㎜より厚くならない難治性不妊の人を対象にした32例でＰＲＰ療法-凍結融解胚移植を行いました。同じ人の内膜の厚さを比較するために、１周期目のホルモン補充療法で子宮内膜の厚さと２周期目のホルモン補充療法-ＰＲＰ療法での子宮内膜の厚さで計測したところ、ＰＲＰ療法後に内膜が厚くなる人が多く有意差を認めたのですが、なかには厚さに変化のない人もいました。妊娠例については、内膜が厚くなった人ばかりでなく、厚くならなかった人にもありました。

ＰＲＰにはＰＤＧＦ（細胞の増殖や軟部組織の修復を調節する）、ＴＧＦ-β（細胞の増殖やコラーゲンの分泌を促進する）、ＶＥＧＦ（血管新生を促進する）、ＥＧＦ（上皮細胞の増殖や分化を刺激し、血管新生を促進する）などの成長因子が含まれていますが、どの成長因子が、どのように子宮内膜に作用しているか、どのような機序なのか詳しいことはよくわかっていません。

しかし、内膜は厚くならなくても、着床環境が改善されて妊娠に結びつくことが示唆されています。そのため本格的にＰＲＰ療法をスタートさせるときには、その対象を子宮内膜が薄い人ばかりでなく、着床環境に問題があると考えられる人にも広げ、治療を提供しています。

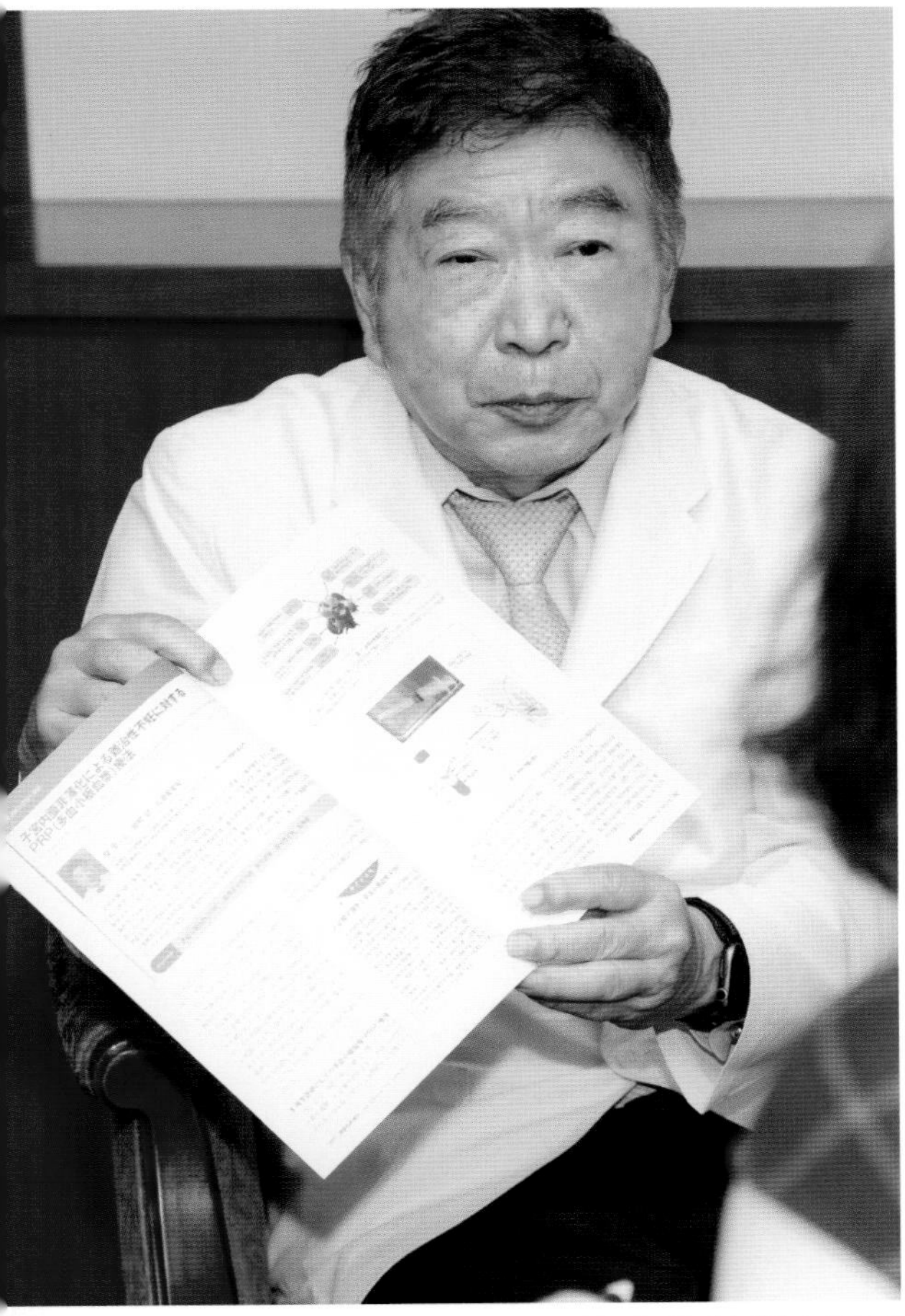

ＰＲＰ療法を受けやすくするために！先進医療への認可を目指す

現在、ＰＲＰ療法は自由診療でしか受けられません。そのため、ＰＲＰ療法を受ける体外受精治療周期には保険が適用されず、かかる医療費は全額自己負担となってしまいます。

ＰＲＰ療法の医療費も決して安くはありませんし、体外受精も保険が適用されなければ、医療費の総額は大変高額になります。そこで私たちは、ＰＲＰ療法を先進医療（厚生労働大臣から認可された保険診療外の高度な医療技術：保険診療と併用して受けることのできる自由診療の医療技術）として認可してもらうための準備をしています。また、さらに治療が受けやすくなるように、きちんと治療実績を重ねて、数年後の保険適用化を目指しています。

そのために、産婦人科ＰＲＰ研究会では、会員施設からＰＲＰ療法に関する治療報告をいただいて多施設研究を進めています。より多くの症例からＰＲＰ療法の治療効果が認められて先進医療になり、さらにその数年後には保険診療になれば、難治性不妊のカップルが早くにＰＲＰ療法に辿り着き、赤ちゃんに会える日を引き寄せることができるのではないかと考え、日々努めています。

ただ、ＰＲＰ療法を行うための認可申請には資料づくりや、認可を受けるまでのやりとりに時間もお金もかかります。

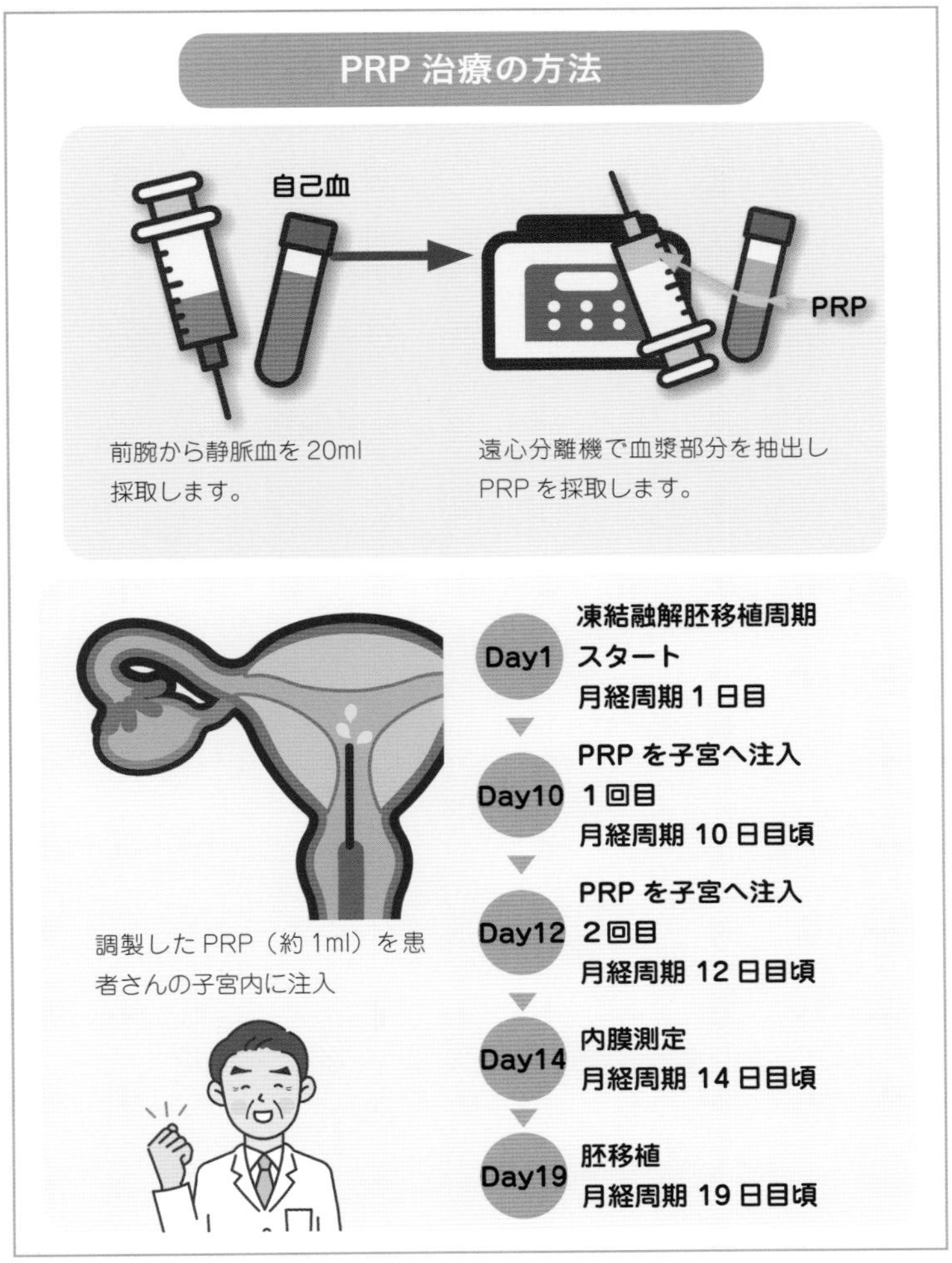
PRP 治療の方法
自己血
PRP
前腕から静脈血を 20ml 採取します。
遠心分離機で血漿部分を抽出し PRP を採取します。
調製した PRP（約 1ml）を患者さんの子宮内に注入
Day1 凍結融解胚移植周期 スタート 月経周期 1 日目
Day10 PRP を子宮へ注入 1回目 月経周期 10 日目頃
Day12 PRP を子宮へ注入 2回目 月経周期 12 日目頃
Day14 内膜測定 月経周期 14 日目頃
Day19 胚移植 月経周期 19 日目頃

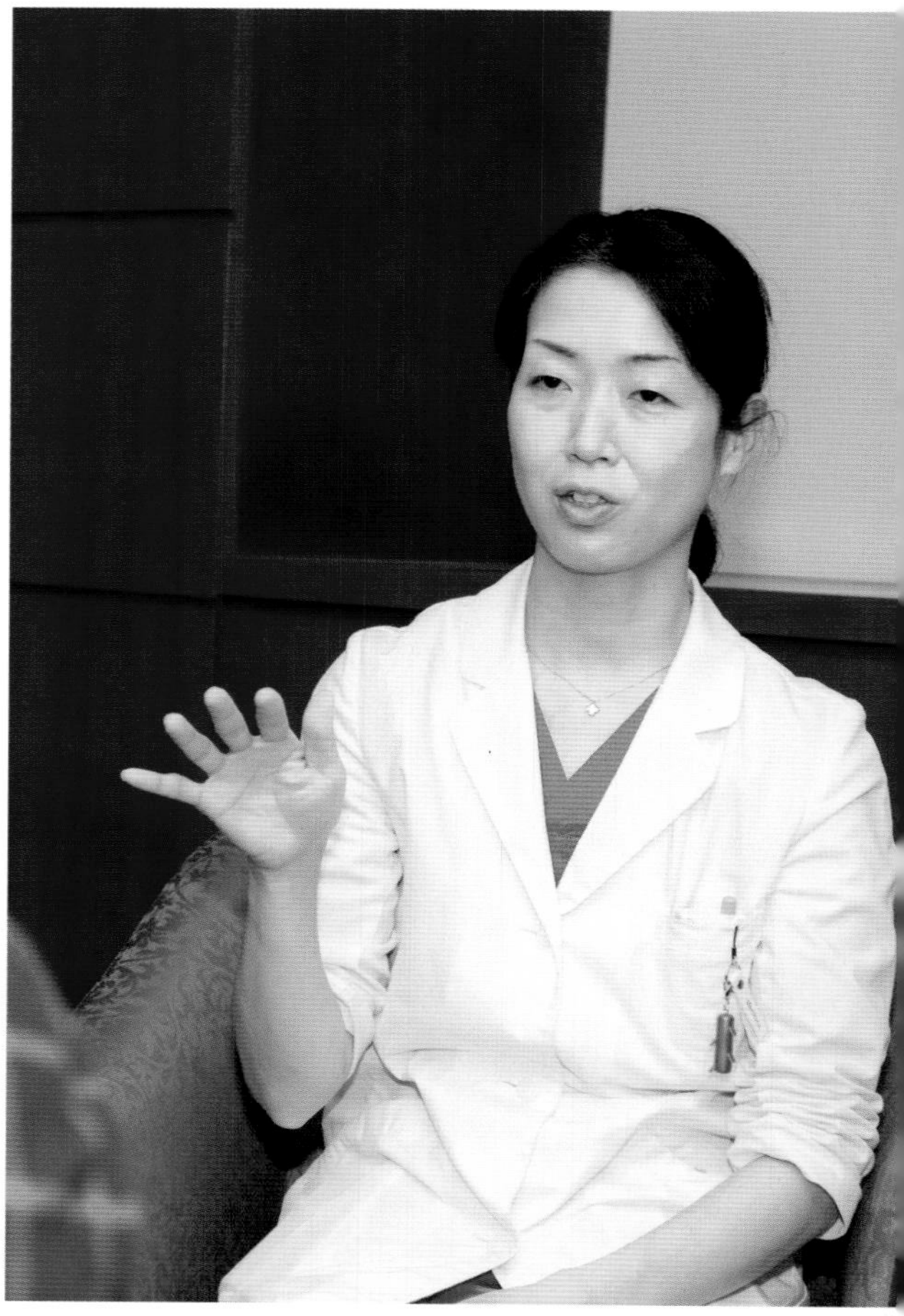

これが先進医療となり、また将来的に保険診療となった場合、認可申請にかかる医療者側の負担を軽くすることも、必要とする患者さんが治療を受けやすくするために大切なことだと思います。

PRP療法を受ける人には なにか傾向はありますか?

PRP療法を受けた人のなかに、子宮に関する手術歴がある人が多くいました。たとえば、子宮内膜ポリープ手術、子宮筋腫切除術や子宮動脈塞栓術などの病気によるものと、流産処置、中絶処置で掻爬術によるものなどがあります。

流産などの掻爬術によって内膜に傷がついてしまったり、癒着してしまったり、また内膜が厚くなりにくくなるなど着床環境に問題を起こすことがあります。

このほかでは、子宮の形態異常(中隔子宮、双角子宮、単角子宮など)も要因になります。これらは、子宮の血流や血管新生の程度が関係しているのではないかと考えられ、なかでも中隔子宮は、子宮鏡を用いた中隔切除術が可能です。

このようなことが要因、原因となることから、子宮関連の手術は妊娠する力(妊孕性)を温存して手術をすることが、産婦人科医に必要とされるところだと思います。山王病院では、子宮内膜ポリープや子宮粘膜下筋腫などは、より侵襲性の低い子宮鏡シェーバーを使って手術をしています。

子宮鏡シェーバーは、大変細いので子宮頸管を拡張する必要がないこと、そして、ループ電極のように電気で切開しないため、内膜の熱損傷がないことなどがメリットです。

私たち山王病院では、PRP療法が必要な人に治療を提供することと同時に、それ以前に必要となる手術については、妊孕性を温存するように行っています。

年齢的な傾向はありますか?

私たち山王病院でPRP療法を受ける人は38歳以上が多く、平均では40歳くらいになります。妊娠しない原因は子宮や着床の問題よりも胚の質の問題のほうが多いと考えられますが、なかにはこれまでPGT-Aを行い、正常胚を数回移植しても着床しない人にPRP療法を行ったところ妊娠が成立したというケースもあります。

年齢が高くなれば、胚の染色体数の問題から妊娠が難しくなるケースが多くなるのですが、子宮の病気や流産などの手術歴がある人も多いため、治療歴などを確認しながら、あらゆる可能性を考えて治療を進めなければなりません。

年齢の若い人は、比較的クリアカットに不妊原因、体外受精になる原因があることが多く、短期間で妊娠し、出産されるケースが多くあります。しかし、なかには複数回胚移植をしても妊娠成立しないケースもあり、そうしたカップルには、PGT-Aで胚の染色体数を調べる検査と同時に着床環境を改善するためにPRP療法をお勧めすることもあります。子宮内膜も厚く、慢性子宮内膜炎などもなく、手術歴もなく、子宮内環境も特に問題がないのに…とご本人たちも悩ましいと思います。

子宮内膜が厚くなりにくい人には なにか傾向はありますか?

体外受精をしている人で、子宮内膜が厚くなりにくい人でも、ホルモン補充をすることで厚くなるようなら心配はありません。

現在、治療しているかどうかに関わらず子宮に手術歴がある場合は、それが要因になって子宮内膜が厚くならず妊娠が難しくなっている可能性があります。また月経血量が少ない人は、内膜が薄い可能性があります。ただ、これらにも個人差があり、内膜が薄くても着床する人はいますので深く思い詰める必要はありません。しかし、以前と比べて経血量が少なくなってきた人は、今よりも積極的な方法で妊娠にトライしていただいた方がいいと思います。また、「以前と比べて月経血量が少なくなった」ことは医師に伝えておきましょう。

PRP療法は、難治性不妊の ファーストチョイスになりますか?

数回良好胚を移植しても妊娠が成立しない場合、胚の問題か? 子宮の問題か? と考えます。胚の問題については、PGT-Aを行って染色体数に問題のない胚を確保できれば、移植あたりの妊娠の期待が高まります。子宮の問題については、着床の窓の検査、慢性子宮内膜炎や子宮内フローラの検査などを行い、検査の結果によって、必要な治療を受けることで妊娠の期待が高まります。しかし、胚か子宮のどちらかに問題を抱えているとは限りませんし、どちらの検査でも問題が見つからないケースもあります。

つまり、これまで良好胚を移植しても妊娠せず、その後、さまざまな検査を受けても「なぜ、妊娠成立しないのか、よくわからない」場合は、PRP療法を治療のファーストチョイスと考えてもいいと思います。何より自分の血液からつくるという安全性、短時間で抽出し、簡便に子宮へ入れることで、着床環境を整えることが期待できるからです。

慢性子宮内膜炎は主として細菌性の感染が想定されており、通常は抗生剤で治療可能です。難治例があり、多剤を使用する事は耐性菌問題もあり、治療に難渋するケースがあります。慢性子宮内膜炎をPRP療法で治療可能であることを示唆する報告があります。

慢性子宮内膜炎は、自覚症状がないことがほとんどですので、不妊治療をはじめてから見つかったという人も少なくありません。着床障害に悩む人の約42％に慢性子宮内膜炎があるといわれているので、数回胚移植をしても妊娠成立しない場合は、早めに慢性子宮内膜炎の検査を受けたほうがいいでしょう。慢性子宮内膜炎があると、月経血量が減る人もいるという報告もあるので内膜がうまく厚くならない人もいるようです。また、子宮内膜の脱落膜化（内膜が着床しやすい状態になること）を妨げるという報告もあることから、着床の窓にズレを生じさせる可能性もあります。

そのため、慢性子宮内膜炎については、きちんと治療をして胚移植に臨んでいただきたいと思います。

PRP療法を先進医療に！

2023年2月現在、PRP療法を受ける場合は、体外受精の治療周期は自由診療になり、医療費の全額が自己負担になってしまいます。難治性不妊に悩むすべてのカップルがPRP療法によって赤ちゃんが授かるわけではありませんが、これまでお話したようにこの治療を必要としている人は、年齢が高い傾向にあります。また、年齢に関係なくPRP療法を必要とされる人にとって、もう少し受けやすい治療にするために、まずは先進医療にすること、そして数年後には保険診療にすることを目指しています。

赤ちゃんを授かりたいと願うカップルが、どのような状況であっても、一組ひと組に向き合って適切な医療を提供することを考え、取り組んでいます。

着床しにくいかな？ ちょっと気をつけて！

手術歴から

- 子宮内膜ポリープや子宮筋腫の手術歴がある人
- 子宮動脈塞栓術を受けたことがある人
- 子宮内膜掻爬術を受けたことがある人

など

月経から

- 以前と比べて、月経血量が減ってきた人
- もともと月経血量が少ない人

など

年齢から

- とくに 38 歳以上の人
- さらに 40 歳以上の人

など

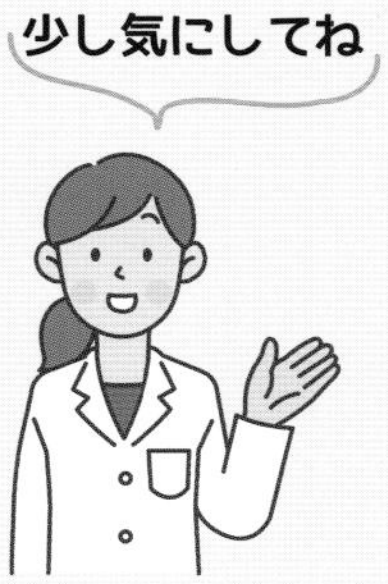

医療法人財団 順和会 山王病院 女性医療センター 産科・婦人科部門

女性医療センター
リプロダクション・婦人科内視鏡治療部門
東京都港区赤坂 8-10-16
TEL：03-3402-3151
https://www.sannoclc.or.jp/hospital/patient/department/repro/

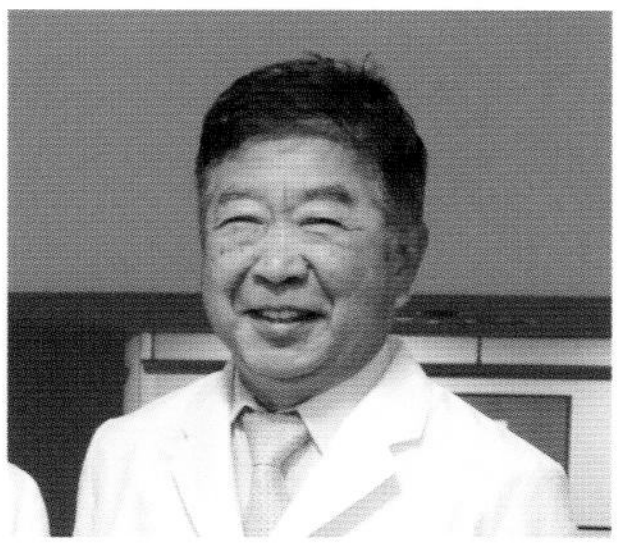

山王病院 名誉病院長
リプロダクション・婦人科
内視鏡治療部門長
堤 治 先生

資格
日本専門医機構 認定産婦人科専門医
日本生殖医学会 認定生殖医療専門医
母体保護法指定医師

東京大学卒、医学博士
前山王病院病院長
元東京大学医学部産婦人科教室教授
元東宮職御用掛
米国国立衛生研究所（NIH）留学
前日本受精着床学会理事長
元日本産科婦人科内視鏡学会理事長
元アジア・パシフィック産科婦人科内視鏡学会理事長
産婦人科 PRP 研究会代表世話人
中日友好病院（北京）名誉教授
国際医療福祉大学大学院教授

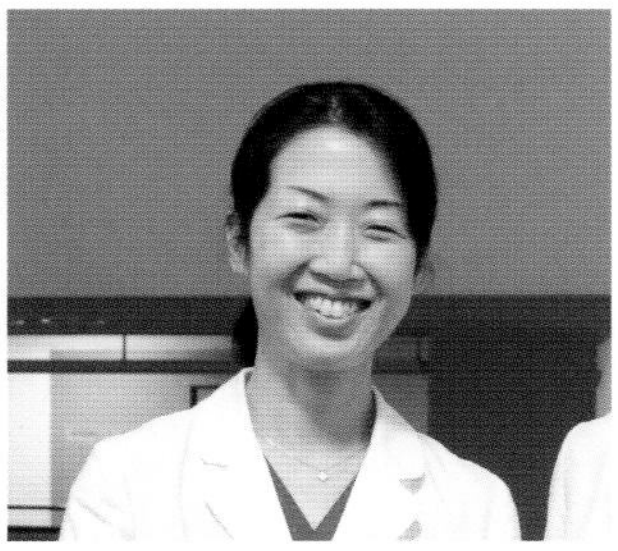

リプロダクション・婦人科
内視鏡治療部門 部長兼培養室長
久須美 真紀 先生

資格
日本専門医機構 認定産婦人科専門医
日本生殖医学会 認定生殖医療専門医
日本人類遺伝学会 認定臨床遺伝専門医

東京大学卒、同大学院修了
医学博士
前東京大学医学部附属病院助教
国際医療福祉大学 臨床医学研究センター准教授
産婦人科 PRP 研究会幹事長

連載
第４回

培養室から こんにちは！

胚のグレード評価 本当のところ…

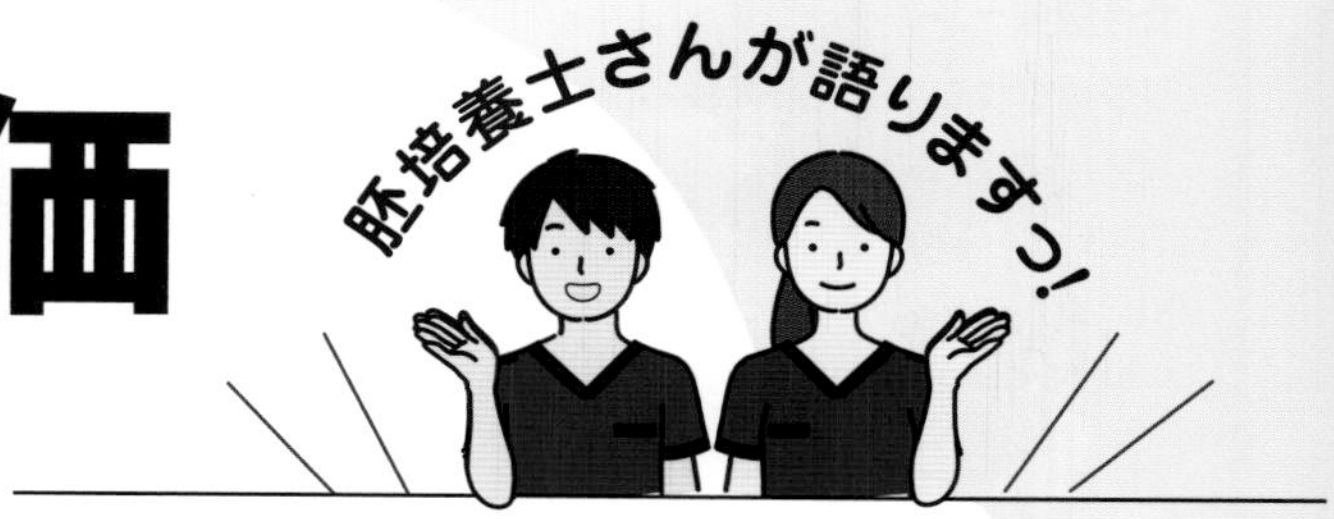

**前回の採卵から育った胚より
グレードは良いのに、
どうして妊娠しないの？**

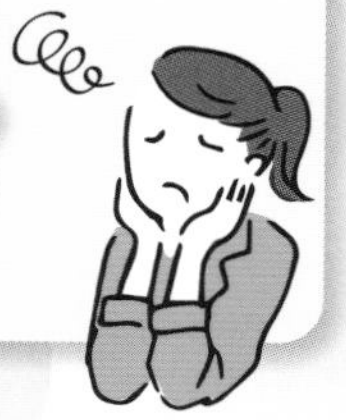

胚のグレードとは？

不妊治療が保険診療になり、各社メディアやネットでも不妊治療について取り上げられる機会が多くなってきています。不妊治療がこれまで以上に社会に認知されることとなり、患者さん以外でも治療の内容や卵子、精子、胚について知識として持つようになってきているのではないでしょうか。これを裏付けるように各病院には治療に関する問い合わせが増えたと聞いています。そのなかでも患者さんからいただく質問で特に多いものは、「胚のグレード（形態評価）」に関することです。移植は、患者さんに胚のグレードなどを説明してから行うので、気になることも多いと思います。

胚の評価方法は、成長度によって2パターンあり、細胞数が増えていく段階である初期胚では、Veek分類、胚盤胞といわれる将来、胎児と胎盤になる細胞にわかれている段階では、Gardner分類という評価を使います。Veek分類は、細胞の数や大きさ、形態、細胞分裂により生じた断片（fragmentation）の割合によって評価され、細胞1個1個の形が均等で、fragmentationが少ないものが良い評価になります。Gardner分類では、胚盤胞の成長スピード、細胞の密度や数で評価をし、スピードが速く、細胞の密度が密で、細胞数の多いものが一番高い評価になります。

実際、クリニックでお話をすると、患者さんも胚のグレードを見て喜ぶ方や、落ち込んでしまう方などさまざまです。しかし、病院は、将来子供になる可能性のない胚を移植することはありませんので、がっかりし過ぎないでください。

胚のグレード評価は、なぜ必要？

胚のグレード評価は、移植の順番を決める上で重要です。胚盤胞のグレードでは、妊娠率、出産率や胚の染色体異常と関係が深く、良いグレードであれば、妊娠率や出産率が高く、染色体異常も少ないです。そのため、グレード評価は患者さんに説明するためにも用いられますが、他にも胚培養士が、胚の成長記録として確認するためにも利用されています。胚培養を行っていると、受精をした後、初期胚ではグレードが良かったのに胚盤胞まで到達しない胚や胚盤胞グレードが低い胚があったり、初期胚ではグレードが悪いのに、胚盤胞ではグレードが高い胚などがあり、さまざまな培養結果になります。すべての胚でこのような傾向が見られれば、次回以降の採卵では、胚を培養する培養液を見直したり、培養方法を見直したりします。胚培養士は、そういったデータを参考に院内の培養成績向上に努めているのです。

年齢が若い方は比較的良好な胚が育つ傾向にありますが、40歳を超えると、胚が育ちにくくなったり、グレード評価の高い胚が少なくなります。ここをどう乗り切り、胚の質を落とさず培養するかが、培養室の腕の見せ所かもしれません。ただ、妊娠率や着床率などの成績は、誘発方法や移植の技術にも関わってくるので、一概に培養成績が良いから高い、悪いから低い、とは言い切れないのです。

グレード評価は、施設によって違うの？

大まかなグレードの評価方法については、細かい部分で違いが出てきます。施設間の違いというよりは、胚培養士一人ひとりによる個人差です。例えば、初期胚のグレードについては、割球がキレイに分割しないものもありますし、大小を判断するのに微妙なものがあります。フラグメントの量に関しても、多めと評価する人もいれば、普通と評価する人もいるでしょう。胚盤胞の評価も同様で、細胞の多さも目で判断するため、4BBを4BC評価することもあるかもしれません。培養室の室長は、こういった個人差をなくすために教育し、評価をつけるときは複数人でダブルチェックをしますが、それでも微妙な差がでてしまうこともあるでしょう。施設間によってグレードの評価に差があるのも、この差があるからです。以前、他のクリニックから凍結胚と一緒に転院されてきた患者さんがいましたが、そのときの胚の評価が自分たちとの評価とは違い、戸惑ってしまったこともあります。実際、そういった現場の声を他からも聞きますので、施設間の差を減らす、なくすことが課題になることでしょう。

その他の評価方法として

病院によっては、移植の優先度に形態評価以外の独自の評価を加えていることもあります。培養した日数、胚の直径、媒精方法など、さまざまです。病院によって、観察をどこまでしているか、どういった培養方法かによって、評価をつけるタイミングが違うことも評価方法が違うことに影響しています。独自の評価を加えているクリニックでは、過去に蓄積されたデータを解析し、着床率が高いもの、流産率が低いものなどを基準に評価をしていきます。医師や胚培養士から説明を受けて、心配になったとしても、よりよい胚を選ぶための評価ですので、安心してください。

先進医療の項目に入ったタイムラプスインキュベーターを利用した培養を行っているクリニックでは、点数による評価を従来の評価方法と合わせて使用していることもあります。タイムラプスインキュベーターは、胚成長の全過程を一定間隔で撮影し、画像データとして残すことができます。製品によっては胚の選択を支援するソフトウェアが付属しているものもあります。そのソフトウェアは、過去の世界中で実施された何千周期もの胚の画像情報をAIが学習し、それを元に、胚の妊娠する可能性を点数評価してくれます。例えば、4AAと評価した胚が2個あり、どちらを優先して移植するか悩んだ際、AIの点数を参考に選択しているようです。

胚培養士の目視による形態評価は、妊娠率や着床率などと相関性があることから今後も利用されていくでしょう。しかし、最近では画像診断技術の向上から、それ以外の評価が、今後一般的になっていくのではないかと思います。

医師や胚培養士は、さまざまな培養データや論文を参考に胚を評価し、移植の優先度を決めていきます。

ただし、胚のグレードが低いから着床しないわけではなく、それ以外の要因が潜んでいるケースも沢山あり、実際に低いグレードの胚で妊娠成立するケースもあります。まずは医師や胚培養士に質問をして、治療に臨んでいきましょう。

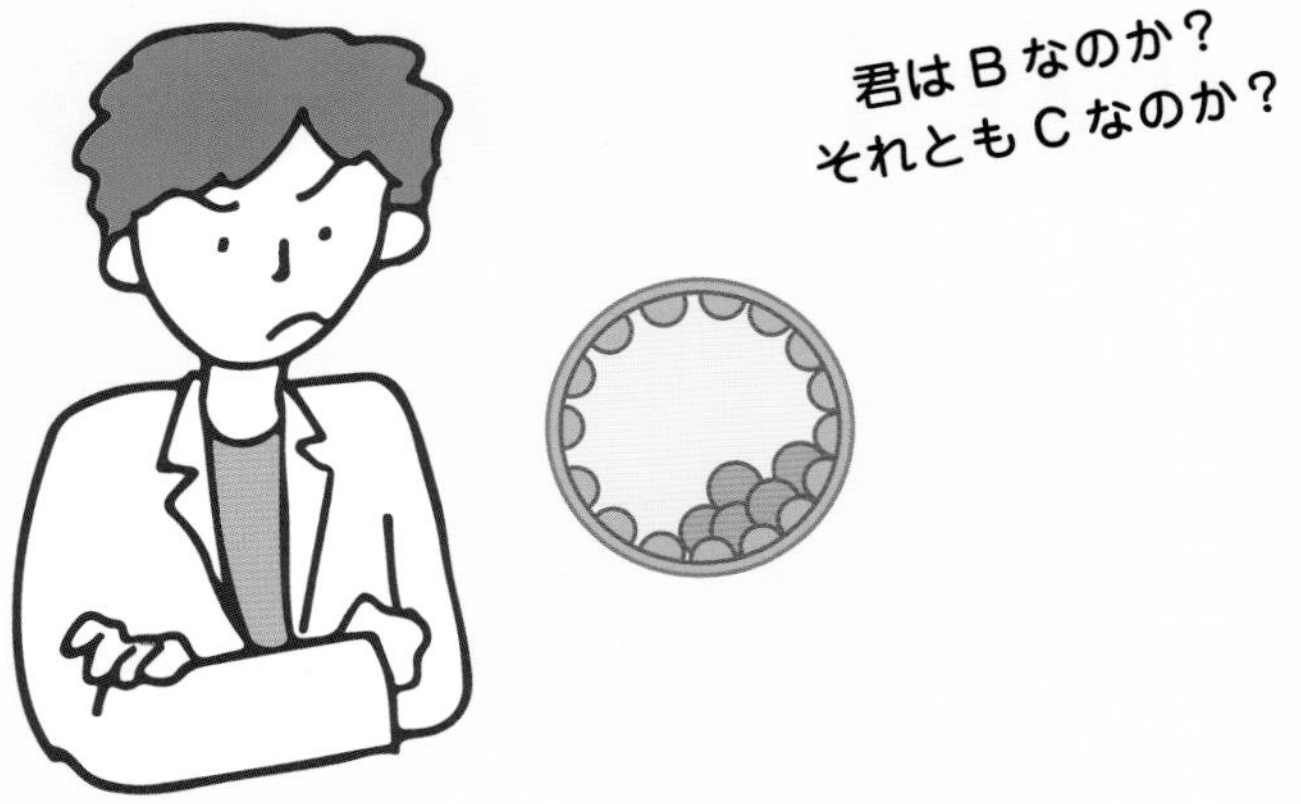

胚盤胞の発育とグレード評価（Gardner 分類）

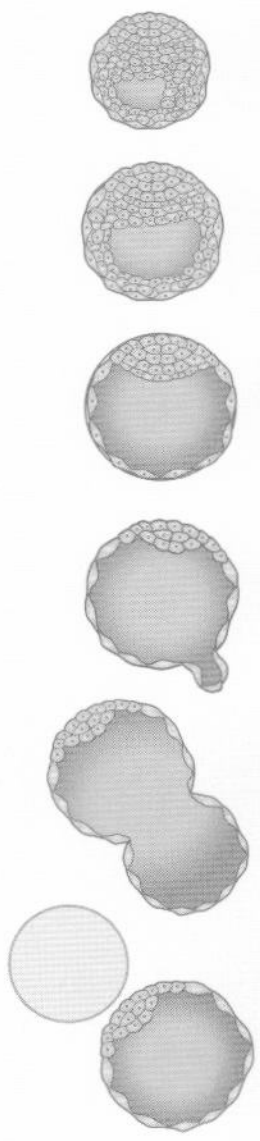

- **初期胚盤胞 1** 胚胞腔の広がりが半分以下
- **胚盤胞 2** 胚胞腔の広がりが半分以上
- **完全胚盤胞 3** 胚胞腔が全体に広がっている
- **拡張胚盤胞 4** 胚胞腔が広がり透明帯が薄くなる
- **孵化中胚盤胞 5** 透明帯が破れ、細胞が出始める
- **孵化後胚盤胞 6** 透明帯から細胞が完全に出ている

初期胚の発育とグレード評価（Veeck 分類）

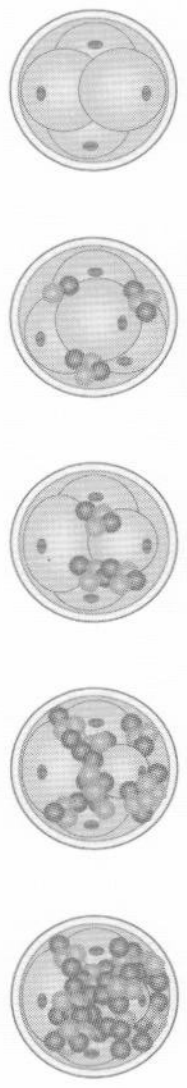

- **Grade1** 細胞の形態が均等 フラグメントがない
- **Grade2** 細胞の形態が均等 僅かにフラグメント
- **Grade3** 細胞の形態が不均等 少量のフラグメント
- **Grade4** 細胞の形態が均等 or 不均等 かなりのフラグメント
- **Grade5** 細胞をほとんど認めず ほぼフラグメント

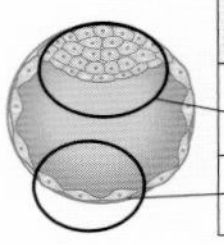

	細胞が密かつ多い	細胞が粗かつ少ない	細胞がほぼない
栄養外胚葉	A	B	C
内部細胞魂	A	B	C

このコーナーでは、全国の不妊治療・体外受精専門クリニックで行われている勉強会や説明会の情報を紹介しています。

あなたの今後の治療にお役立ち！

SEMINAR INFORMATION

病院やクリニックで行われている勉強会・説明会では、医師が日頃から患者さんに伝えたい治療方針や内容など、とても丁寧に、正確で最新、最適な情報を提供しています。病院選びをするときには、いくつかの勉強会に参加してみるのがおススメです。自分たち夫婦に合った医師選び、病院選びがきっとできるでしょう。

ぜひ、ふたり一緒に参加してみてくださいね！(P.95 の全国の不妊治療病院＆クリニックも、ぜひご活用ください)

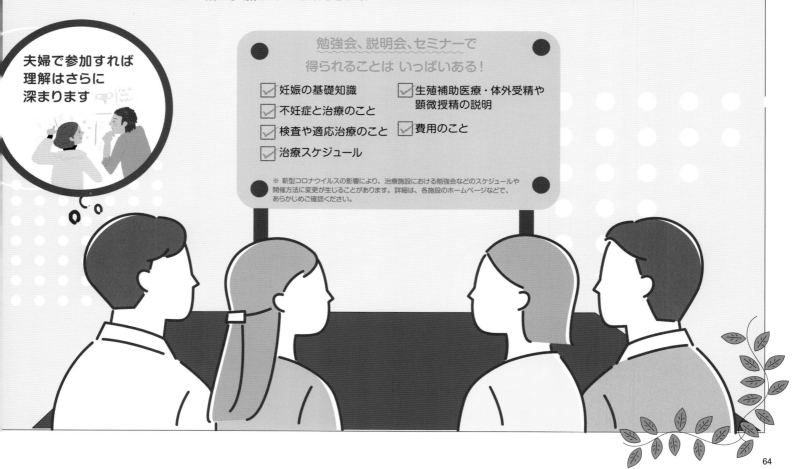

夫婦で参加すれば理解はさらに深まります

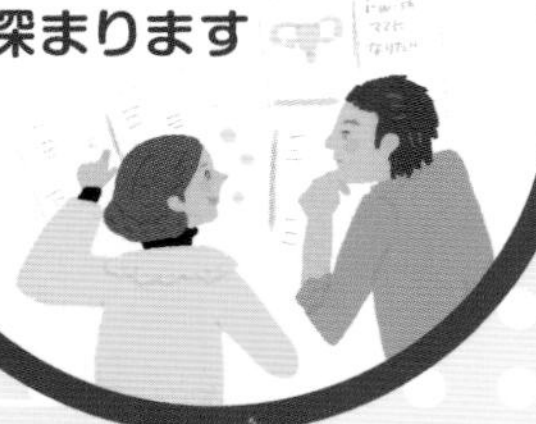

勉強会、説明会、セミナーで得られることは いっぱいある！

- 妊娠の基礎知識
- 不妊症と治療のこと
- 検査や適応治療のこと
- 治療スケジュール
- 生殖補助医療・体外受精や顕微授精の説明
- 費用のこと

※ 新型コロナウイルスの影響により、治療施設における勉強会などのスケジュールや開催方法に変更が生じることがあります。詳細は、各施設のホームページなどで、あらかじめご確認ください。

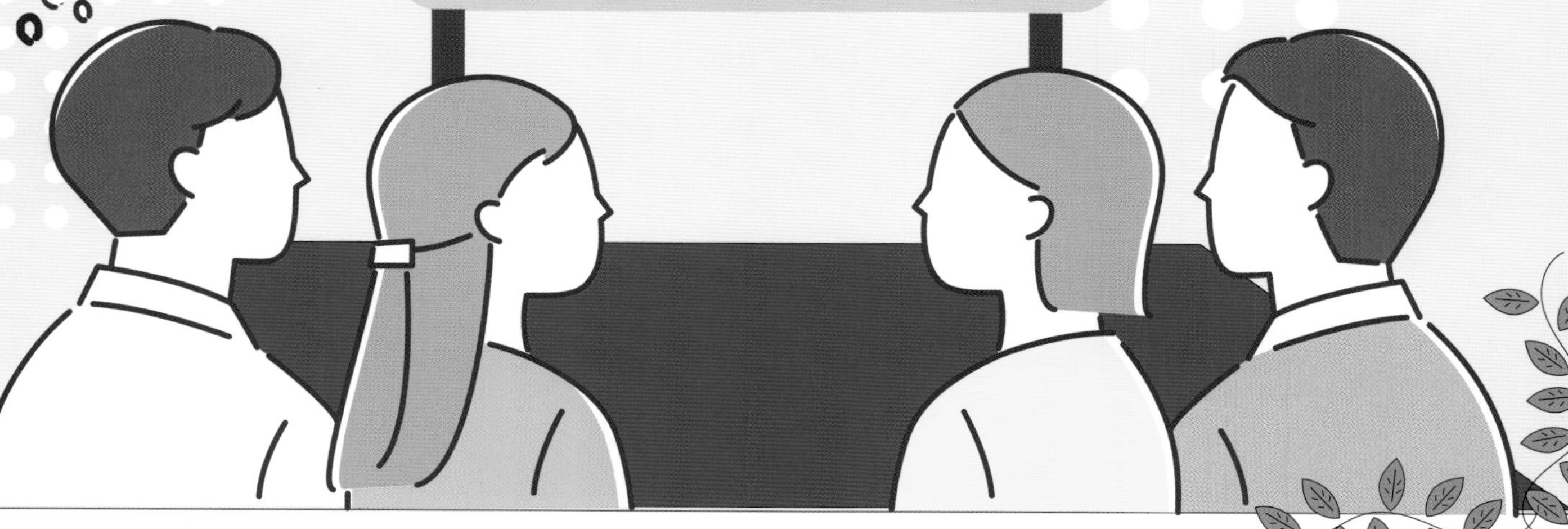

Saitama　Access　東武東上線・有楽町線・副都心線 和光市駅南口 徒歩 40 秒

恵愛生殖医療医院

埼玉県和光市本町 3-13 タウンコートエクセル 3F
TEL : 048-485-1185

https://www.tenderlovingcare.jp
参加予約▶　TEL : 048-485-1185

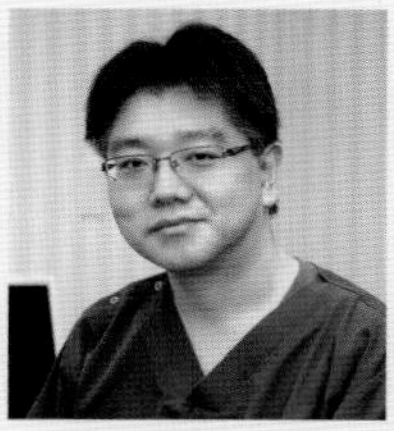

林 博 医師

- ■名称…………生殖医療セミナー
- ■日程…………原則土曜日15時半～約1時間半程度
- ■開催場所……当院内
- ■予約…………必要
- ■参加費用……無料
- ■参加…………他院の患者様OK
- ■個別相談……無し

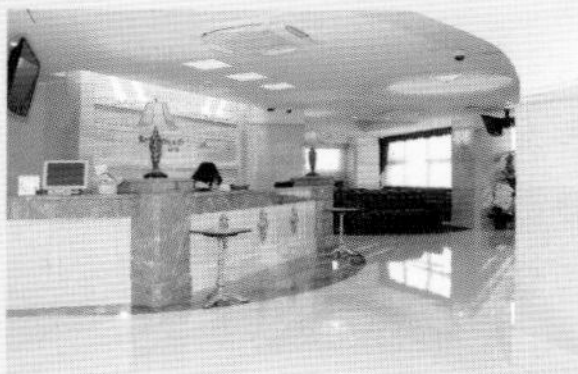

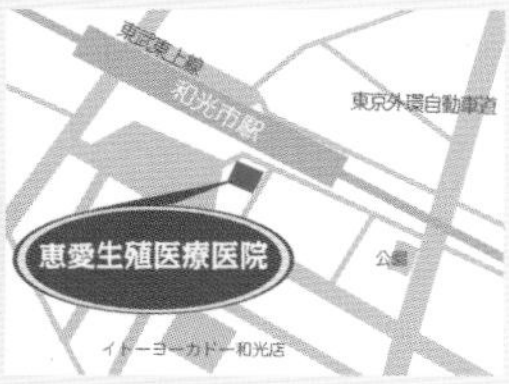

● 世の中には不妊症や不育症に関しての情報があふれていますが、なかには誤った情報もあります。正しい知識をより深めてもらうための講義形式のセミナーです。また、新型コロナウイルス感染拡大状況によりセミナー形式が変更となる可能性があります。詳細は、ホームページをご覧ください。（他院で治療中の患者様は、事前の受付、予約が必要です）

Tokyo　Access　JR 品川駅高輪口 徒歩５分

京野アートクリニック高輪

東京都港区高輪 3-13-1 高輪コート 5F
TEL : 03-6408-4124

https://ivf-kyono.com
参加予約▶　ホームページの
申込みフォームより

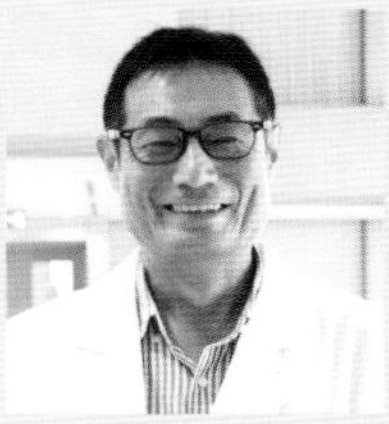

京野 廣一 医師

- ■名称…………ARTセミナー
- ■日程…………月１回（土曜）
- ■開催場所……オンライン
- ■予約…………必要
- ■参加費用……無料
- ■参加…………他院の患者様OK
- ■個別相談……無し

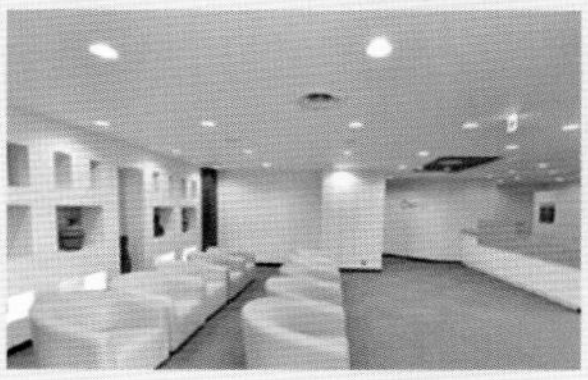

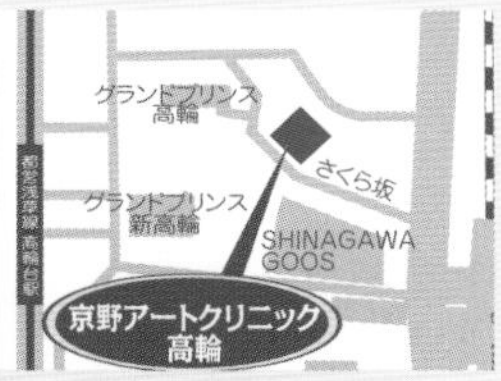

● 当院の妊活セミナーは、不妊治療の全般（一般不妊治療から高度生殖医療まで）について、また、無精子症も含めた男性不妊、卵管鏡下卵管形成術、未熟卵体外成熟培養など、当院の治療方法・方針をご説明いたします。新型コロナウィルスの感染状況を鑑みて、オンラインにて開催しています。

Tokyo　Access　JR、都営大江戸線 代々木駅 徒歩５分、JR 千駄ヶ谷駅 徒歩５分、副都心線 北参道駅 徒歩５分

はらメディカルクリニック

東京都渋谷区千駄ヶ谷 5-8-10
TEL : 03-3356-4211

https://www.haramedical.or.jp/support/briefing
参加予約▶　ホームページの
申込みフォームより

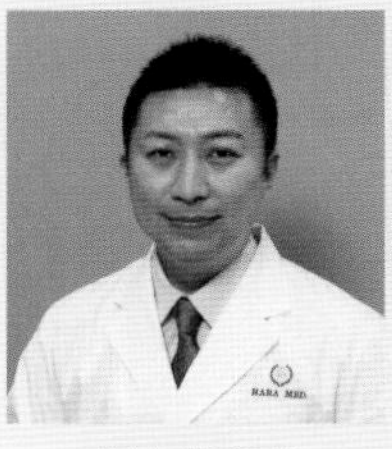

宮﨑 薫 医師

- ■名称…………体外受精説明会
- ■日程…………1ヶ月に1回
- ■開催場所……SYD ホール又は動画配信
- ■予約…………必要
- ■参加費用……無料
- ■参加…………他院の患者様OK
- ■個別相談……有り

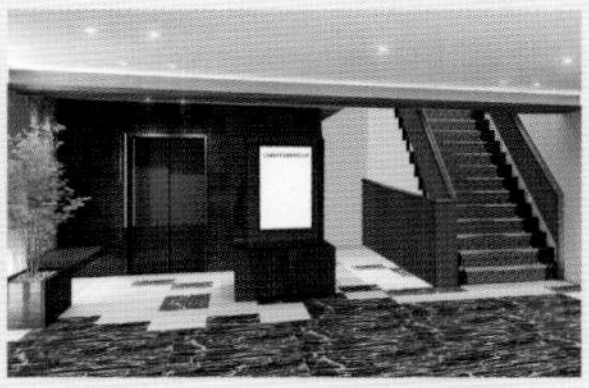

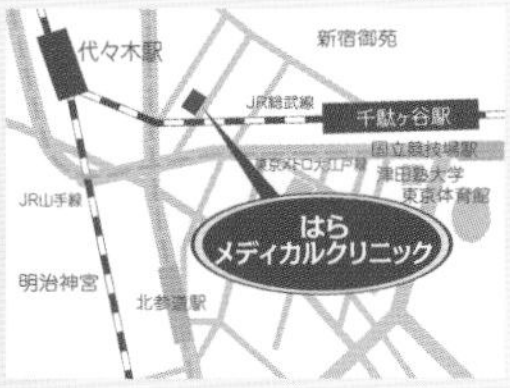

● 説明会・勉強会：はらメディカルクリニックでは、①体外受精説明会／月 1 回　②不妊治療の終活を一緒に考える会／年 1 回
③卵子凍結説明会／月 1 回を開催しています。
それぞれの開催日程やお申込は HP をご覧ください。

Tokyo　Access　東急東横線・大井町線 自由が丘駅 徒歩30秒

峯レディースクリニック

東京都目黒区自由が丘 2-10-4 ミルシェ自由が丘 4F
TEL : 03-5731-8161

https://www.mine-lc.jp/

お問合せ▶　TEL : 03-5731-8161

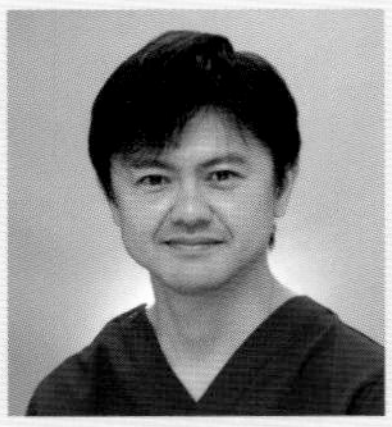

峯 克也 医師

- ■名称…………体外受精動画説明（web）
- ■日程…………web 閲覧のため随時
- ■予約…………不要
- ■参加費用……無料
- ■参加…………当院通院中の方
- ■個別相談……オンラインによる体外受精の個別相談説明も行っております。（有料）

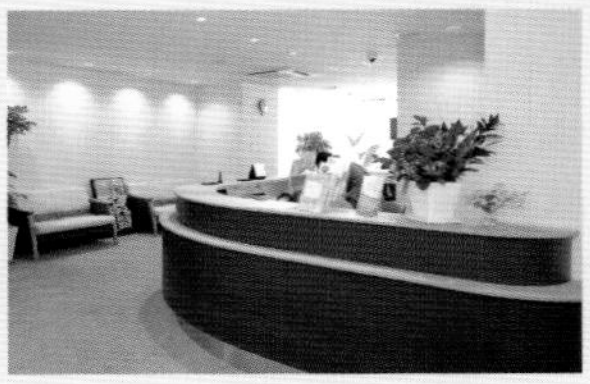

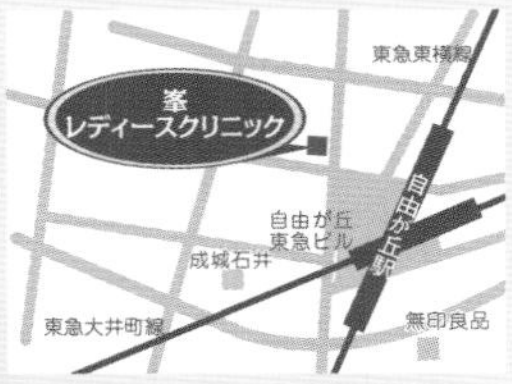

● 当院での体外受精の治療方法やスケジュールを分かりやすく動画で説明します。
体外受精をお考えのご夫婦。体外受精について知りたいご夫婦。ぜひ、ご夫婦でご覧ください。
※プライバシーの保護と新型コロナウイルス感染対策のため、動画での説明会を実施しています。ご希望の方は診察時に医師にお申し出ください。資料をお渡しします。

Tokyo　Access　東急田園都市線 三軒茶屋駅 徒歩3分、東急世田谷線 三軒茶屋駅 徒歩4分

三軒茶屋ウィメンズクリニック

東京都世田谷区太子堂1-12-34- 2F
TEL: 03-5779-7155

https://www.sangenjaya-wcl.com

参加予約▶　TEL : 03-5779-7155

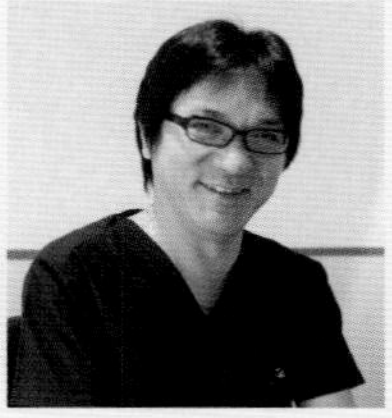

保坂 猛 医師

- ■名称…………体外受精勉強会
- ■日程…………毎月開催
- ■開催場所……クリニック内
- ■予約…………必要
- ■参加費用……無料
- ■参加…………他院の患者様OK
- ■個別相談……有り

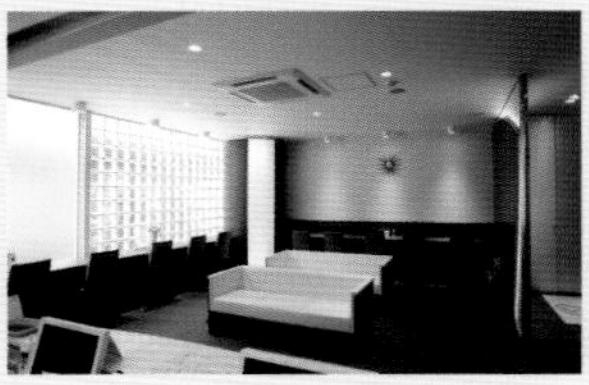

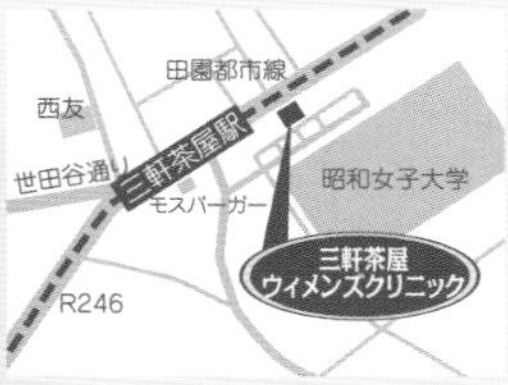

● 体外受精説明会をはじめ、胚培養士や不妊症認定看護師による相談会なども実施しております。
また、妊活セミナーも随時実施しておりますので、詳しくはホームページをご覧ください。

Tokyo　Access　JR・京王線・小田急線 新宿駅東口 徒歩１分、都営地下鉄・丸ノ内線 新宿、新宿３丁目駅直結

にしたん ART クリニック 新宿院

東京都新宿区新宿 3-25-1 ヒューリック新宿ビル 10F
TEL: 0120-542-202

https://nishitan-art.jp/lp/seminar/

参加予約▶　ホームページの
WEB 予約より

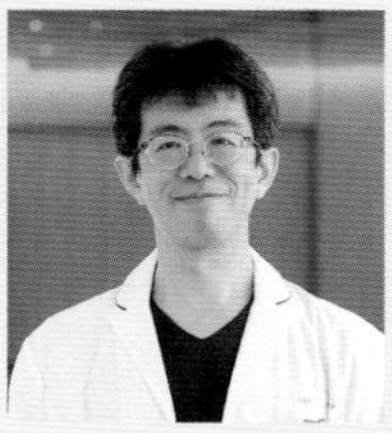

松原 直樹 医師

- ■名称…………内覧会
- ■日程…………随時
- ■開催場所……クリニック内
- ■予約…………必要
- ■参加費用……無料
- ■参加…………他院の患者様OK
- ■個別相談……有り

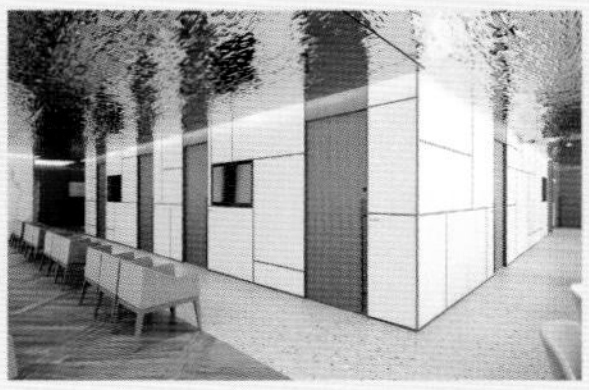

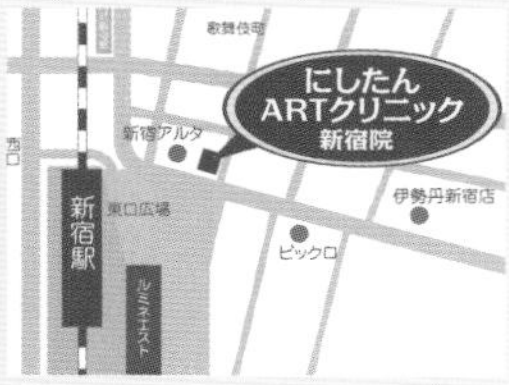

●当院では、クリニックの特長を知っていただけるよう、培養室やリカバリールームを中心に、最短１５分で院内を見学できる内覧会を行っております。治療をご検討されている方はもちろん、雰囲気が知りたいという方の参加も大歓迎。お気軽にご参加ください。

Tokyo　Access　JR・丸ノ内線・有楽町線・副都心線・東武東上線・西武池袋線 池袋駅 東口北 徒歩 1 分

松本レディース リプロダクションオフィス

https://www.matsumoto-ladies.com

東京都豊島区東池袋 1-41-7 池袋東口ビル 7F
TEL : 03-6907-2555

参加予約▶ TEL : 03-6907-2555

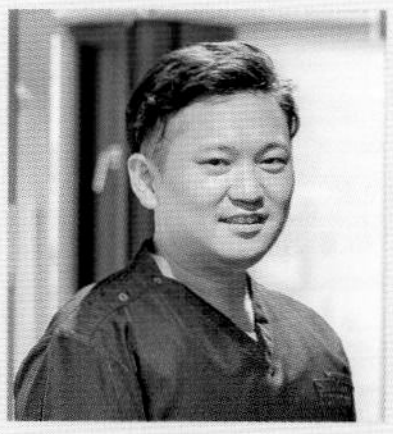

松本 玲央奈 医師

- ■名称…………オンライン教室
- ■日程…………不定期
- ■開催場所……オンライン教室
- ■予約…………必要
- ■参加費用……無料
- ■参加…………他院の患者様OK
- ■個別相談……有り

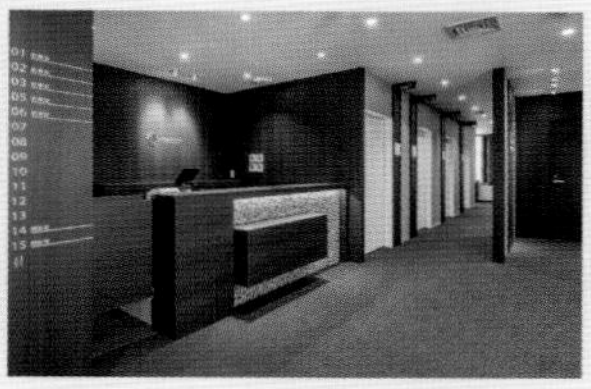

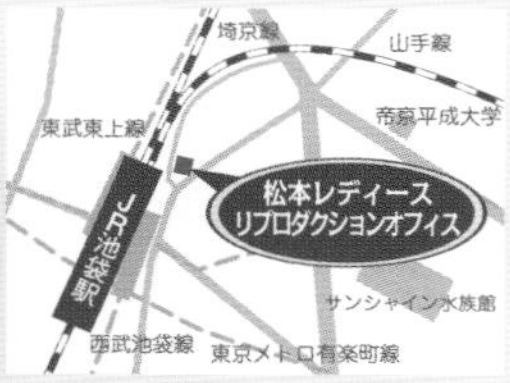

● 妊活には興味があるけど、不妊クリニックに受診するべきなのかどうか不安な方、まずは知識を得たい方など、気軽にご連絡ください。
最新鋭の機器、日本トップレベルのドクターがそろっています。
日程・場所に関すること、また、オンライン教室など、当院のホームページをご確認ください。

Tokyo　Access　京王線・京王井の頭線 明大前駅 徒歩５分

明大前アートクリニック

https://www.meidaimae-art-clinic.jp

東京都杉並区和泉 2-7-1　甘酒屋ビル 2F
TEL : 03-3325-1155

参加予約▶ TEL : 03-3325-1155

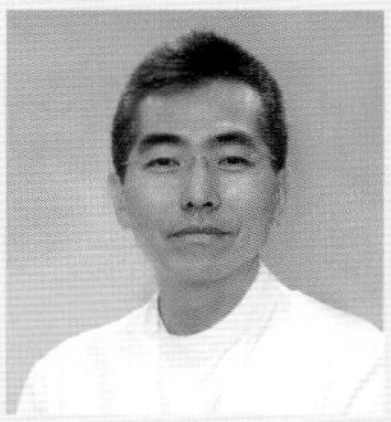

北村 誠司 医師

- ■名称…………体外受精説明会
- ■日程…………１回 / 隔月
- ■開催場所……クリニック内
- ■予約…………必要
- ■参加費用……無料
- ■参加…………他院の患者様OK
- ■個別相談……有り

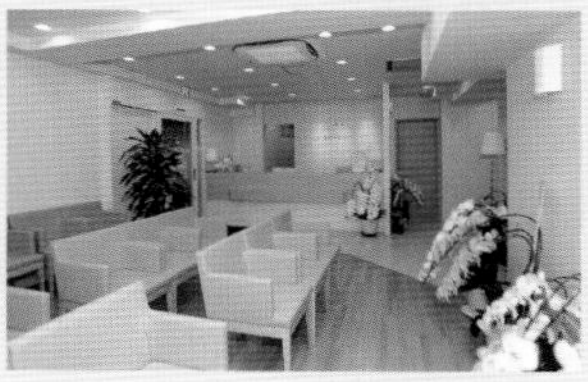

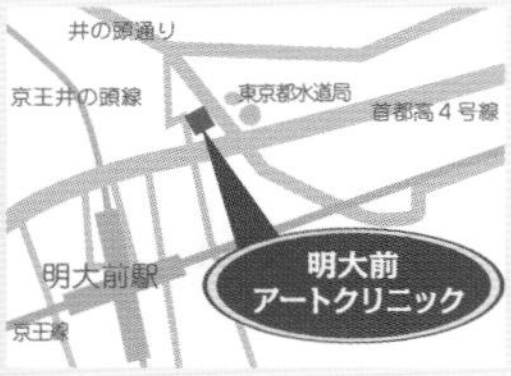

● この説明会は体外受精に対してご理解をいただき、不安や疑問を解消していく目的で行っております。そして、当院で実際行われている体外受精をスライドと動画を用いて詳しく説明しております。
オンラインでも説明会の動画を視聴いただけます。当院ホームページよりお問合せ下さい。

Kanagawa　Access　みなとみらい線 みなとみらい駅 ４番出口すぐ

みなとみらい夢クリニック

https://mm-yumeclinic.com/session/

神奈川県横浜市西区みなとみらい3-6-3 MMパークビル2F･3F（受付）
TEL : 045-228-3131

参加予約▶ ホームページの
申込みフォームより

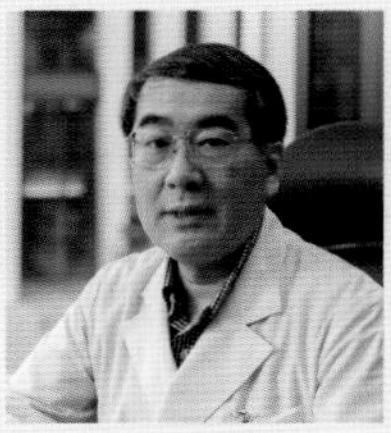

貝嶋 弘恒 医師

- ■名称…………不妊治療セミナー
- ■日程…………毎月定期開催※
- ■開催場所……MMパークビル 2F
- ■予約…………必要
- ■参加費用……無料
- ■参加…………他院の患者様OK
- ■個別相談……有り

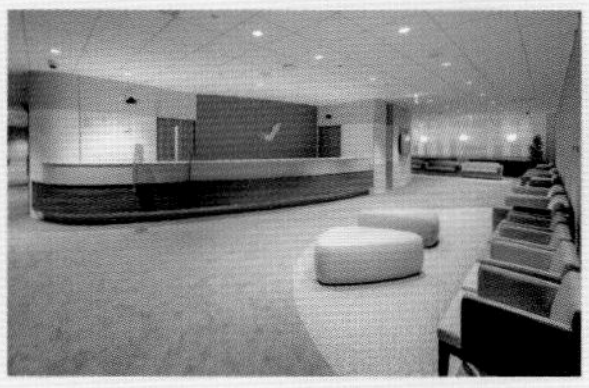

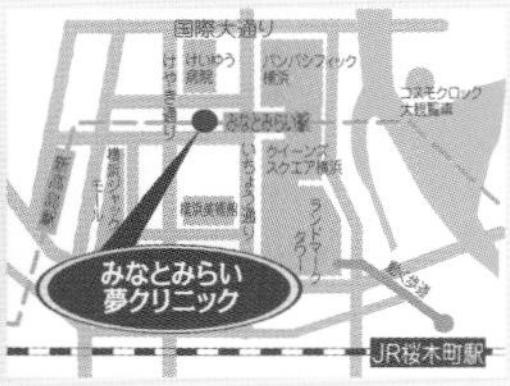

● 一般の方（現在不妊症でお悩みの方、不妊治療中の方）向けセミナーを開催しております。 当院の体外受精を中心とした治療方法･方針（保険･自費での治療含む）をスライドやアニメーションを使ってわかりやすく説明し､終了後は個別に質問にもお答えしております。※セミナー（録画）はウェブよりいつでもご覧いただけます。詳細はホームページよりご確認下さい。

Kanagawa　Access　JR・横浜線 東神奈川駅 徒歩5分、東急東横線 東白楽駅 徒歩7分、京急本線 京急東神奈川駅 徒歩8分

神奈川レディースクリニック

http://www.klc.jp

神奈川県横浜市神奈川区西神奈川1-11-5 ARTVISTA 横浜ビル
TEL: 045-290-8666

参加予約▶ TEL : 045-290-8666

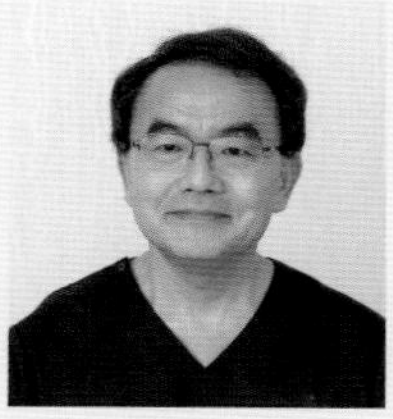

小林 淳一 医師

■名称…………不妊・不育学級
■日程…………毎月第1日曜 14:00～15:00
■開催場所……当院 6F 待合室
■予約…………必要
■参加費用……無料
■参加…………他院の患者様OK
■個別相談……有り

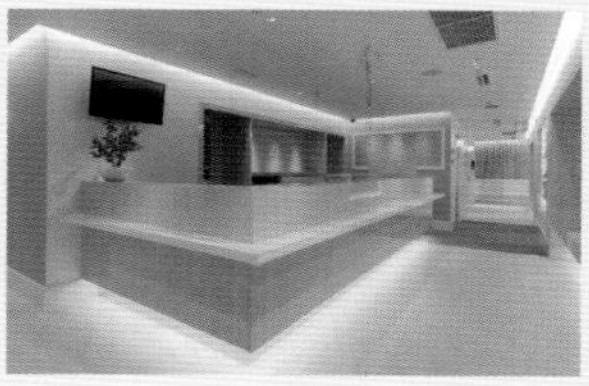

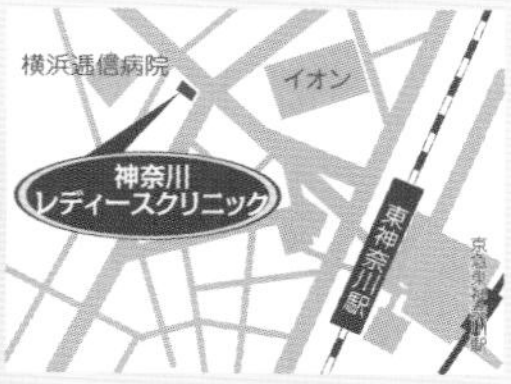

●「不妊／不育症とは」「検査／治療の進め方」「当クリニックの治療」について直接院長が説明します。不妊治療をこれから始めたいと考えている方、治療を始めてまだ間もない方などお気軽にご参加ください。体外受精のお話もあります。
詳細はホームページでご確認ください。

Kanagawa　Access　JR 関内駅北口 徒歩 5 分、横浜市営地下鉄 関内駅9番出口 徒歩2分、みなとみらい線 馬車道駅 徒歩2分

馬車道レディスクリニック

https://www.bashamichi-lc.com

神奈川県横浜市中区相生町 4-65-3 馬車道メディカルスクエア 5F
TEL: 045-228-1680

参加予約▶ TEL : 045-228-1680

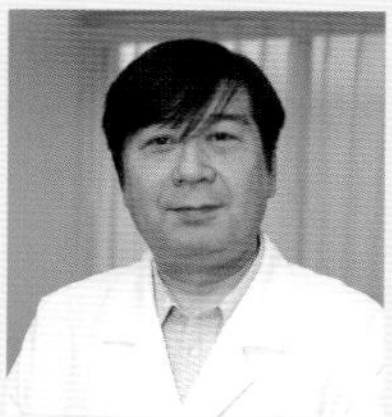

池永 秀幸 医師

■名称…………不妊学級
■日程…………月１回
■開催場所……当院４F 待合室
■予約…………必要
■参加費用……無料
■参加…………他院の患者様OK
■個別相談……有り

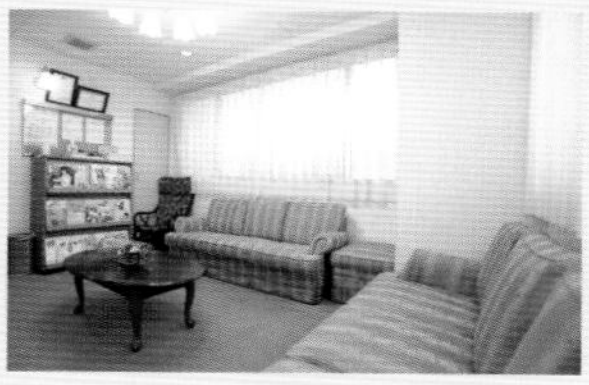

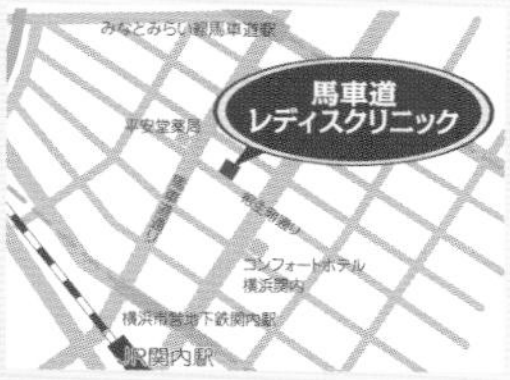

● 当院では初診時に面接をし、個々の意向をお伺いした上で治療を進めています。ART 希望の方にはご夫婦で「不妊学級」に参加していただき、院長から直接、実際当院で行っている ART の流れや方法・院長の考えなどを聞いていただいています。
詳しい話やご相談希望がある方は、院長の「個別相談」または看護師・培養士による「面接」の時間を設けています。

Nagano　Access　佐久北 IC・佐久 IC より車で約 5 分　JR 佐久平駅 徒歩約 10 分

佐久平エンゼルクリニック

https://www.sakudaira-angel-clinic.jp

長野県佐久市長土呂 1210-1
TEL: 0267-67-5816

参加予約▶ お電話にて
お申し込みください

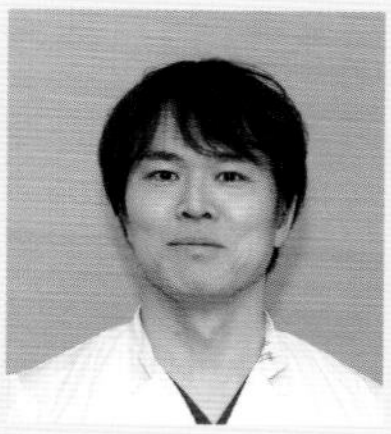

政井 哲兵 医師

■名称…………体外受精説明会
■日程…………随時
■開催場所……オンライン形式にて
■予約…………要連絡
■参加費用……無料
■参加…………他院の患者様OK
■個別相談……不妊相談

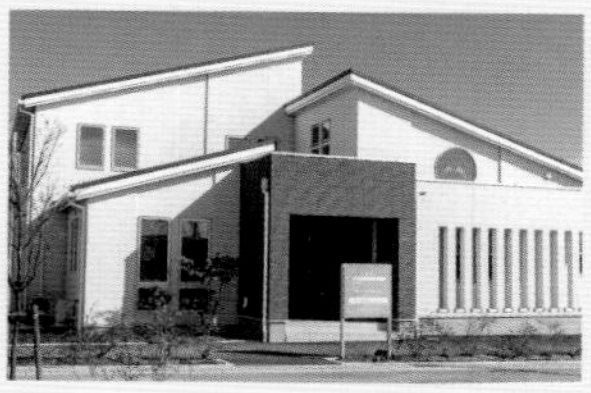

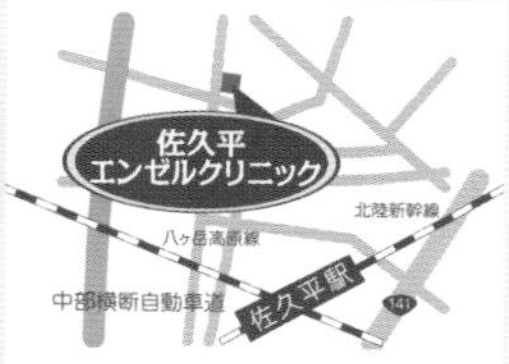

● 自由診療と保険診療で内容が異なります。詳細は当院までお問合せください。

Shiga　Access　JR 堅田駅 徒歩 3 分

リプロダクション浮田クリニック

https://repro.ukita.gr.jp

滋賀県大津市真野 1-45-8
TEL: 077-572-7624

参加予約▶ ホームページの申込みページより

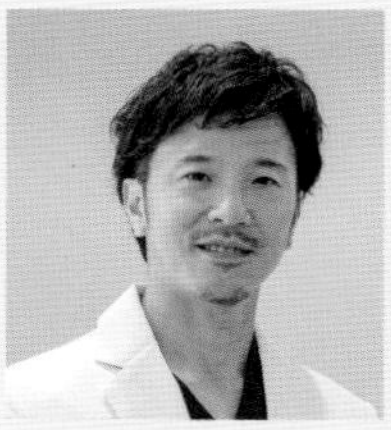

浮田 祐司 医師

■名称…………ARTセミナー
■日程…………定期的に開催
■開催場所……クリニック内
■予約…………必要
■参加費用……無料
■参加…………他院の患者様OK
■個別相談……有り

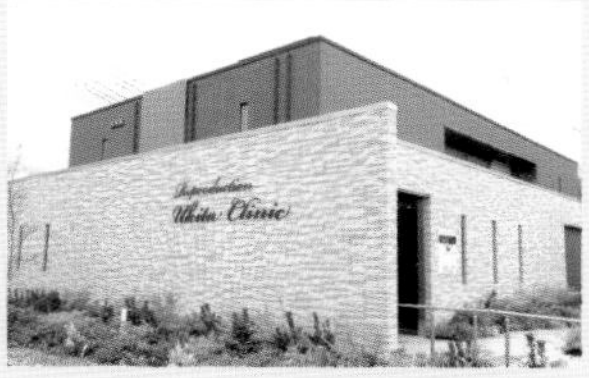

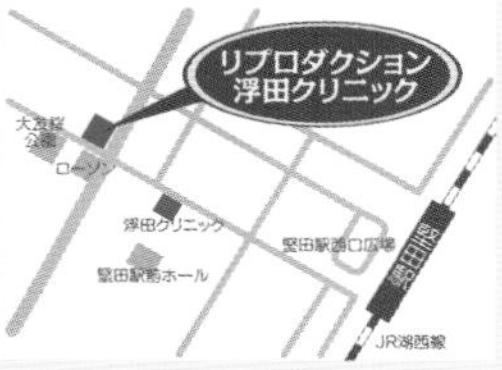

● ART セミナーは、高度生殖医療 (体外受精・顕微授精など) について、医師が詳しく解説いたします。当クリニックを受診中の方は、高度生殖医療を開始する前にご夫婦での参加をお願いしています。他院受診中の患者様も受講可能です。詳細はホームページでご確認ください。

Osaka　Access　堺筋線・京阪本線 北浜駅 タワー直結 / 南改札口４番出口

レディースクリニック北浜

https://www.lc-kitahama.jp

大阪府大阪市中央区高麗橋1- 7- 3 ザ・北浜プラザ３F
TEL : 06-6202-8739

参加予約▶ TEL : 06-6202-8739

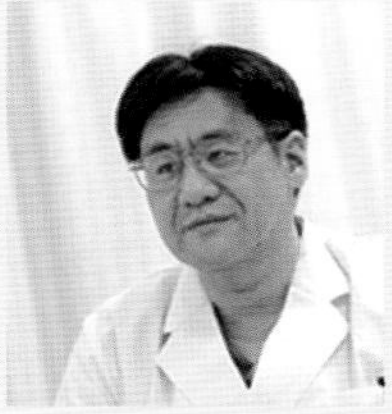

奥 裕嗣 医師

■名称…………体外受精 (IVF) 無料セミナー
■日程…………毎月第２土曜 15 :00 ～17 :00
■開催場所……クリニック内
■予約…………必要
■参加費用……無料
■参加…………他院の患者様OK
■個別相談……有り

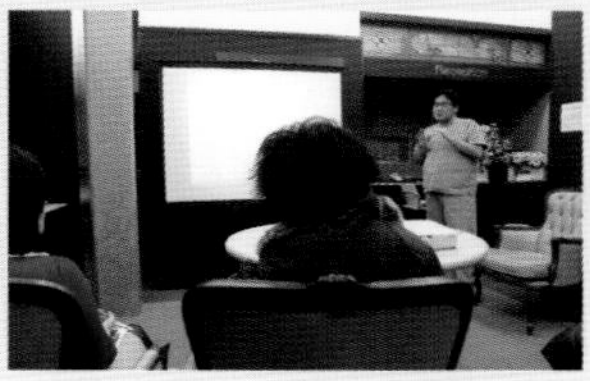

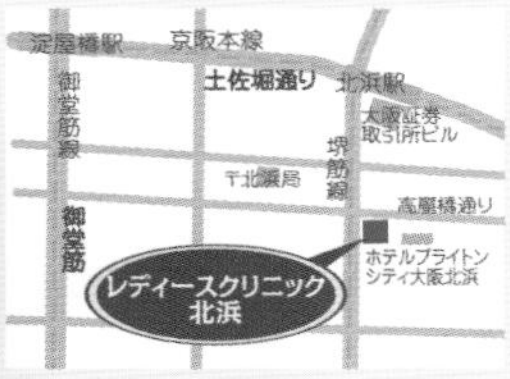

● 毎月第２土曜日に体外受精教室を開き、医師はじめ胚培養士、看護師による当院の治療説明を行っています。会場は院内で、参加は予約制です。他院に通院中の方で体外受精へのステップアップを考えられている患者さんの参加も歓迎しています。ぜひ、テーラーメイドでフレンドリーな体外受精の説明をお聞きになって、基本的なことを知っていってください。

Osaka　Access　四つ橋線 玉出駅 徒歩 0 分、南海本線 岸里玉出駅 徒歩 10 分

オーク住吉産婦人科

https://www.oakclinic-group.com

大阪府大阪市西成区玉出西2- 7- 9
TEL : 0120-009-345

視聴▶ https://www.oakclinic-group.com/on-doga/

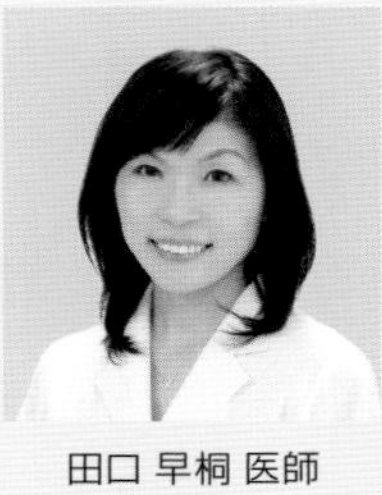

田口 早桐 医師

■名称…………オーク会セミナー動画 / オンラインセミナー
■日程…………毎月最終日曜日
■開催場所……HP 内オンライン動画 /Zoom
■予約…………なし /web
■参加費用……無料
■参加…………他院の患者様OK
■個別相談……メールにて

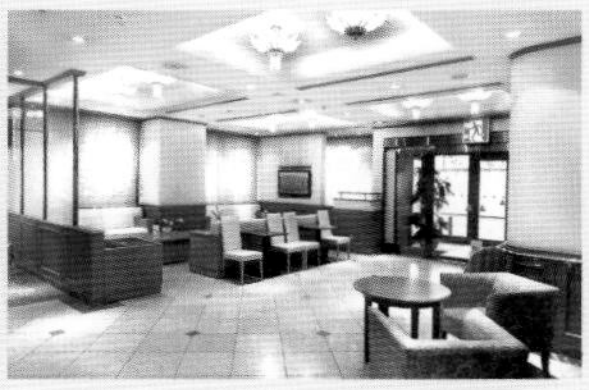

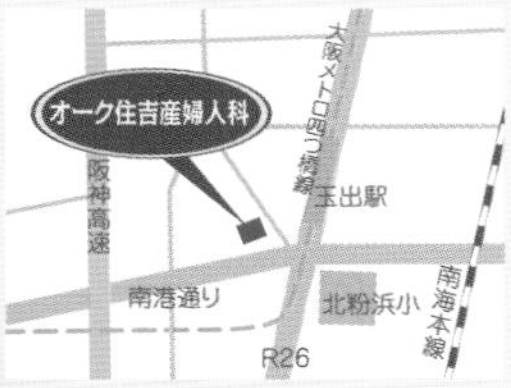

● 新型コロナウイルス感染拡大予防のため、オンライン上でセミナー動画を配信しています。医師が妊娠成立の仕組みと妊娠が成立しない原因について考えられること、さらに、体外受精による治療がどういうものなのかを詳しくお伝えしています (右上の QR コードからもご覧いただけます)。オンライン診療にも力を入れており、来院回数をできるだけ減らした治療を選択することが可能です。

Hyogo　Access　海岸線 旧居留地・大丸前駅 徒歩1分、JR・阪神本線 元町駅 徒歩3分、JR 三宮駅 徒歩8分

神戸元町夢クリニック

兵庫県神戸市中央区明石町44 神戸御幸ビル3F

TEL : 078-325-2121

https://www.yumeclinic.or.jp

視聴▶ 当院 YouTube チャンネルより

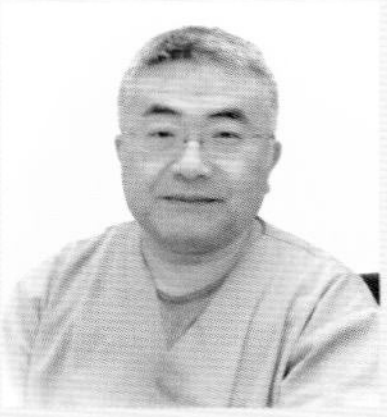

河内谷 敏 医師

- ■名称…………体外受精説明会（動画）
- ■日程…………随時
- ■開催場所……当院 YouTubeチャンネルより
- ■予約…………不要
- ■参加費用……無料
- ■参加…………他院の患者様OK
- ■個別相談……動画閲覧の場合はなし

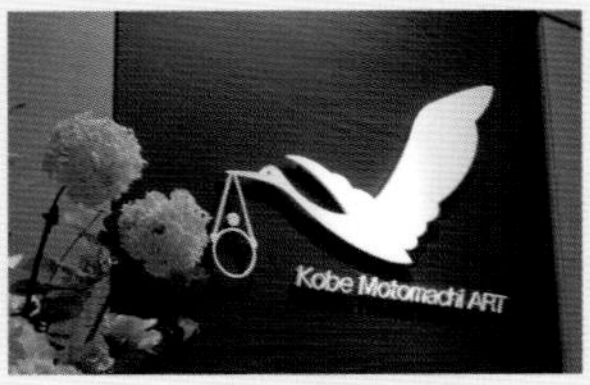

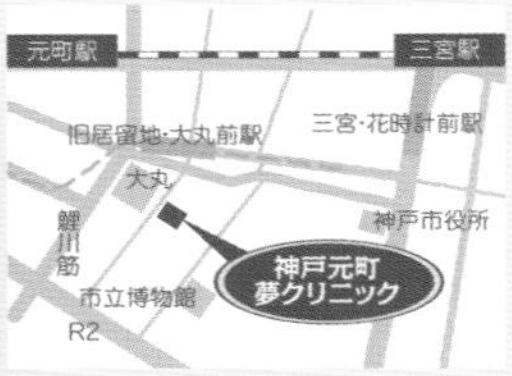

● 新型コロナウイルス感染症（COVID-19）の影響を考慮し、当面の間説明会は中止しております。代わりに、当院の説明会でお話しする内容を動画形式にし、当院 YouTube チャンネルでご覧いただけます。当院ホームページ説明会のページにリンクがございますので、そちらからご覧ください。（右上の QR コードからもご覧いただけます）

Hyogo　Access　JR・山陽電車 姫路駅 徒歩6分

Koba レディースクリニック

兵庫県姫路市北条口2-18 宮本ビル1F

TEL: 079-223-4924

https://www.koba-ladies.jp

参加予約▶ TEL : 079-223-4924

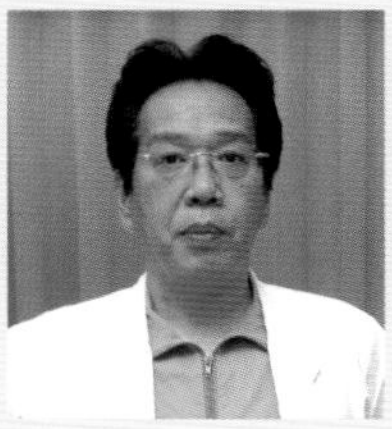

小林 眞一郎 医師

- ■名称…………体外受精セミナー
- ■日程…………原則第３土曜 14:00～16:00
- ■開催場所……宮本ビル８F
- ■予約…………必要
- ■参加費用……無料
- ■参加…………他院の患者様OK
- ■個別相談……有り

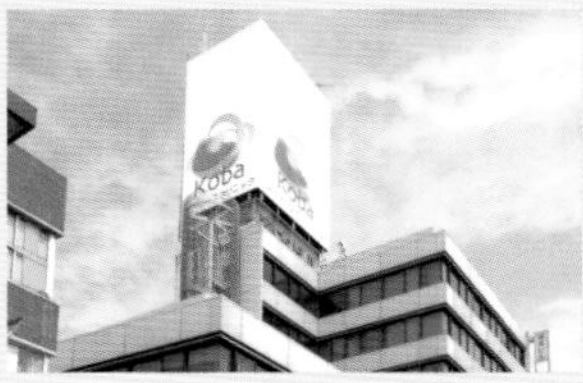

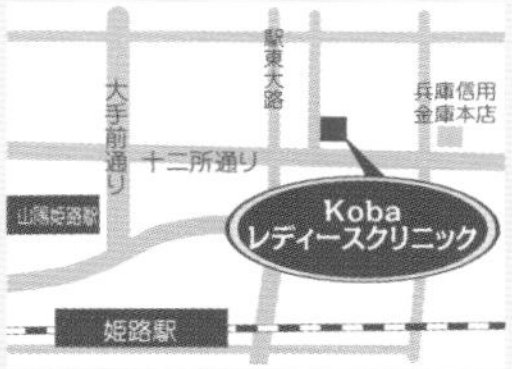

● 体外受精（顕微授精）の認識度を UP すること。そして正しい情報を伝えること。一般の患者さんへ　ご主人は、はっきり言って体外受精というものを正しく把握されていませんので、歴史的な流れ、システム、料金、自治体のサポート、合併症などすべてお話しています。

ふたりで勉強会に参加するメリットは？

★ 妊娠や出産、不妊治療に関する知識を一緒に深めることができます。

★ 不妊治療を進めるうえで、情報を共有しやすくなります。

★ ふたりが協力しあって治療に取り組みやすくなり、治療にかかるストレスの軽減につながります。

赤ちゃんがほしい！　ママ＆パパになりたい！

見つけよう！

私たちにあった クリニック

なかなか妊娠しないなぁ。どうしてだろう？

心配になってクリニックへ相談へ行こうと思っても、「たくさんあるクリニックから、どう選べばいいの？」と悩むこともあるかもしれませんね。

ここでは、クリニックからのメッセージと合わせて基本的な情報を紹介しています。

お住いの近く、職場の近く、ちょっと遠いけど気になるクリニックが見つかったら、ぜひ、問い合わせてみてください。 （P.95 の全国の不妊治療病院＆クリニックも、ぜひご活用ください）

今回紹介のクリニック

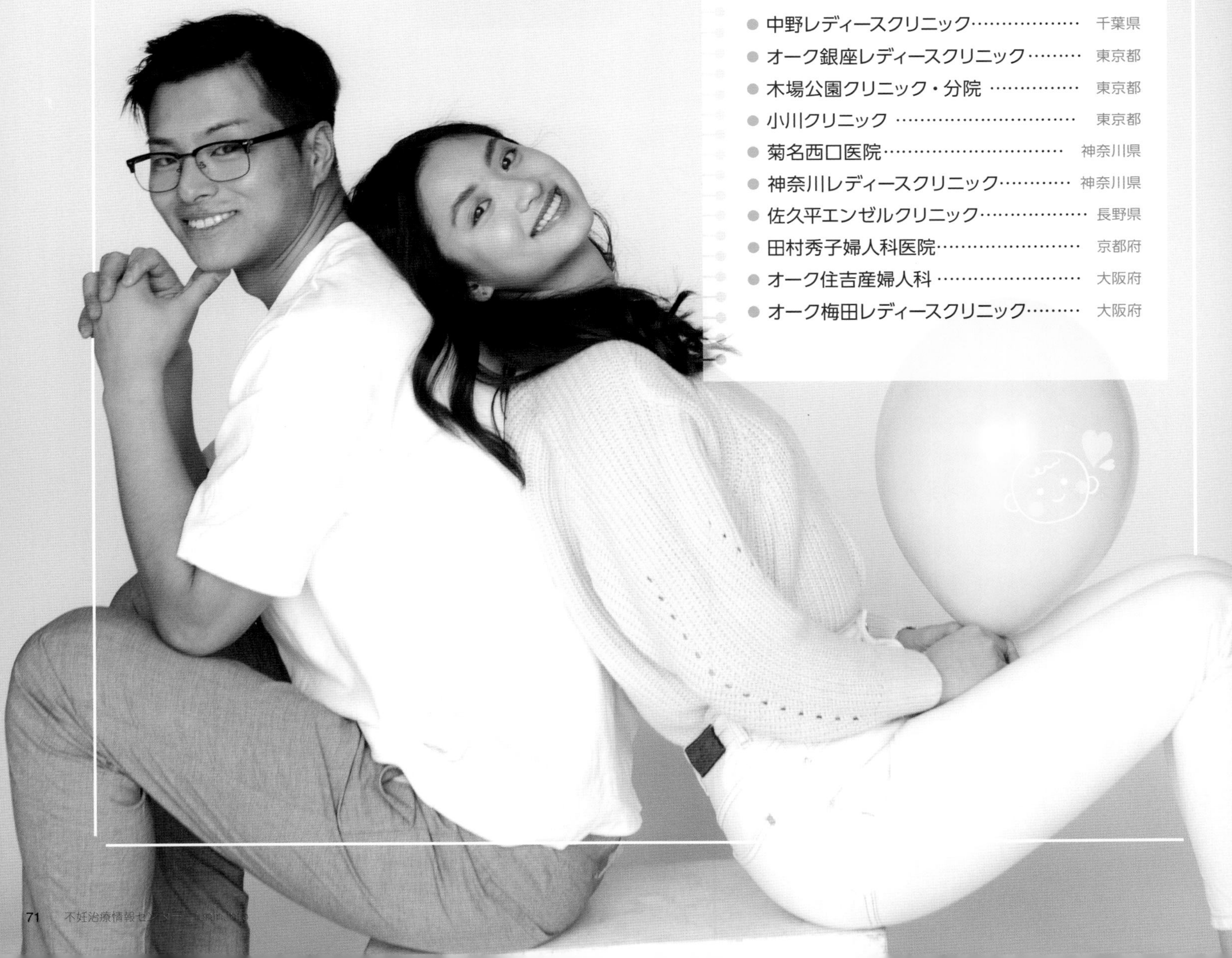

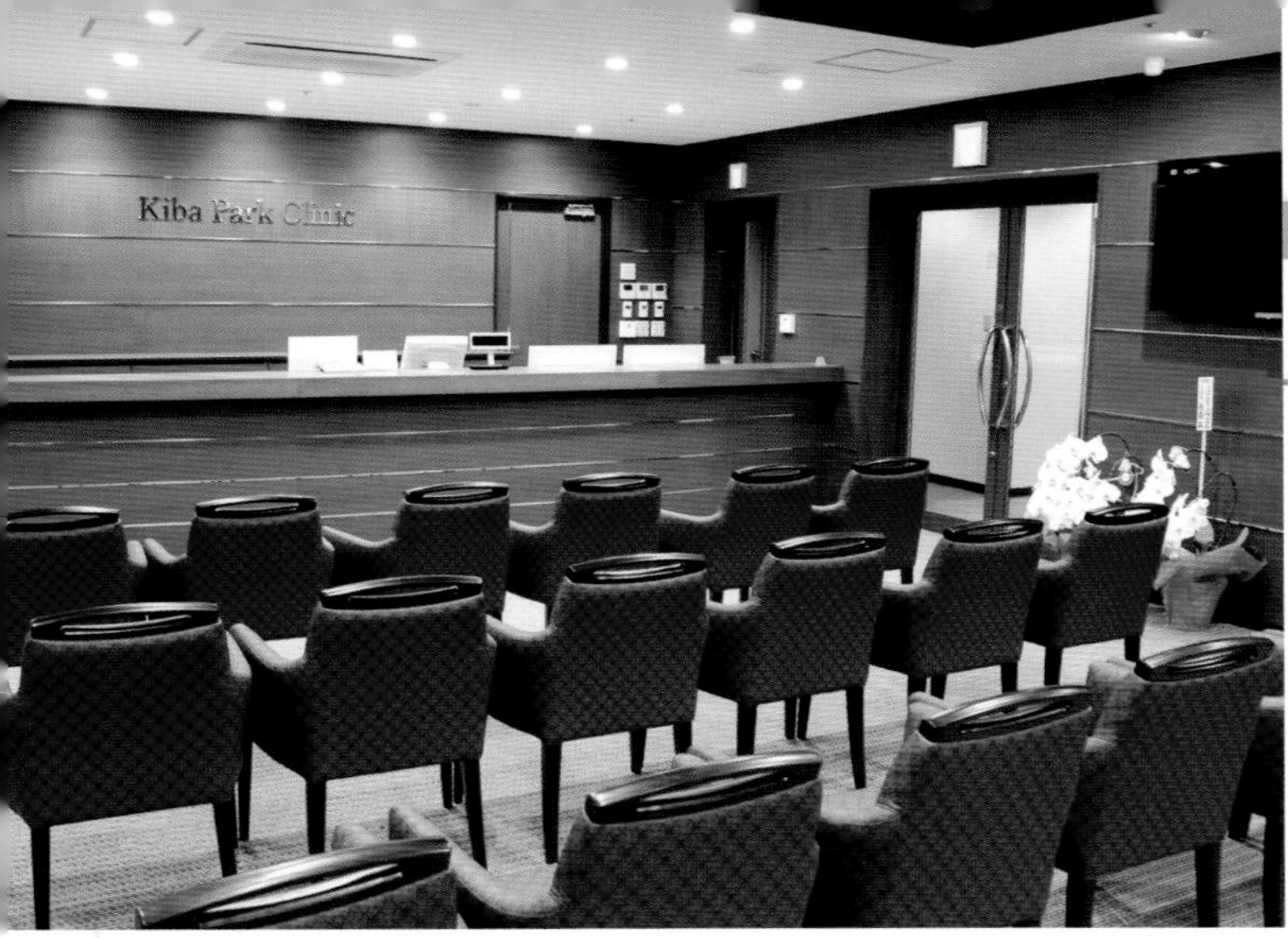

一般不妊症・体外受精・顕微授精・不育症　東京都・江東区

木場公園クリニック・分院

TEL. 03-5245-4122　URL. https://www.kiba-park.jp

世界トップレベルの医療を提供しています

不妊症の治療は時間を要することもあり、治療方針や将来に不安を抱く方も少なくありません。

そこで私たちクリニックでは、心のケアを大事に考え、心理カウンセラーや臨床遺伝専門医が患者さまの心の悩みをバックアップしています。

医療面では、一般不妊治療から生殖補助医療（体外受精、顕微授精）まで、生殖医療専門医による大学レベルの高品位な技術を提供し、世界トップレベルの医療と欧米スタイルでご夫婦の立場に立った、心の通った女性・男性不妊症の診察・検査・治療を行っておりますので、どうぞご夫婦でご相談にいらしてください。

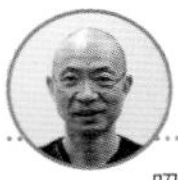

Profile.　吉田 淳 理事長

昭和61年愛媛大学医学部卒業。同年5月より東京警察病院産婦人科に勤務。平成3年より池下チャイルドレディースクリニックに勤務。平成4年日本産科婦人科学会産婦人科専門医を取得。その後、女性不妊症・男性不妊症の診療・治療・研究を行う。平成9年日本不妊学会賞受賞。平成11年1月木場公園クリニックを開業。「不妊症はカップルの問題」と提唱し、日本で数少ない女性不妊症・男性不妊症の両方を診察・治療できるリプロダクション専門医である。

○ 診療時間 (8:30〜12:00、13:30〜16:30)

	月	火	水	木	金	土	日
午前	○	○	○	○	○	○※	―
午後	○	●	○	●	○	○※	―

● 6Fのみ火曜日と木曜日の午後13:30〜18:30
※土曜日 午前9:00〜14:00、午後14:30〜16:00
　祝日の午前は8:30〜13:00

東京都江東区木場 2-17-13 亀井ビル

○東京メトロ東西線木場駅 3番出口より徒歩2分

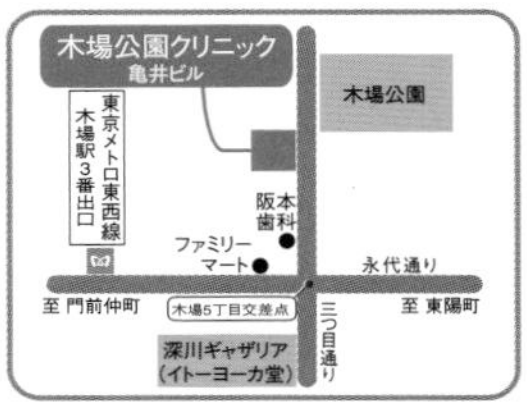

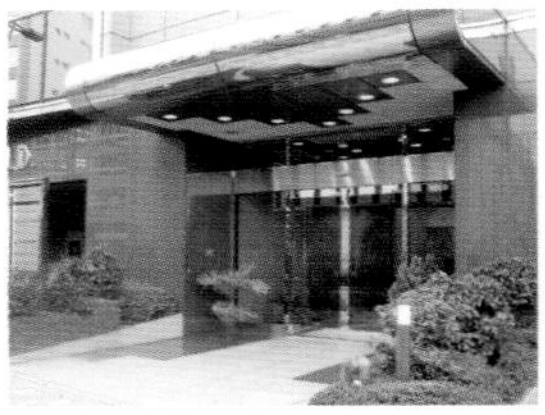

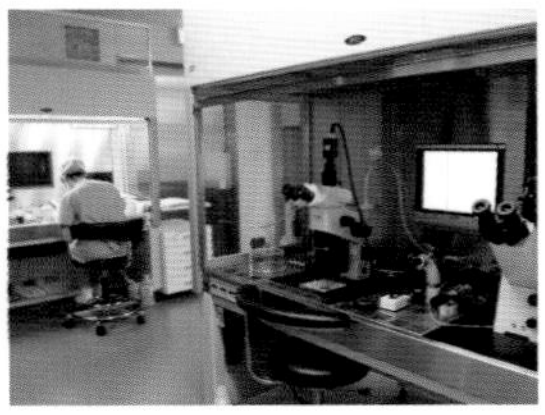

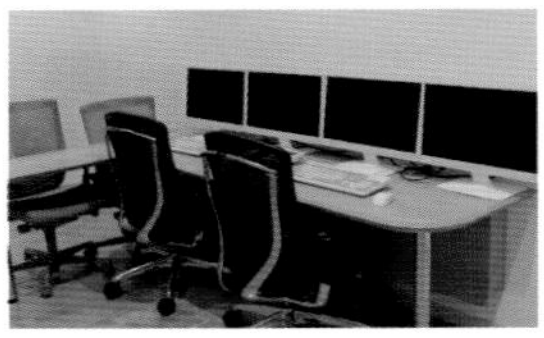

「不妊症はカップルの病気」

木場公園クリニック・分院は、カップルで受診しやすいクリニックを目指して、設計・運営しています。カップルで診察を待つ人が多いので、待合室に男性がいてもなんの違和感もありません。7階には子連れ専用フロアを開設させていただきました。月に2回 Web セミナーを行っています。

●人工授精 ●体外受精 ●顕微授精 ●凍結保存 ●男性不妊 ●カウンセリング ●女性医師 ●レーザー

体外受精・顕微授精・不妊症　東京都・中央区

オーク銀座レディースクリニック

TEL. 0120-009-345　URL. https://www.oakclinic-group.com/

お子様を迎えるという目標に向かって、高度生殖補助医療による治療を提供しています。

患者様のお話をうかがい、お一人おひとりに合わせた治療プランをご提案します。男性不妊にも対応しており、ご夫婦で受診していただくことも可能です。また、週に3日は大阪の本院（オーク住吉産婦人科）から経験豊富な専門医が来院し、診療にあたっています。

体外受精周期の注射には365日対応しており、病院ではなく、患者様本位のスケジュールで治療を進めていただけます。

学会認定の胚培養士が在籍する国際水準の培養ラボラトリーを備え、院内の基準をクリアした胚培養士が、患者様に採卵した卵子や受精後の胚の状態をご説明しています。

患者様が一日も早く赤ちゃんを迎えられるよう、経験と技術に裏打ちされた治療でサポートして参ります。

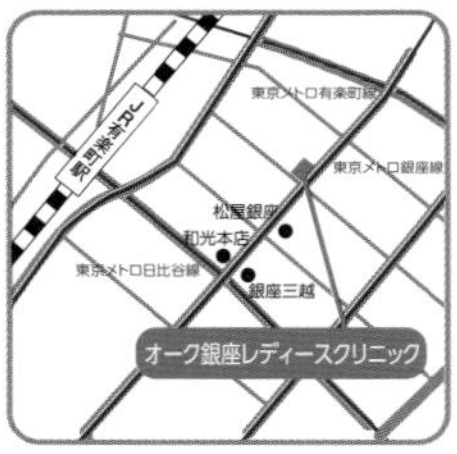

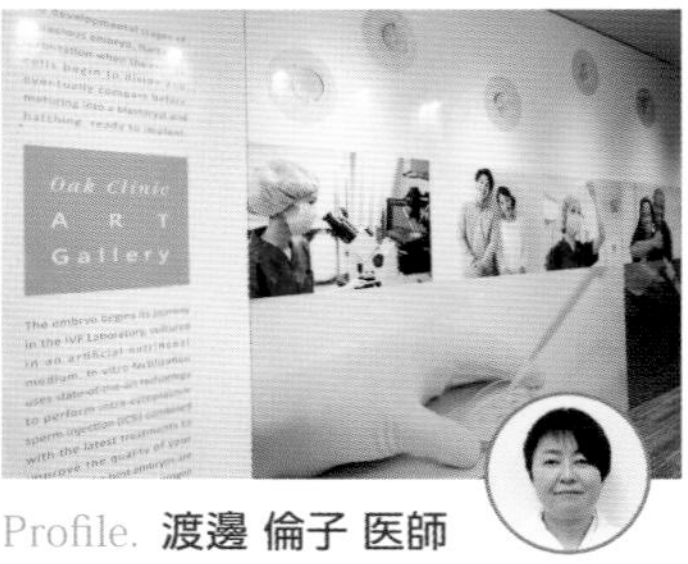

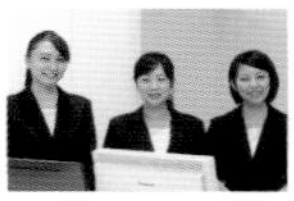

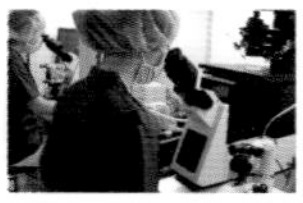

Profile.　渡邊 倫子 医師

筑波大学卒業。筑波大学附属病院、木場公園クリニック、山王病院等を経てオーク銀座レディースクリニック院長。得意分野は、男性不妊と内視鏡検査。もちろん女性不妊も専門です。男性、女性を診療できる数少ない生殖医療専門医です。

○ 診療時間

	月	火	水	木	金	土	日
午前	○	○	○	○	○	○	△
午後	○	○	○	○	○	○※	△
夜間	○	○	○	○	○	―	―

午前 9:00〜13:00、午後 14:00〜16:30
※土曜午後 14:00〜16:00、夜間 17:00〜19:00
△日・祝日は 9:00〜15:00

東京都中央区銀座 2-6-12　Okura House 7F

○ JR 山手線・京浜東北線有楽町駅 徒歩5分、東京メトロ銀座駅 徒歩3分、東京メトロ有楽町線 銀座1丁目駅 徒歩2分

●人工授精 ●体外受精 ●顕微授精 ●凍結保存 ●男性不妊
●漢方 ●カウンセリング ●女性医師

不妊症・婦人科一般・更年期障害・その他　千葉県・柏市

中野レディースクリニック

TEL. 04-7162-0345　URL. http://www.nakano-lc.com

エビデンスに基づいた、イージーオーダーの不妊治療

患者様お一人おひとりに治療効果が高いレベルで実現できるよう、エビデンス（症状に対して効果があることがわかっている治療法）に基づいた治療を行っています。そして、最終的に一人でも多くの方が妊娠できるよう、それぞれの方に合った細やかな対応ができるようイージーオーダーの不妊治療をご提供しております。

不妊治療は、加齢とともに条件が悪くなりますから、みなさま、早めに私たちクリニックをお訪ねください。

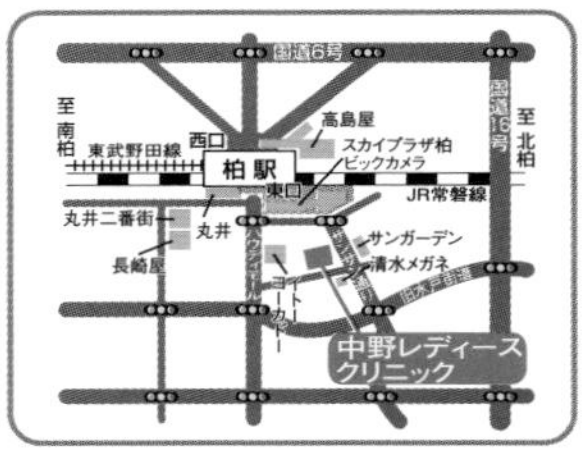

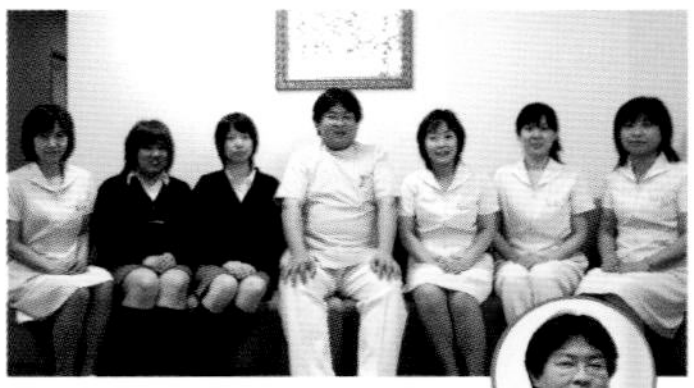

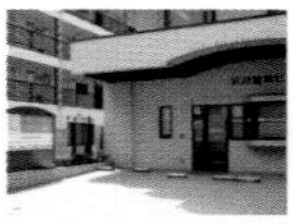

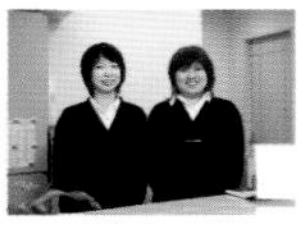

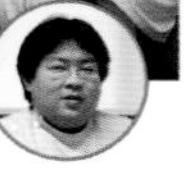

Profile.　中野 英之 院長

平成4年 東邦大学医学部卒業、平成8年 東邦大学大学院修了。この間、東邦大学での初めての顕微授精に成功。平成9年 東京警察病院産婦人科に出向。吊り上げ式腹腔鏡の手技を習得、実践する。
平成13年 宗産婦人科病院副院長。平成17年 中野レディースクリニックを開設。医学博士。
日本生殖医学会認定生殖医療専門医。

○ 診療時間 (9:00〜12:30、15:00〜19:00)

	月	火	水	木	金	土	日
午前	○	○	○	○	○	○	―
午後	○	○	○	○	○	―	―
夜間	○	―	○	―	○	―	―

午後 15:00〜17:00、夜間 17:00〜19:00
※土曜午後、日・祝日は休診。
※初診の方は、診療終了1時間前までにご来院下さい。

千葉県柏市柏 2-10-11-1F

○ JR 常磐線柏駅東口より徒歩3分

●人工授精 ●体外受精 ●顕微授精 ●凍結保存
●男性不妊 ●カウンセリング

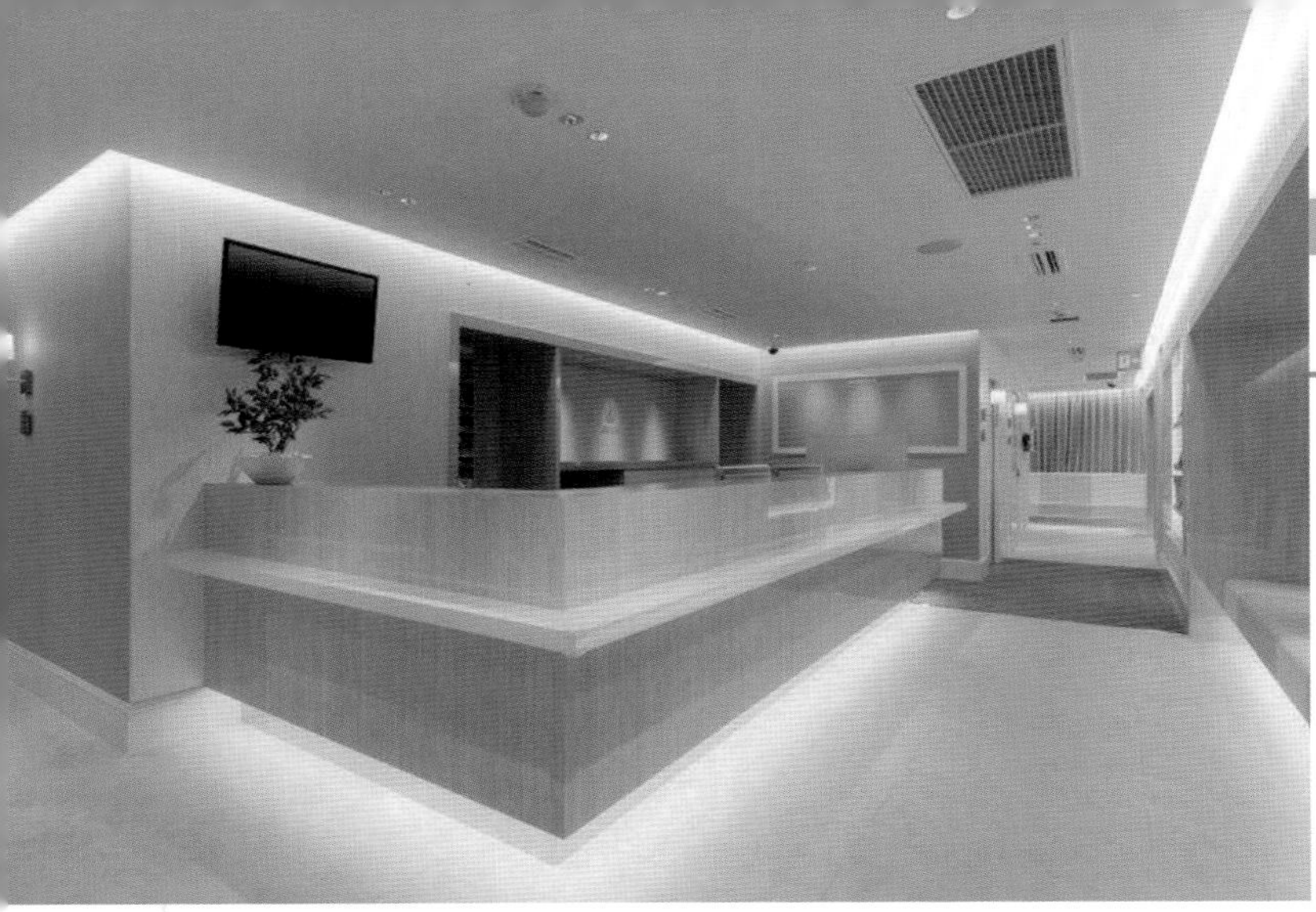

不妊不育 IVF センター・婦人科一般　　神奈川県・横浜市

神奈川レディースクリニック

TEL. 045-290-8666 URL. http://www.klc.jp

患者様お一人おひとりのお気持ちを大切に納得のいく治療を進めていきます

不妊・不育の治療をされている患者様の身近な存在として、気軽に活用できるクリニックでありたいというのが、私たちクリニックのモットーです。

不妊治療は、患者様の体調や気持ちにいかに寄り添うかが大切です。治療へのストレスや不安を少しでもとり除いて治療に臨んでいただくため、多くの相談窓口を設けておりますので、どうぞお気軽にご相談下さい。

不妊・不育症の原因は様々あり、複雑です。

患者様のお気持ちを大切に医師・培養士・看護師がチームとなって治療を進めてまいります。

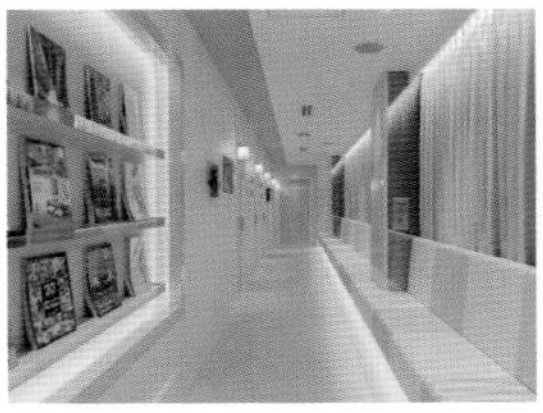

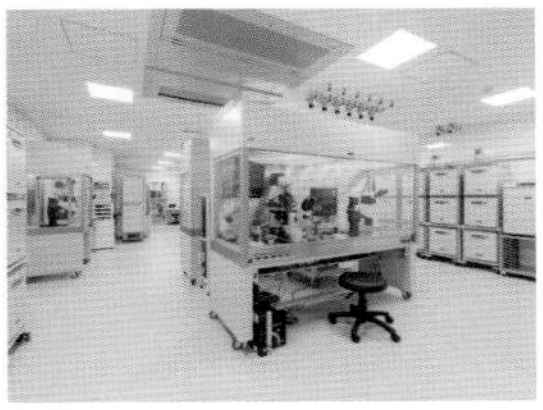

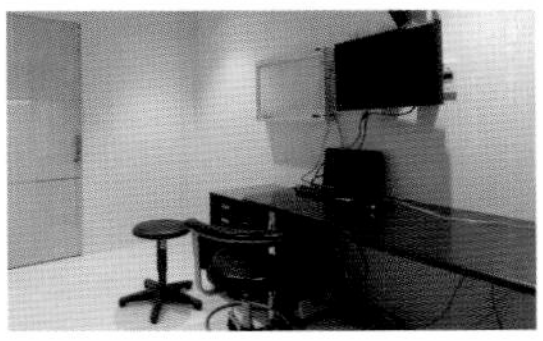

緊急時や入院の必要な方は、近隣の医療機関と提携し、24時間対応にて診療を行っております。また、携帯電話から診察の順番がわかる、受付順番表示システムを導入しております。

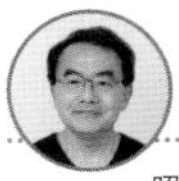

Profile. 小林 淳一 院長

昭和 56 年慶應義塾大学医学部卒業。慶應義塾大学病院にて習慣流産で学位取得。昭和 62 年済生会神奈川県病院にて、IVF・不育症を専門に外来を行う。平成 9 年新横浜母と子の病院にて、不妊不育 IVF センターを設立。平成 15 年 6 月神奈川レディースクリニックを設立し、同センターを移動する。医学博士。日本産科婦人科学会認定産婦人科専門医。母体保護法指定医。

○ 診療時間 (8:30〜12:30、14:00〜19:00)

	月	火	水	木	金	土	日
午前	○	○	○	●	○	△	△
午後	○	○	○※	●	○	ー	ー

△土・日(第2・第4)・祝日の午前は8:30〜12:00、午後休診
※水曜午後は14:00〜19:30
●木曜、第1・第3・第5日曜の午前は予約制

神奈川県横浜市神奈川区西神奈川1-11-5 ARTVISTA横浜ビル
○ JR東神奈川駅より徒歩5分、京急東神奈川駅より徒歩8分、東急東白楽駅より徒歩7分

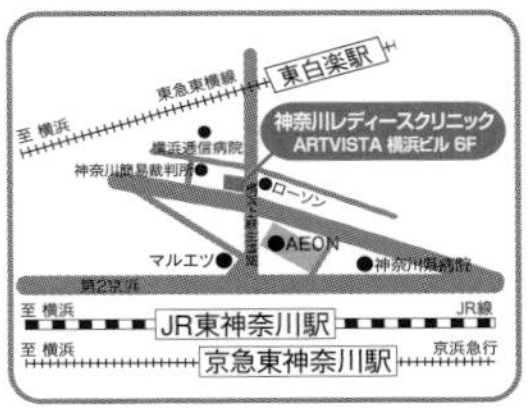

●人工授精 ●体外受精 ●顕微授精 ●凍結保存 ●男性不妊 ●漢方 ●カウンセリング ●食事指導

不妊症・産科・婦人科・小児科・内科　　神奈川県・横浜市

菊名西口医院

TEL. 045-401-6444 URL. https://www.kikuna-nishiguchi-iin.jp

約6割の方が自然妊娠！プラス思考で妊娠に向けてがんばってみませんか？

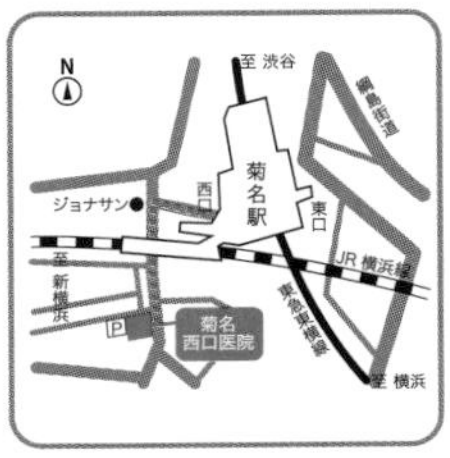

できる限り、自然に近い妊娠につながる不妊治療を心がけ、妊娠後のアフターフォローまで責任を持って診ることが、私たち菊名西口医院のモットーです。

そのため、外来の妊婦さんも約半数は不妊治療を経た妊娠成功者で、小児科の約3割はそのご夫婦のお子さんです。

「妊婦がいる外来は通院したくない」、「子どもがいる外来は通院したくない」というお気持ちは十分に受け止めています。だからこそ、そのご夫婦のように「妊娠できるんだ!」と、妊娠に向けてプラス思考へ切り替えてみませんか。

無理のない範囲で、根気強く。

基礎体温をつける気持ちになれないほど落ち込んだら、何カ月でも待ちます。通院をしばらく休んでも良いのですよ。

…『待つことも治療』ですから。

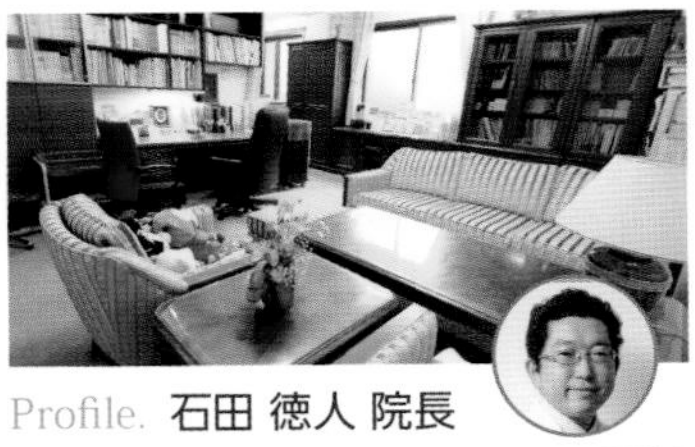

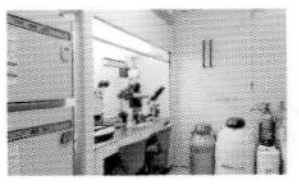

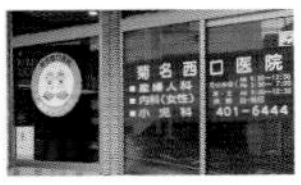

Profile. 石田 徳人 院長

平成2年 金沢医科大学卒業。同年聖マリアンナ医科大学産婦人科入局。平成8年 聖マリアンナ医科大学大学院修了。平成8年 カナダ McGill 大学生殖医学研究室客員講師。平成9年 聖マリアンナ医科大学産婦人科医長。平成13年 菊名西口医院開設。
日本産科婦人科学会認定産婦人科専門医。母体保護法指定医。医学博士。

○ 診療時間 (9:30〜12:30、15:30〜19:00)

	月	火	水	木	金	土	日
午前	○	○	○	○	○	○	ー
午後	○	○	○	ー	○	ー	ー

※木・土曜午後、日曜・祝日は休診。
※土曜午後、日曜・祝日は体外受精や顕微授精な　どの特殊治療を行う患者さんのみを完全予約制　にて行っています。
※乳房外来、小児予防接種は予約制。

神奈川県横浜市港北区篠原北 1-3-33
○ JR横浜線・東急東横線 菊名駅西口より徒歩1分
医院下に駐車場4台有り。(車でお越しの方は、そ　の旨お伝え下さい。)

●人工授精 ●体外受精 ●顕微授精 ●凍結保存 ●男性不妊
●漢方 ●カウンセリング ●食事指導 ●運動指導

不妊症・婦人科一般・産科・更年期障害・その他　　東京都・豊島区

小川クリニック

TEL. 03-3951-0356 URL. https://www.ogawaclinic.or.jp

希望に沿った治療の提案で、無理のない妊娠計画を実現

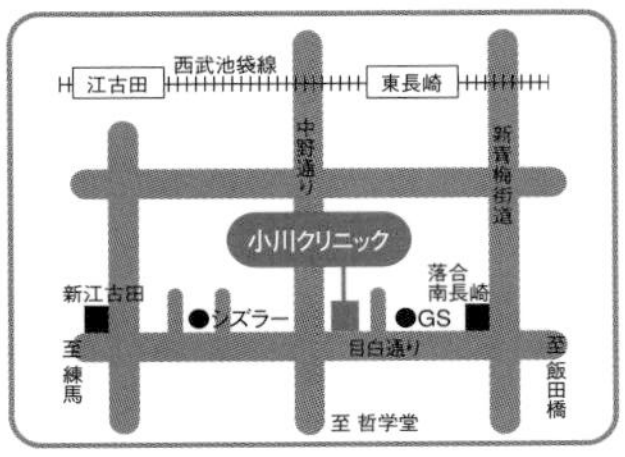

不妊治療の基本は、なるべく自然に近い形で妊娠を叶えることです。やみくもに最新治療の力を借りることは、避けなければなりません。

私たちクリニックでは、まずタイミング法より始め、漢方療法、排卵誘発剤、人工授精など、その人の状態により徐々にステップアップしていきます。

開院以来、高度生殖医療（体外受精、顕微授精など）の治療に到達する前に多くの方々が妊娠されています。

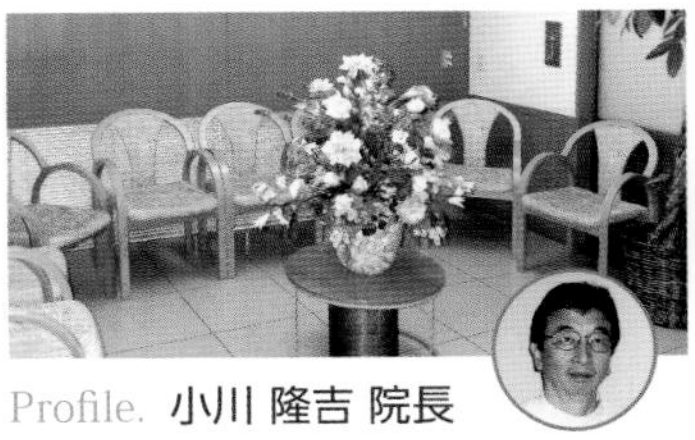

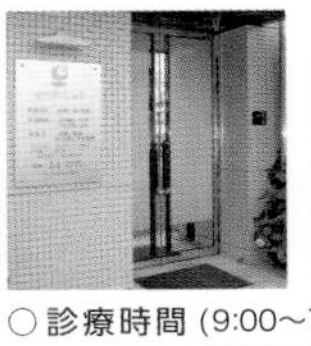

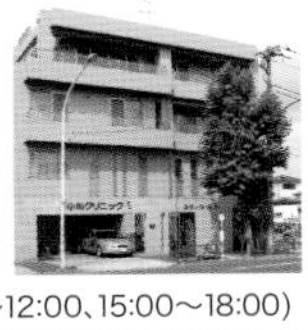

Profile. 小川 隆吉 院長

医学博士。元日本医科大学産婦人科講師。1975年日本医科大学卒業後、医局を経て1995年4月まで都立築地産院産婦人科医長として勤務。1995年6月不妊症を中心とした女性のための総合クリニック、小川クリニックを開院。著書に「不妊の最新治療」「ここが知りたい不妊治療」「更年期を上手に乗り切る本」「30才からの安産」などがある。

○ 診療時間 (9:00〜12:00、15:00〜18:00)

	月	火	水	木	金	土	日
午前	○	○	○	○	○	○	ー
午後	○	○	ー	○	○	ー	ー

※水・土曜の午後、日・祝日は休診。緊急の際は、上記に限らず電話連絡の上対応いたします。

東京都豊島区南長崎 6-7-11
○ 西武池袋線東長崎駅、地下鉄大江戸線落合南長崎駅より徒歩8分

●人工授精 ●男性不妊 ●漢方 ●カウンセリング

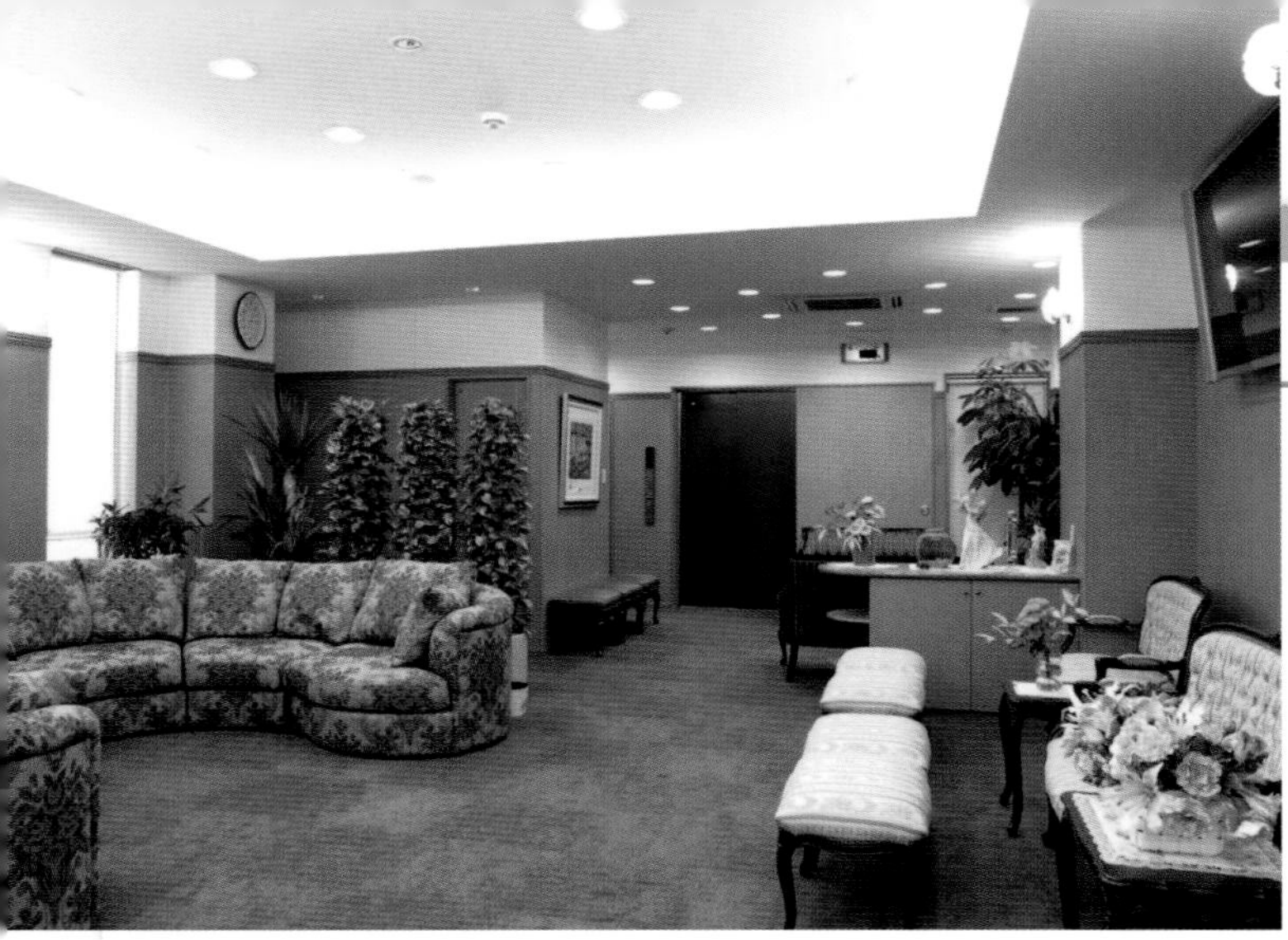

不妊症専門　京都府・京都市

田村秀子婦人科医院

TEL. 075-213-0523　URL. https://www.tamura-hideko.com/

心の持ち方や考え方、生活習慣などを聞き、その人だけのオーダーメイドな治療の提案

『これから病院に行くんだ』という気持ちでなく、もっとリラックスした気持ちで、たとえばレストランに食事に行く時やウィンドウショッピングの楽しさ、ホテルでお茶をする時の心地良さで来ていただけるような病院を目指しています。

また、不妊症は子どもが欲しくても自分ではどうしようもなく、かつ未体験のストレスとの戦いでもありますから、できればここに来たら、お姫さまのように自分主体でゆとりや自信を持てる雰囲気を作るよう心がけています。

我々は皆様が肩の力を抜いて通院して下さってこそ、治療の最大の効果を発揮できるものと思っております。ですから、そんな雰囲気作りに、これからも力を注いでいきたいと思っています。

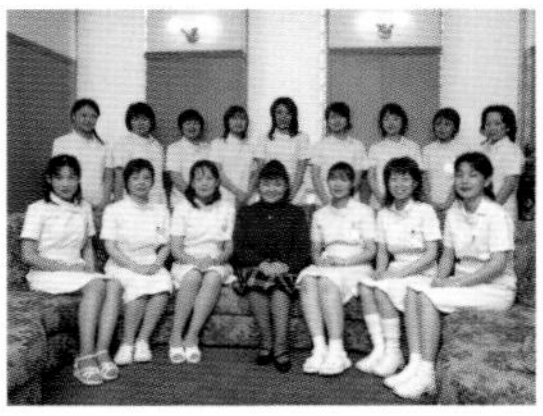

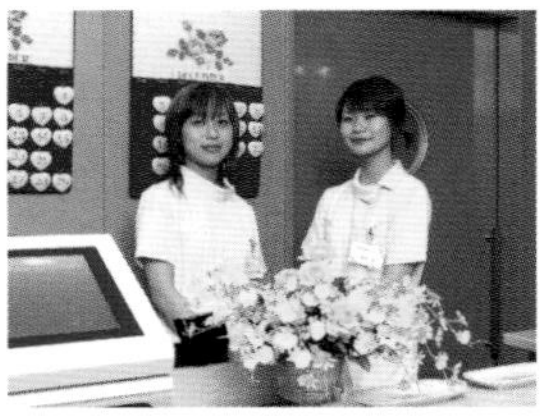

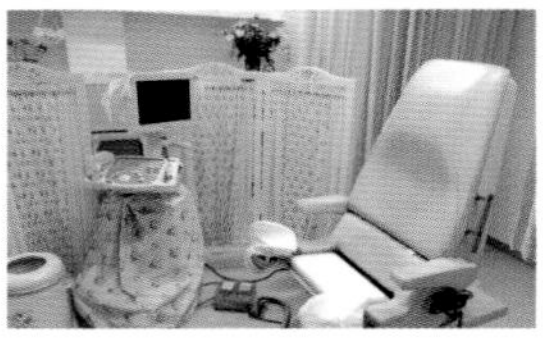

やわらかくあたたかいカラーリング。アロマテラピーによる心地よい香り。さらに、冷たさを感じないようにと医療機器に覆いかけられたクロスなど、院内には細かな配慮がなされている。体外受精のあとに安静室（個室）でもてなされる軽食も好評。

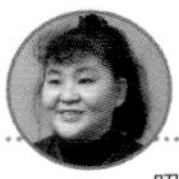

Profile. 田村 秀子 院長

昭和 58 年、京都府立医科大学卒業。平成元年同大学院修了。同年京都第一赤十字病院勤務。平成 3 年、自ら治療し、妊娠 13 週での破水を乗り越えてできた双子の出産を機に義父の経営する田村産婦人科医院に勤務して不妊部門を開設。平成 7 年より京都分院として田村秀子婦人科医院を開設。平成 15 年 8 月、現地に発展移転。現在、自院、田村産婦人科医院、京都第二赤十字病院の 3 施設で不妊外来を担当。専門は生殖内分泌学。医学博士。

○ 診療時間 (9:30～12:00、13:00～19:00)

	月	火	水	木	金	土	日
午前	○	○	○	○	○	○	―
午後	○	○	○	○	○	―	―
夜間	○	○	○	○	○	―	―

午後 13:00～15:00、夜間 17:00～19:00
※日･祝祭日休診
京都府京都市中京区御池高倉東入ル御所八幡町 229
○ 市営地下鉄烏丸線 御池駅 1 番出口 徒歩 3 分

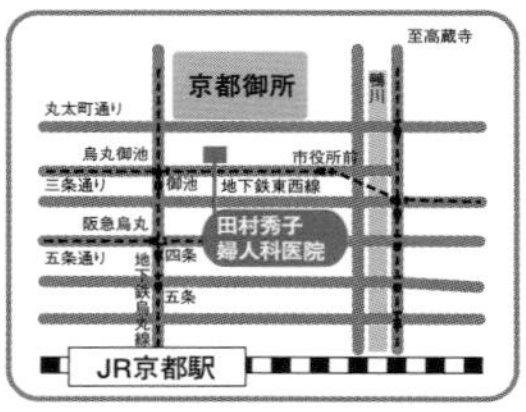

●人工授精 ●体外受精 ●顕微授精 ●凍結保存 ●男性不妊 ●漢方 ●カウンセリング ●女性医師

不妊症･リプロダクションセンター･体外受精ラボラトリー･サージセンター　大阪府・大阪市

オーク住吉産婦人科

TEL. 0120-009-345　URL. https://www.oakclinic-group.com/

高度生殖補助医療の専門クリニック。年中無休の体制で最先端の治療を提供します。

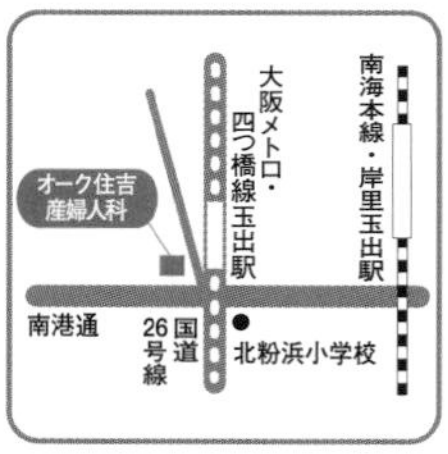

バックアップ体制の整った高度生殖補助医療実施施設です。働きながら不妊治療を受けていただきやすい体制を整えています。

生殖医療に長年携わっている専門医が、患者様お一人おひとりのお話をうかがった上で治療プランをご提案いたします。男性不妊にも対応し、ご夫婦での受診も可能です。

国際水準の培養ラボラトリーには、学会認定の胚培養士が多数在籍し、日々技術の習得や研究にあたっています。

患者様が納得して治療を受けて頂けるようドクター、スタッフが一丸となって治療に取り組んでいます。

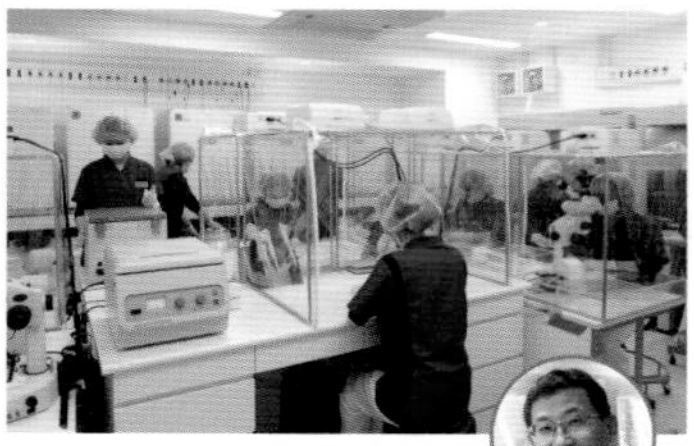

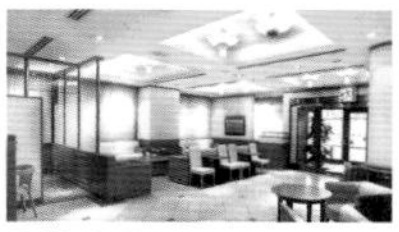

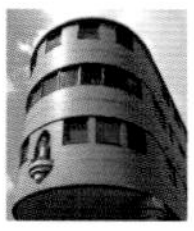

Profile. 多田 佳宏 医師

京都府立医科大学卒業。同大学産婦人科研修医、国立舞鶴病院、京都府立医科大学産婦人科修練医、京都市立病院、松下記念病院などを経て当院へ。女性の不妊治療の診察とともに、男性不妊も担当。医学博士。日本産科婦人科学会認定産婦人科専門医、日本生殖医学会認定生殖医療専門医。

○ 診療時間

	月	火	水	木	金	土	日
午前･午後	○	○	○	○	○	●	―
夜間	○	○	○	○	○	―	―

午前･午後 9:00～16:30、夜間 17:00～19:00
● 土は9:00～16:00

大阪府大阪市西成区玉出西 2-7-9
○ 大阪メトロ 四つ橋線 玉出駅 5 番出口徒歩 0 分
南海本線岸里玉出駅徒歩 10 分

●人工授精 ●体外受精 ●顕微授精 ●凍結保存 ●男性不妊
●漢方 ●カウンセリング ●女性医師

不妊症・産婦人科　長野県・佐久市

佐久平エンゼルクリニック

TEL. 0267-67-5816　URL. https://www.sakudaira-angel-clinic.jp/

患者様との対話を重視し、患者様の希望や思いに寄り添った生殖医療を提供いたします。

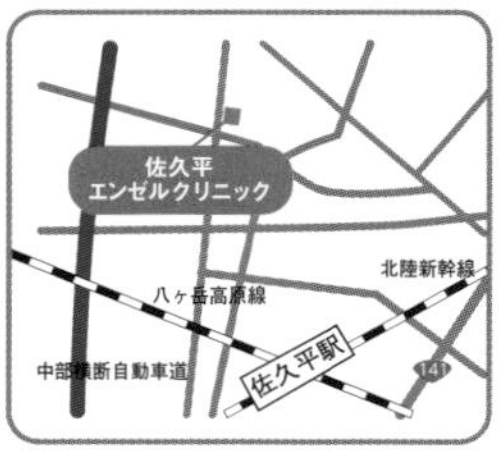

2022年4月以降の生殖医療保険診療化に伴い、当院では従来通り、自由診療による個々の患者様に合わせた最適な治療を提案するオーダーメイド治療と、保険診療の範囲内で治療完結を目指す保険診療の2本立てメニューで治療を提供いたします。

オーダーメイド治療では、個々の患者様の不妊原因や体の状態、仕事と治療の両立を最大限に考慮し、最適な治療を提案いたします。そして最短の治療期間で結果を出して、生まれてくるお子様と過ごす時間を長く有意義にしていただくことを目標とします。

一方、低コストでの治療を希望される方には、保険診療を選択いただけます。どちらもご希望の治療が提案できますよう努めて参ります。

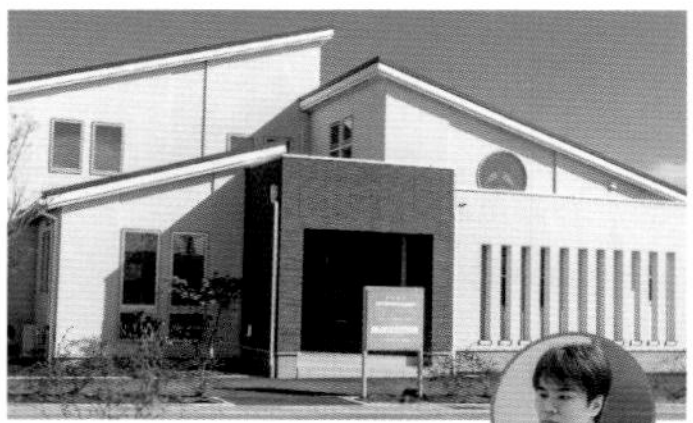

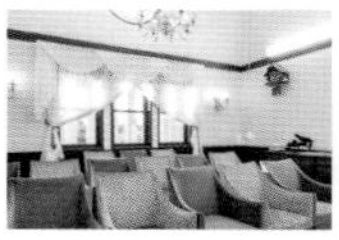

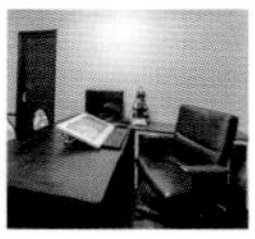

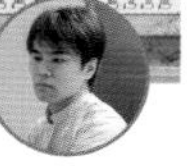

Profile. 政井 哲兵 院長

鹿児島大学医学部卒業、東京都立府中病院 (現東京都立多摩総合医療センター) 研修医。2005 年 東京都立府中病院産婦人科、2007 年 日本赤十字社医療センター産婦人科、2012 年 高崎 ART クリニック、2014 年 佐久平エンゼルクリニック開設。
日本産科婦人科学会認定産婦人科専門医、日本生殖医学会認定生殖医療専門医。

○ 診療時間 (8:30～12:00、14:00～18:00)

	月	火	水	木	金	土	日
午前	○	○	○	○	○	○	△
午後	○	○	―	○	○	―	―

※最終受付は17:30。※水曜､土曜の午後、日曜は休診。△医師が必要と判断した場合は診察、採卵等の処置を行います。※体外受精説明会は､WEB配信方式としております。

長野県佐久市長土呂1210-1
○ 佐久北IC・佐久ICより車で約5分
JR佐久平駅より徒歩約10分

●人工授精 ●体外受精 ●顕微授精 ●凍結保存
●男性不妊 ●漢方 ●カウンセリング

インターネットでも、不妊治療の幅広い情報を提供しています。

不妊治療情報センター・FUNIN.INFO

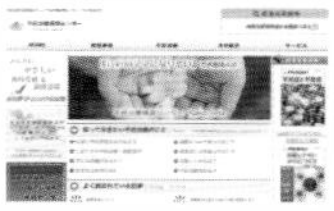

https://www.funin.info

全国の不妊治療施設を紹介する不妊治療情報センター・funin.info です。コンテンツは、不妊治療に絡んだ病院情報がメインです。

全国体外受精実施施設完全ガイド

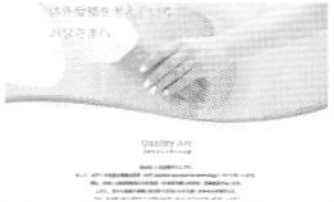

https://www.quality-art.jp

体外受精の質を追求するクリニックの情報を多項目から公開するとともに、全国の体外受精実施施設を紹介しています。

不妊治療の先生に聞いてみた!

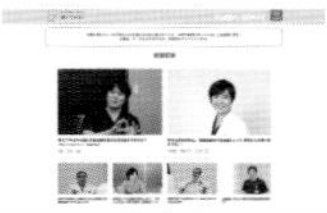

https://funin.clinic/

治療に臨むカップルが赤ちゃんを授かるために聞きたいこと、心配や疑問に思っていることを医師に取材！

記事は、テーマごとに分けられ、定期的にアップしています。


不妊症・体外受精・顕微授精　　大阪府・大阪市

オーク梅田レディースクリニック

TEL. 0120-009-345　URL. https://www.oakclinic-group.com/

患者様の妊娠に向けた診療に、不妊治療の専門院として全力で取り組んでいます。

多数のオリジナル・メソッドを含む検査と治療をメニューに用意しています。

国際水準の培養ラボラトリーを備えた高度生殖補助医療実施施設です。体外受精は患者様のお話をうかがい、お一人おひとりに合わせたプランをご提案しています。移転に伴いオペ室、培養室を完備しました。これまで本院で実施していた採卵や移植等も、本院と同様に梅田院でも実施可能になりました。

患者様とともに、妊娠という目標に向かって治療を進めて参ります。

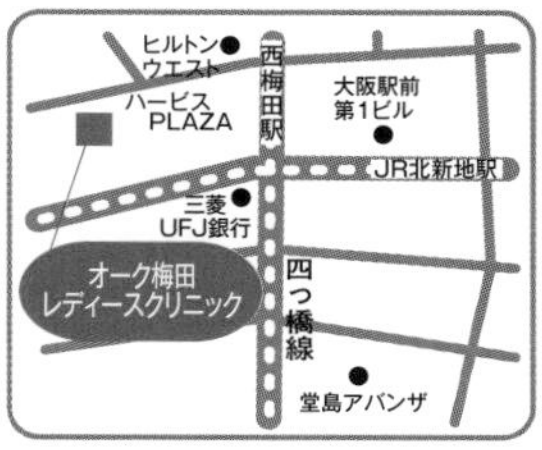

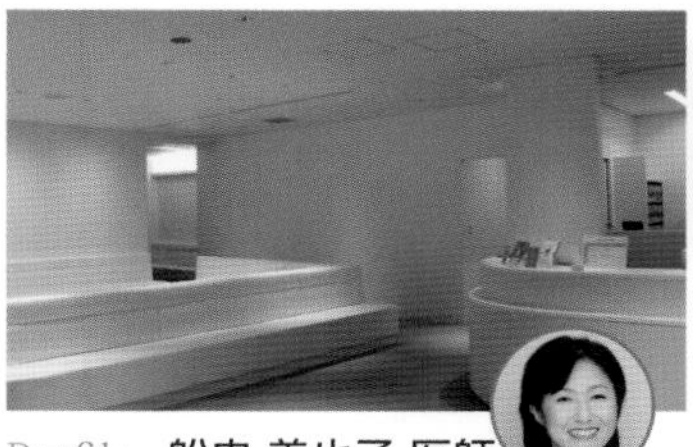

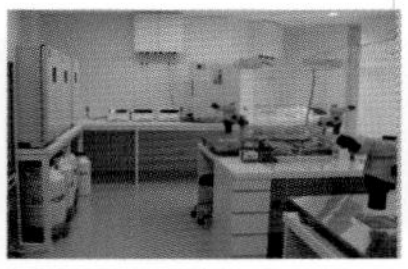

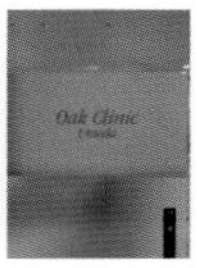

Profile.　船曳 美也子 医師

神戸大学文学部心理学科、兵庫医科大学卒業
兵庫医科大学、西宮中央市民病院、パルモア病院を経て当院へ。エジンバラ大学で未熟卵の培養法などを学んだ技術と自らの不妊体験を生かし、当院・オーク住吉産婦人科で活躍する医師。日本産科婦人科学会認定産婦人科専門医、日本生殖医学会認定生殖医療専門医。

○ 診療時間

	月	火	水	木	金	土	日
午前	○	○	○	○	○	○	○
午後	○	○	○	○	○	●	△
夜間	○	○	○	○	○	―	―

午前 09:00 ～ 13:00、午後 14:00 ～ 16:30
夜間 17:00 ～ 19:00
● 土は 14:00 ～ 16:00、△ 日・祝日は 14:00 ～ 15:00
大阪府大阪市北区梅田 2-5-25 ハービス PLAZA 3F
○大阪メトロ四つ橋線西梅田駅、JR 東西線北新地駅　C60 出口すぐ。JR 大阪駅より徒歩 7 分

●人工授精 ●体外受精 ●顕微授精 ●凍結保存 ●男性不妊 ●漢方 ●カウンセリング ●女性医師

体外受精を考えているみなさまへ

Quality Art

www.quality-art.jp

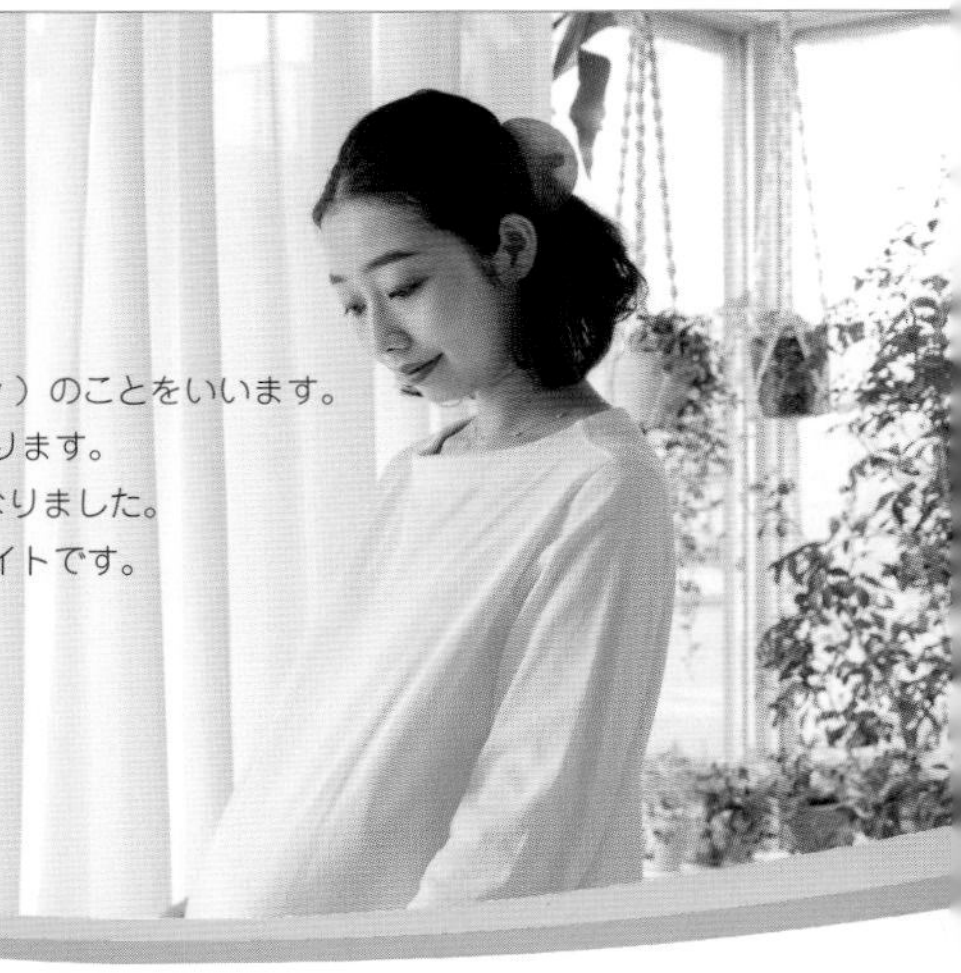

Quality とは品質のことです。

そして、ART とは高度生殖補助医療（ART: assisted reproductive technology ）のことをいいます。

現在、日本には約 600 件ほどの ART 施設（日本産科婦人科学会登録施設）があります。

保険診療が始まって、どの ART 施設でも同じ治療を受けることができるようになりました。

自由診療との違いはあるのでしょうか？ 自由診療の頃の ART の流れがわかるサイトです。

あなたの受けようとしている治療が満足なものでありますように

contents

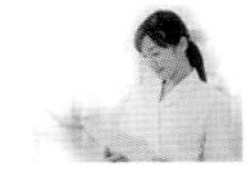
治療をはじめるとき

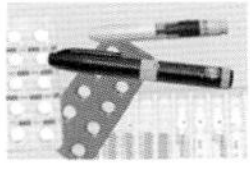
誘発方法と使用薬剤

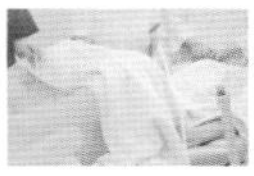
採卵について

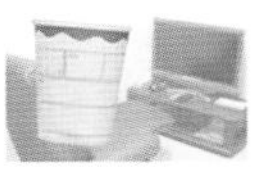
採精について

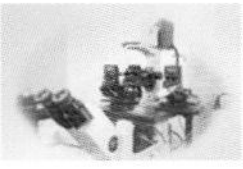
培養と培養室

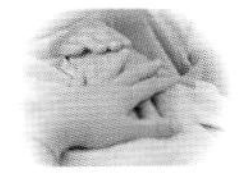
胚移植について

胚移植後の管理

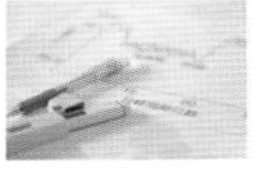
妊娠判定について

実施数について

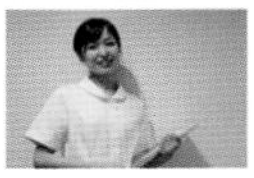
スタッフについて

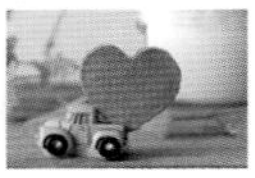
治療施設の思い

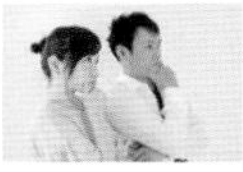
体外受精の未来

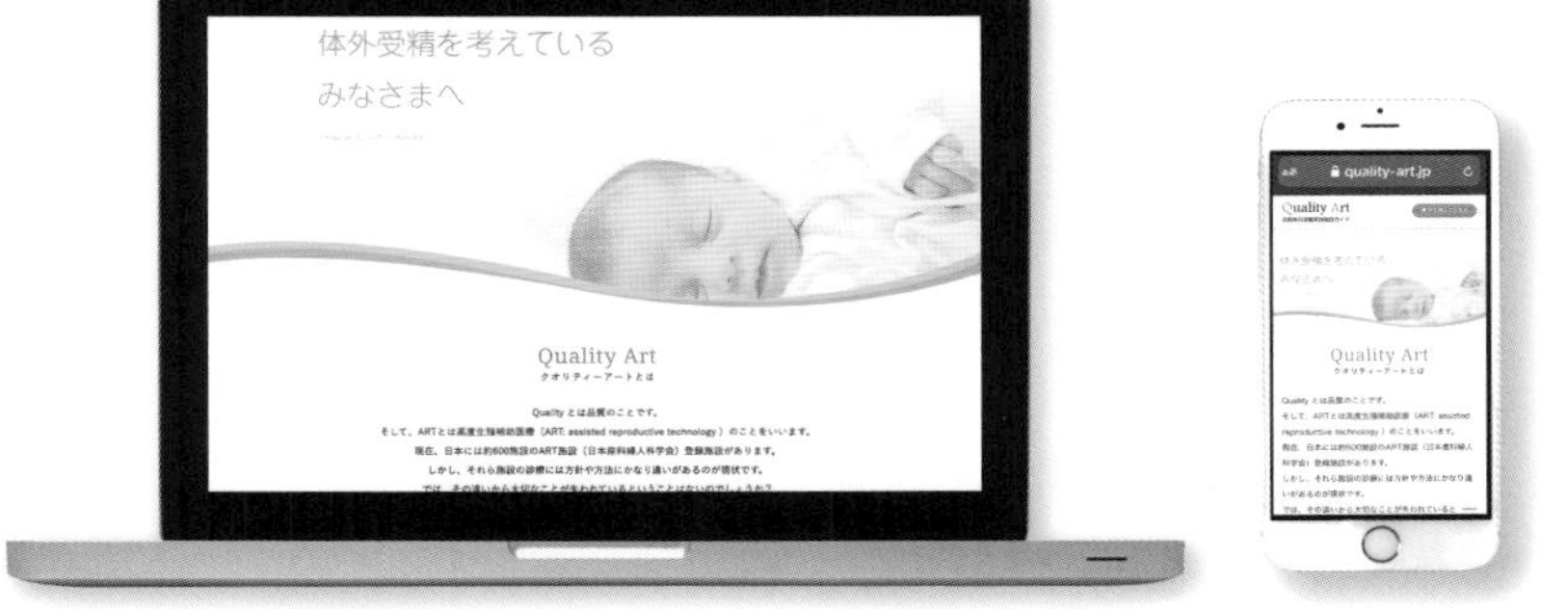

保険診療にお任せの不妊治療でなく、
体外受精のこともよく知って治療に臨むことをオススメします！
きっと、納得の診療を受けることができるでしょう。

ママなり

recipe

応援レシピ

spring 2023

― 低カロリーで栄養素たっぷりのオートミール ―

お腹の環境を整える食物繊維、むくみを予防するカリウム、貧血予防となる鉄、などたくさんの栄養素が入った近ごろ話題のオートミールを使ったレシピです。

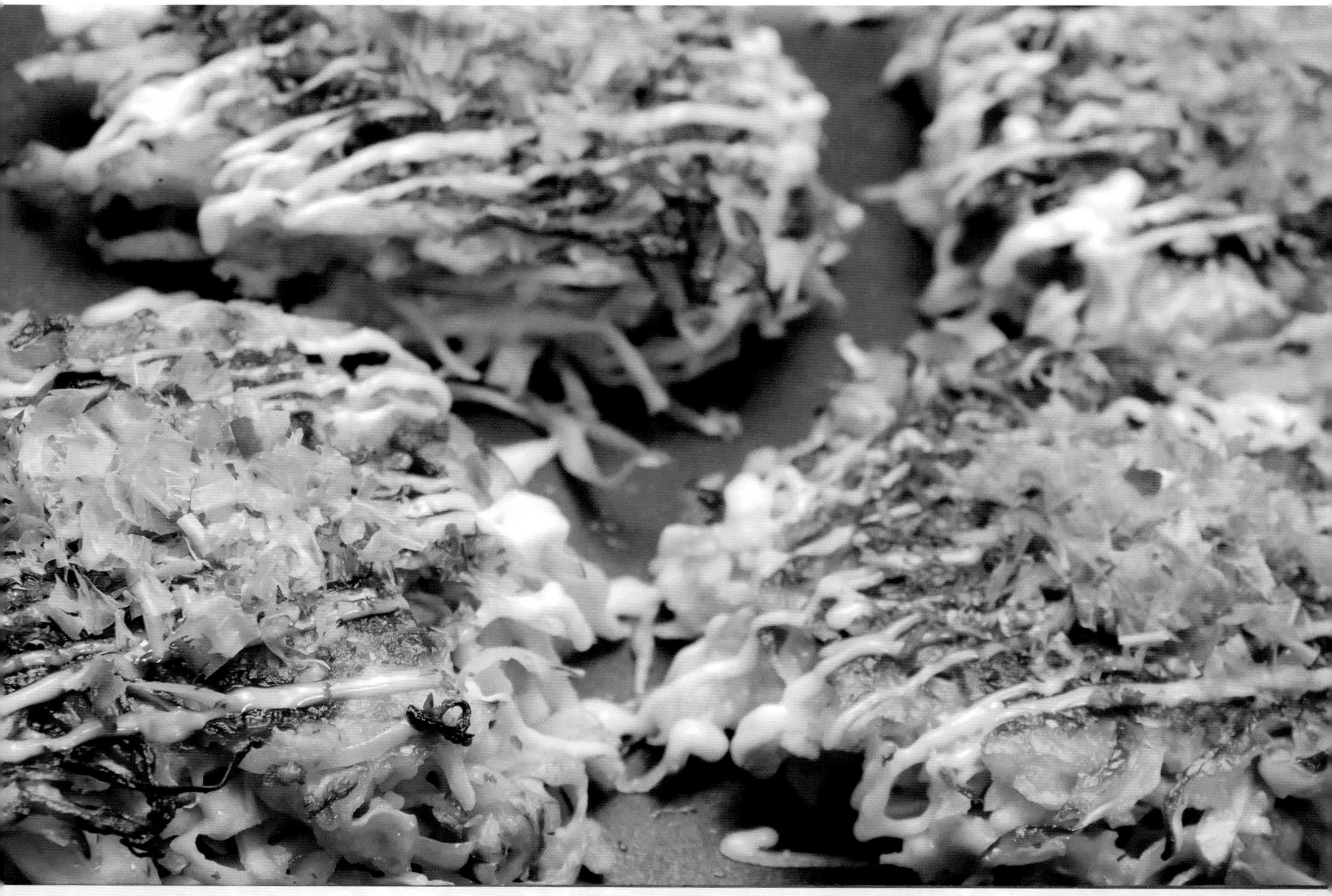

recipe 01 ：おこミール焼き

材料［2 人分］

オートミール	60g
キャベツ	200g
卵	2 個
顆粒和風だし	小さじ 2
サラダ油	小さじ 2
お好み焼きソース	適量
マヨネーズ	適量
かつお節・青のり	適量
水	200ml

作り方

1. 耐熱容器にオートミールと水を入れ、ラップをせずに 600w の電子レンジで 2 分加熱する。
2. 1 に卵、和風顆粒だし、粗く刻んだキャベツを入れてよく混ぜる。
3. フライパンまたはホットプレートに油を引き中火で焼く。
4. 焼き目がついたら裏返し、蓋をして弱火で火が通るまで焼く。
5. 皿に盛りソース、マヨネーズ、かつお節、青のりをかける。

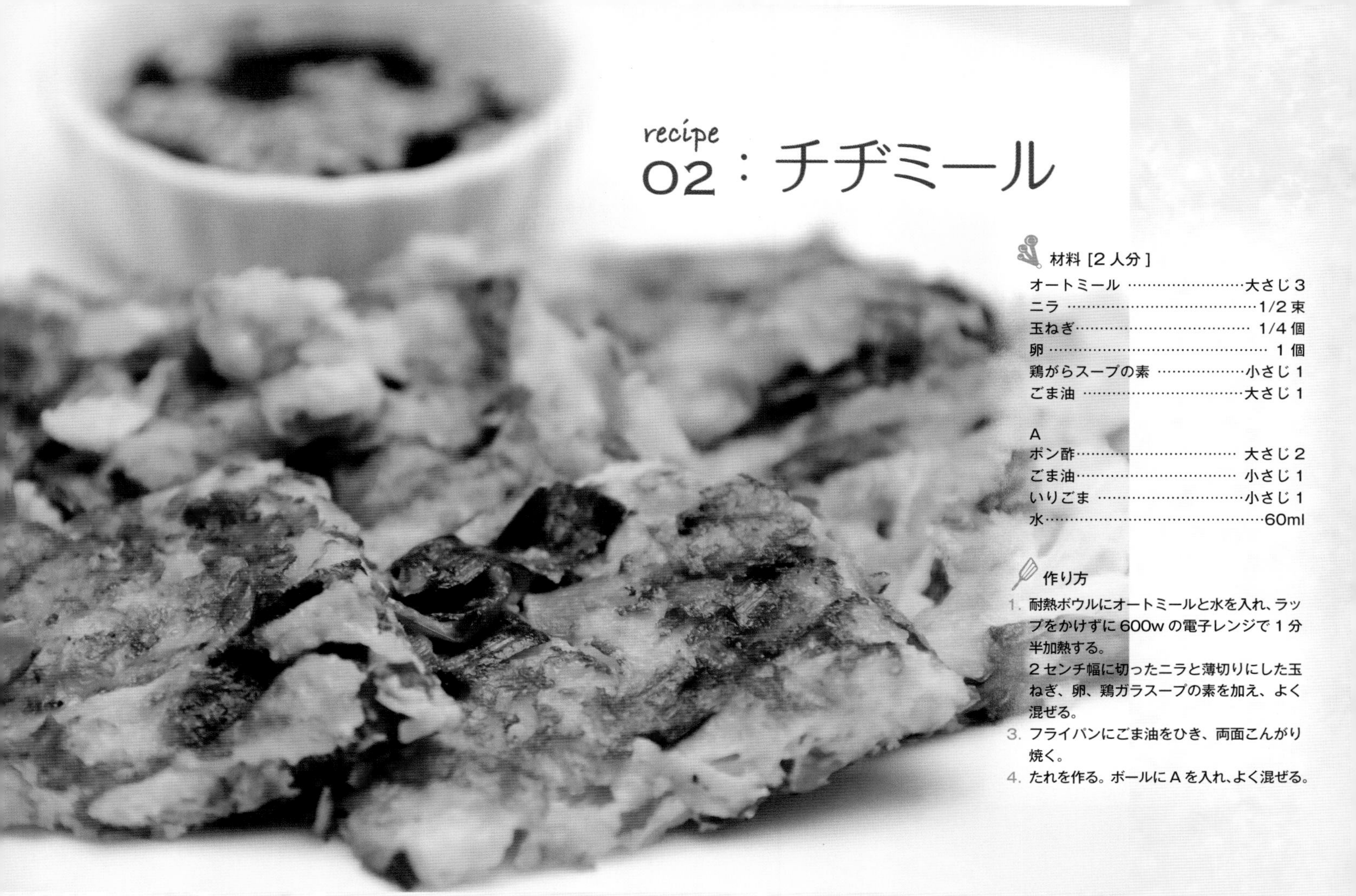

recipe
02：チヂミール

材料［2人分］

オートミール……………………大さじ3
ニラ……………………………1/2束
玉ねぎ…………………………1/4個
卵………………………………1個
鶏がらスープの素………………小さじ1
ごま油…………………………大さじ1

A
ポン酢…………………………大さじ2
ごま油…………………………小さじ1
いりごま………………………小さじ1
水………………………………60ml

作り方

1. 耐熱ボウルにオートミールと水を入れ、ラップをかけずに600wの電子レンジで1分半加熱する。
   2センチ幅に切ったニラと薄切りにした玉ねぎ、卵、鶏ガラスープの素を加え、よく混ぜる。
3. フライパンにごま油をひき、両面こんがり焼く。
4. たれを作る。ボールにAを入れ、よく混ぜる。

recipe
03：オートミール・ポテトサラダ風

材料［2人分］

オートミール……………………30g
木綿豆腐………………………100g
きゅうり………………………1/2本
ハム……………………………2枚
卵………………………………1個
マヨネーズ……………………大さじ2
塩………………………………少々
ブラックペッパー………………少々
醤油……………………………小さじ1
粉チーズ………………………小さじ1
水………………………………50ml

作り方

1. 耐熱容器にオートミール、水を入れ、ラップをかけずに600Wの電子レンジで1分30秒加熱する。
2. 1に木綿豆腐を入れなめらかになるまでよく混ぜる。
3. 2に卵を加えてよく混ぜ、ラップをかけずに600Wの電子レンジで3分加熱する。
4. 器を取り出し、他の材料を全て加え、よく混ぜる。

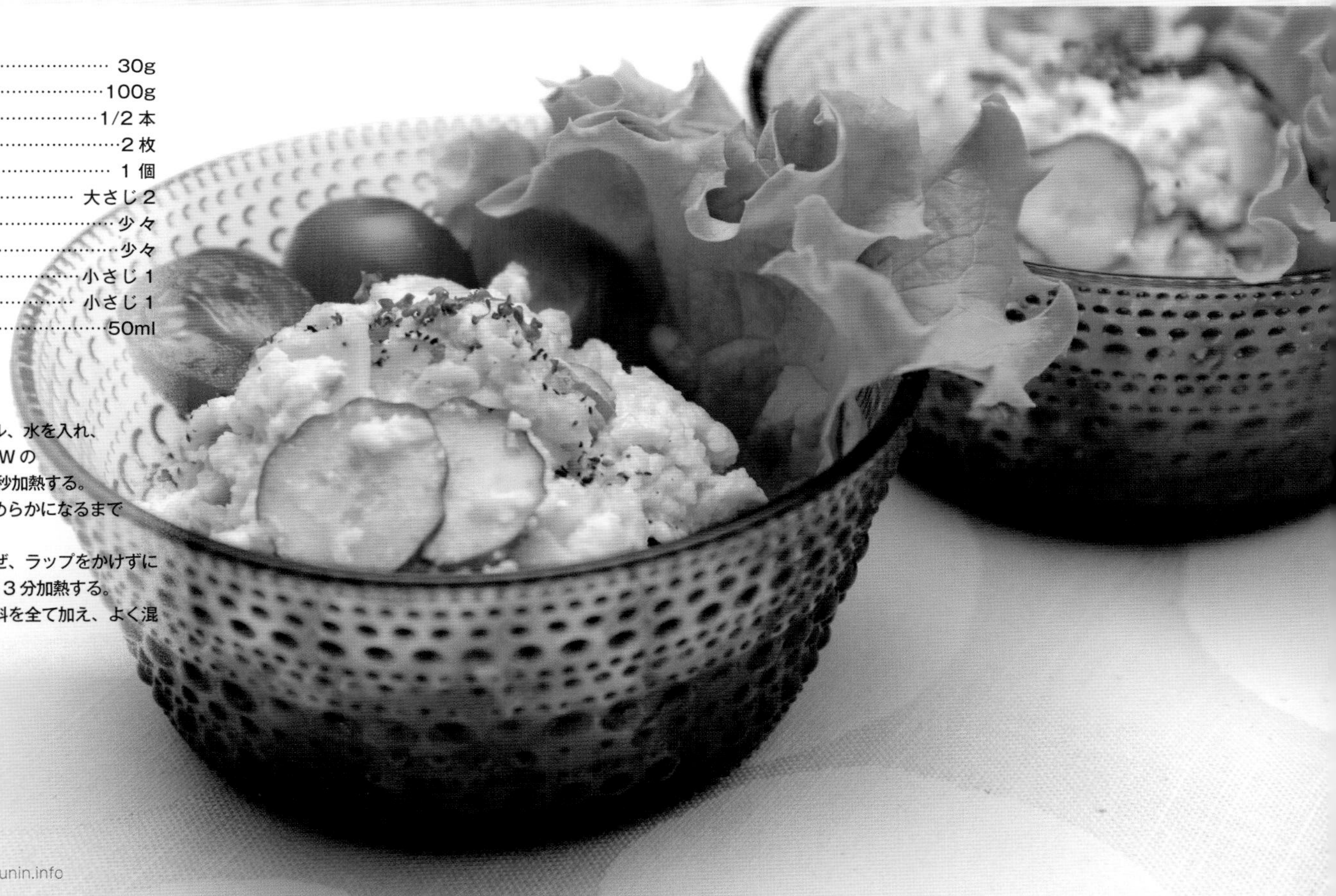

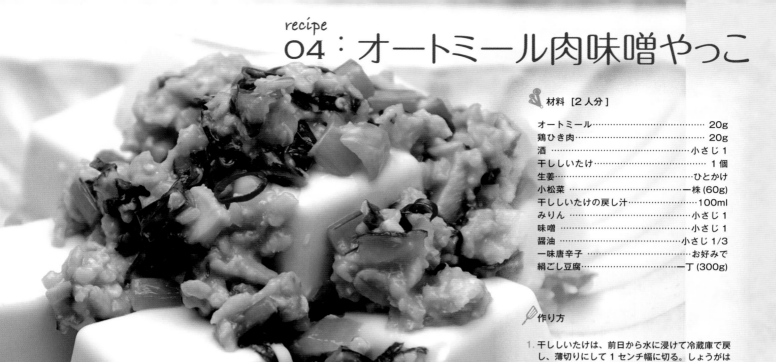

recipe 04：オートミール肉味噌やっこ

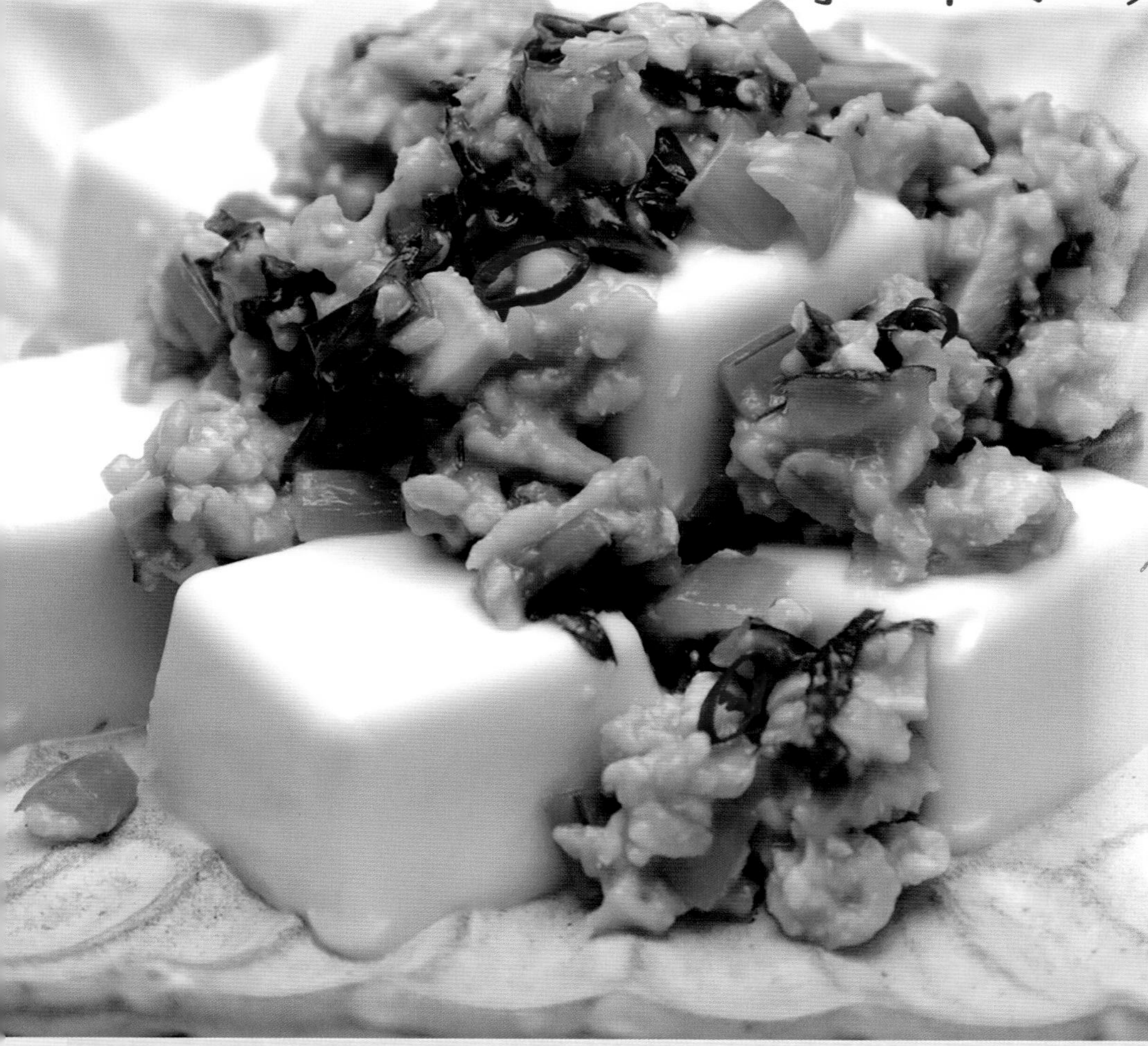

材料［2人分］

オートミール…………………………20g
鶏ひき肉………………………………20g
酒 ……………………………………小さじ1
干ししいたけ…………………………1個
生姜…………………………………ひとかけ
小松菜 ………………………………一株(60g)
干ししいたけの戻し汁………………100ml
みりん ………………………………小さじ1
味噌 …………………………………小さじ1
醤油 …………………………………小さじ1/3
一味唐辛子 …………………………お好みで
絹ごし豆腐…………………………一丁(300g)

作り方

1. 干ししいたけは、前日から水に浸けて冷蔵庫で戻し、薄切りにして1センチ幅に切る。しょうがは皮を剥いてみじん切り、小松菜は1センチ幅に切る。
2. 鶏ひき肉に酒を混ぜる。鍋に鶏ひき肉と生姜を入れて弱火にかけ、かき回しながら炒める。
3. 鶏ひき肉にある程度火が通ったら、しいたけ、しいたけの戻し汁、小松菜を入れてかき混ぜる。オートミールと調味料を加え、混ぜ合わせる。汁気が減りとろみがつくまで煮る。お好みで一味唐辛子少々を加える。
4. 器に豆腐を盛りつけ、肉味噌をかけて出来上がり。

recipe 05：オートミールで簡単雑炊

材料［2人分］

オートミール…………………………80g
だし汁 ………………………………カップ2
しょうゆ ……………………………小さじ1
みりん ………………………………小さじ2
卵……………………………………1個
小ねぎ………………………………適量

作り方

1. だし汁にしょうゆ、みりん、オートミールを入れ1分ほど弱火で煮る。
2. 溶いた卵を加えて、好みの固さで火を止める。
3. 小ねぎを加えて出来上がり。
和風鍋の締めにオートミールにするのもよいでしょう。

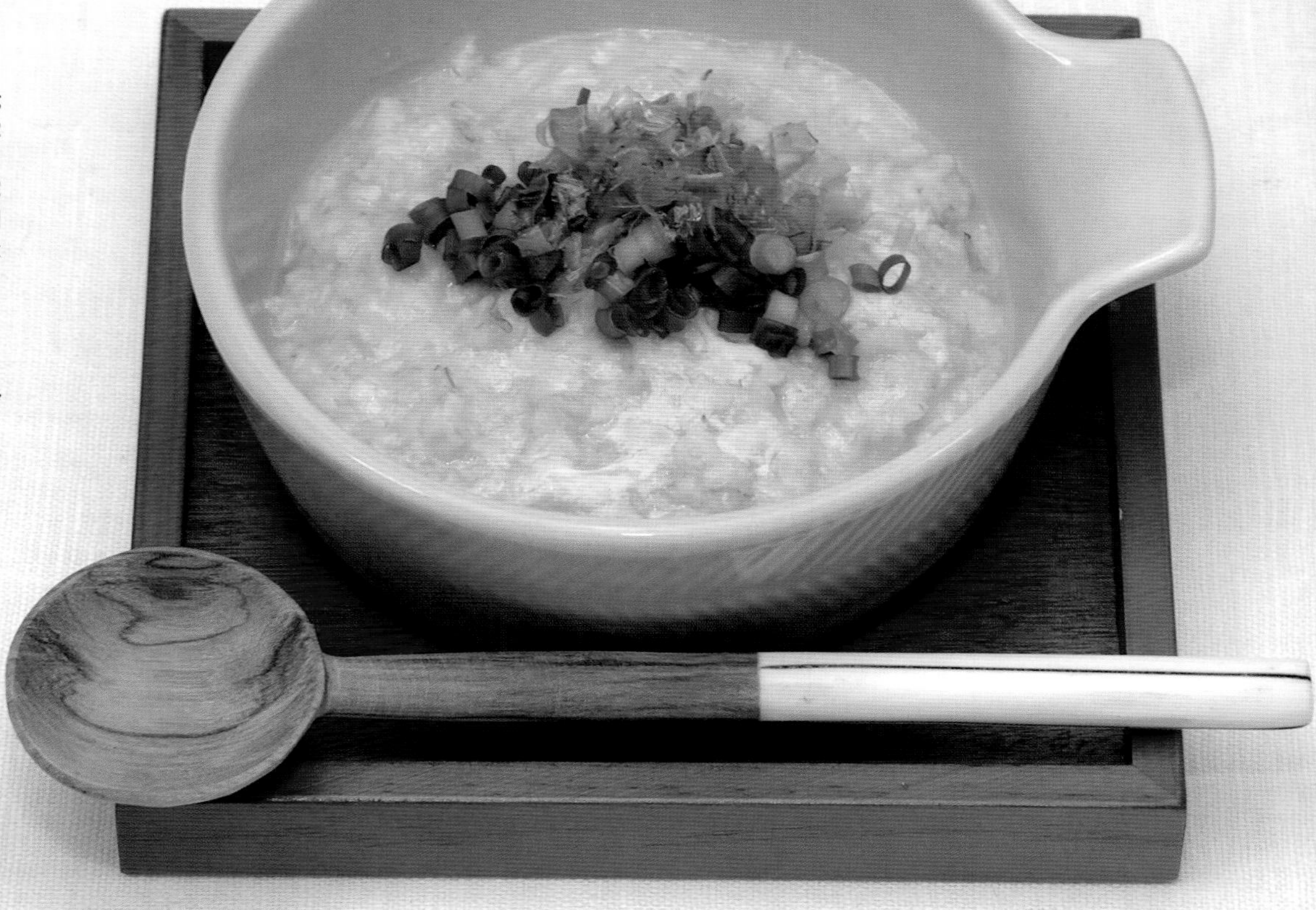

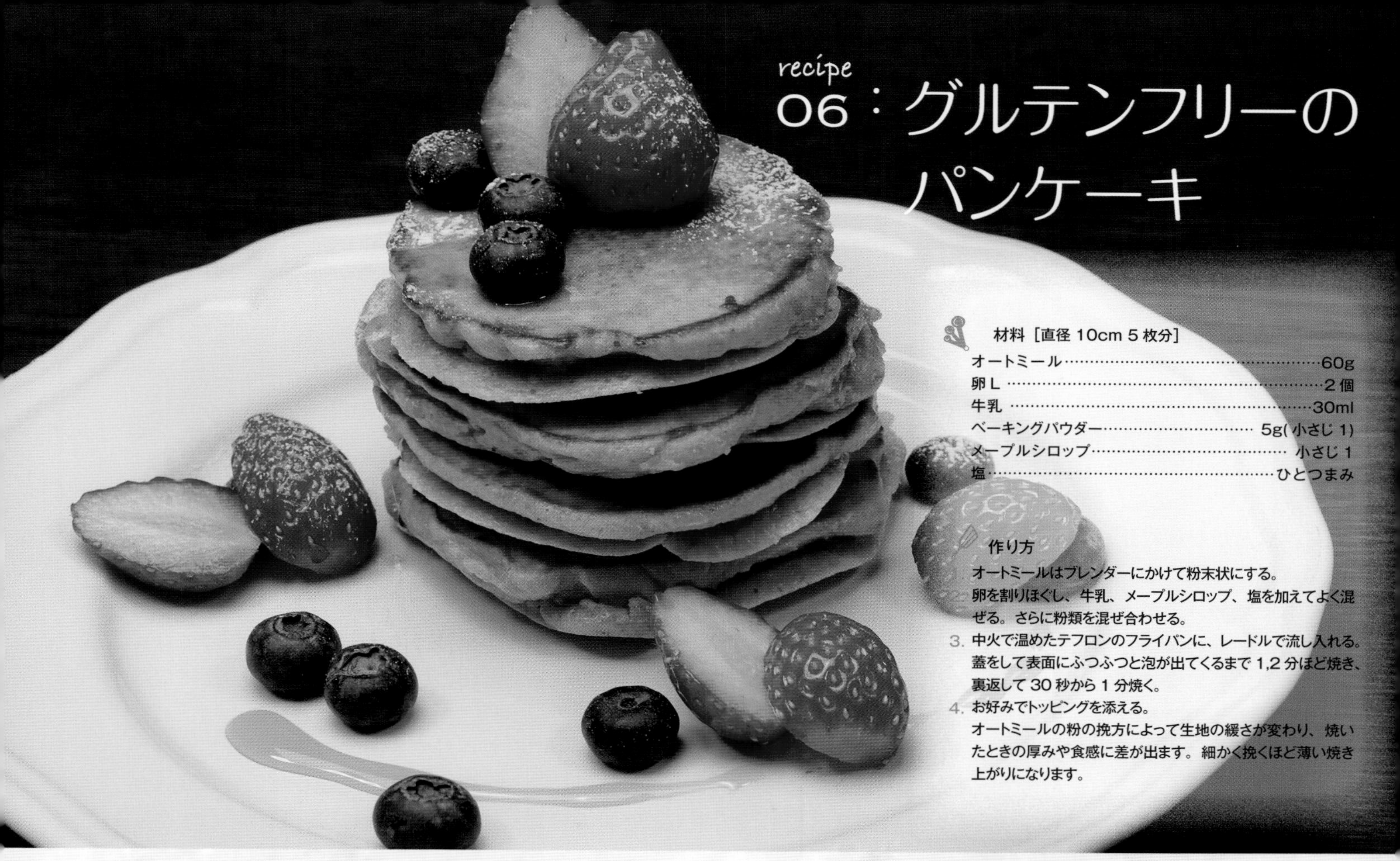

recipe 06：グルテンフリーのパンケーキ

材料［直径 10cm 5 枚分］

オートミール……60g
卵 L……2 個
牛乳……30ml
ベーキングパウダー……5g(小さじ 1)
メープルシロップ……小さじ 1
塩……ひとつまみ

作り方

1. オートミールはブレンダーにかけて粉末状にする。
2. 卵を割りほぐし、牛乳、メープルシロップ、塩を加えてよく混ぜる。さらに粉類を混ぜ合わせる。
3. 中火で温めたテフロンのフライパンに、レードルで流し入れる。蓋をして表面にふつふつと泡が出てくるまで 1,2 分ほど焼き、裏返して 30 秒から 1 分焼く。
4. お好みでトッピングを添える。

オートミールの粉の挽方によって生地の緩さが変わり、焼いたときの厚みや食感に差が出ます。細かく挽くほど薄い焼き上がりになります。

オートミールについて

オートミールの効能

オートミールにはいくつか種類があります。

今回使ったのは ”ロールドオーツ ” と“ クイックオーツ ” です。

オートミールといえば食物繊維が豊富なことが挙げられます。食物繊維は糖質の吸収を緩やかにするので、血糖値の上昇を抑える効果があります。

次に体のむくみを予防する、カリウムが含まれています。カリウムは、体内のナトリウムを調整することで体の中の余分な水分を排泄し、ミネラルのバランスを整えてくれます。

そして鉄分。貧血の予防に効き、オートミール1食分で 1.2mg を含みます。

食べ過ぎに注意！

オートミールにはたくさんの食物繊維が含まれていますが、摂りすぎるとミネラルなどの吸収を抑制したり、便秘や下痢になってしまう可能性もあります。

また、グラムあたりのエネルギーは、白ごはんより高カロリーです。毎食摂るのではなく、1 日に1食を継続的に食べるのが良いでしょう。

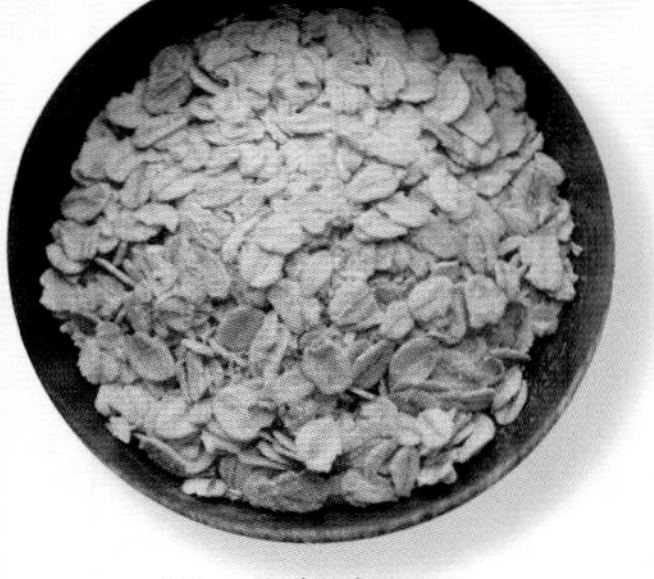

ロールドオーツ

脱穀した麦を蒸してローラーで伸ばし、乾燥させたフレークで、加熱して食べます。
甘い味付けのミルク粥や塩味のお粥にプチプチと歯応えのある食感です。

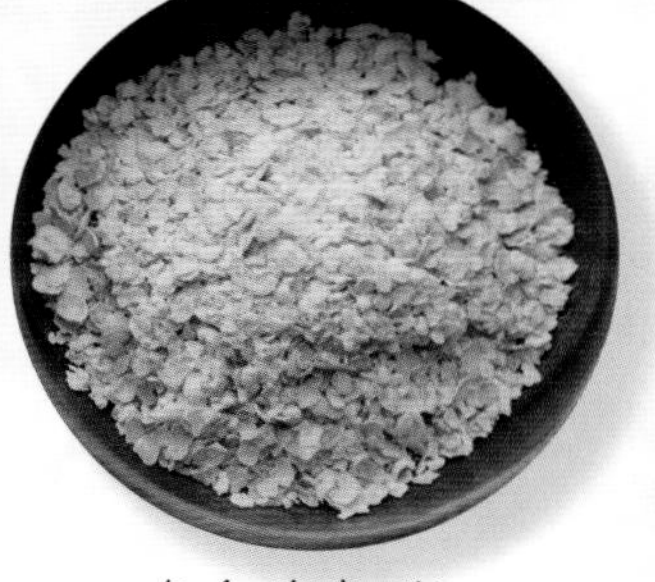

クイックオーツ

ロールドオーツを細かくしたもので、水や熱が浸透しやすいので、調理時間が短くて済みます。味付けは必要ですが生でも OK。シリアルや塩味のお粥として食べます

オートミールは 1 食 30g ～ 40g を目安に食べるようにしましょう。

オートミールを 30g 食べた場合のエネルギーと食物繊維は、エネルギー 114kcal、食物繊維 2.8g です。このくらいであれば食物繊維も多くはありませんし、エネルギーも1食分の白ごはんと比べて半分程度しかないので、ダイエット中でも安心です。

30g は少なく感じるかもしれませんが、水を含ませてレンジで加熱すると、白ご飯一食分と変わらない量まで膨張します。お腹にもたまるので意外と満足できます。

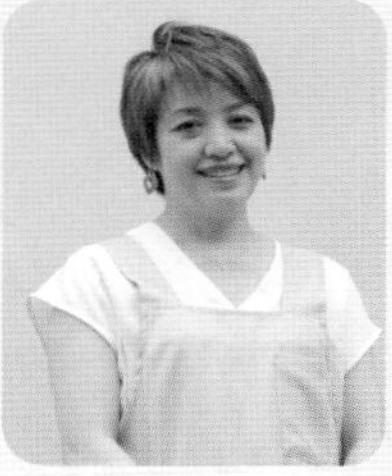

Profile

栄養士＆食育インストラクター
眞部やよいさん

栄養士として高齢者施設や大学病院などで勤務。
不妊治療に専念するために退職してからは、家族の健康と妊娠しやすいからだづくり＆妊娠に不足しがちな栄養素（私は、特にビタミンＤでした！）を考えながら、日々レシピを考案しました。
栄養はできるだけ食品から摂取すること、１日１万歩目標に歩き始めてからは卵子の質も良くなったように思ってます。
不妊治療４年目にして、待望の妊娠！
栄養士として、また赤ちゃんを願う未来のママたちを想って、妊活応援レシピをお届けします。

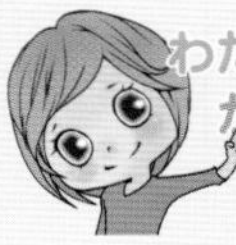

ゆるゆる動いてぐっすり眠れる

寝たままリラックスヨガ

たった3分で睡眠の質がぐっと上がる

「布団に入ったのに、頭の中でぐるぐると考えごとをしてしまってなかなか寝付けない」「睡眠時間は十分なはずなのに、なんだか疲れが取れた気がしない」というお悩みはありませんか？

通常は夜になると、日中活動するときにはたらく交感神経よりも、リラックスするときにはたらく副交感神経が優位になるため、自然と眠くなるもの。しかし、仕事で忙しい状態が続いていたり、日常で気がかりなことが多かったりすると、交感神経が優位なままになり、眠りにつきにくくなってしまいます。自律神経の状態は寝付きだけでなく睡眠の質にも影響するため、バランスが乱れると本来の眠りの効果が得られず、翌朝の目覚めにくさや疲労感につながってしまうのです。

そんな状態に心当たりがある方には、布団の上でも寝たままできるゆる〜いヨガがおすすめ。布団に入ってもなかなか寝付けないとき、がまんして眠くなるのを待つよりも、少し体を動かしてみたほうが筋肉に残った余分な緊張が抜け、自律神経が整いやすくなります。ほんの3分でも体の感覚と呼吸のリズムに意識を向ければ、眠りにつきやすくなって睡眠の質も上がり、朝のスッキリ感もきっと違うはず！ さらに、毎日の習慣として取り入れれば、体が「このヨガをしたということはもう寝る時間だな」と学習してくれるため、より眠りのリズムをつくりやすくなります。

吐く息を長めにすると、もっとゆるまる

このヨガはリラックスすることが目的なので、ポーズがきちんととれているかどうかは気にせず、ゆったりとした気持ちで、ご自身の気持ち良いという感覚に意識を向けながら行ってみてください。呼吸は、お腹の底までたっぷり吸い込み、吸う息よりも吐く息を長めにすると、筋肉の緊張が抜けてコリやハリがゆるみやすくなります。

自律神経って？

自律神経とは体のほとんどの器官に影響を与える神経で、24時間体制で内臓のはたらきや代謝、体温など、意識ではコントロールできない身体活動を調整しています。

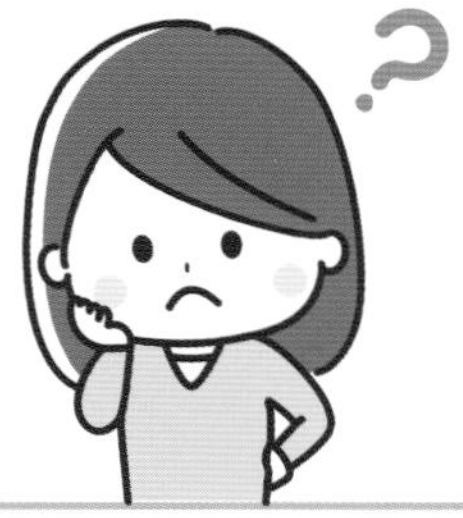

注意すること

- 痛みを感じるほどの強いストレッチは行わず、心地よいと感じる範囲にとどめましょう。
- 腰や股関節の炎症、体に不調があるときは行わないようにしましょう。
- 妊娠中は行わないようにするか、医師の判断を仰ぎましょう。
- 満腹時、飲酒時は行わないようにしましょう。

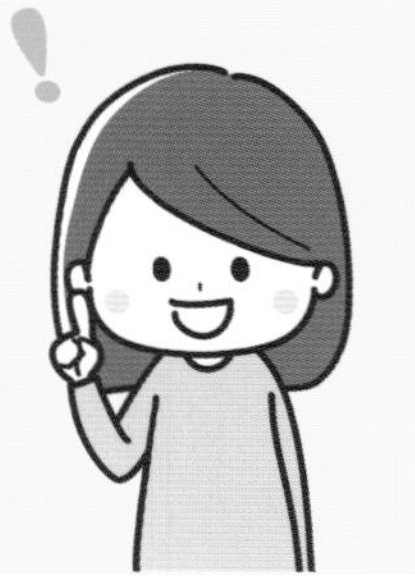

実際にやってみましょう！

1 上下に伸びるストレッチ

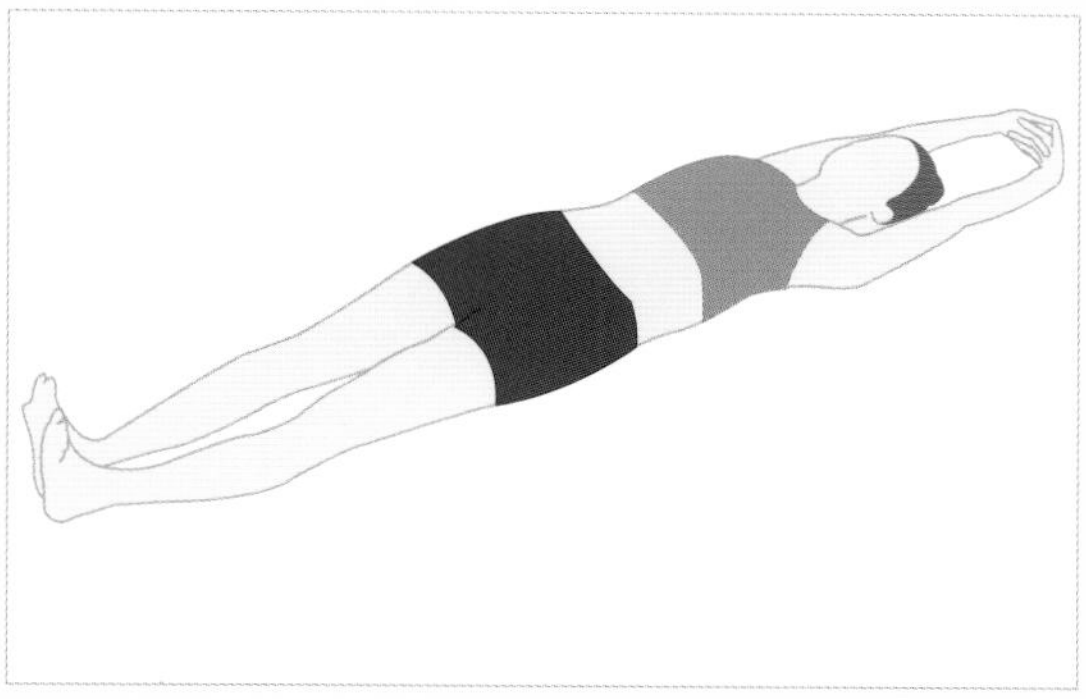

仰向けに寝て頭の上で手の指をからめ、息を吸いながらぐーっと背伸びをします。つま先を伸ばしたり、かかとを押し出したりして、足の前面と後面もよく伸ばします。思いっきり伸びて伸びて…もうこれ以上伸ばせないというまで伸びたら、吐く息とともに一気に脱力し、両手を体側に戻して余韻を味わいましょう。

2 ガス抜きのポーズ

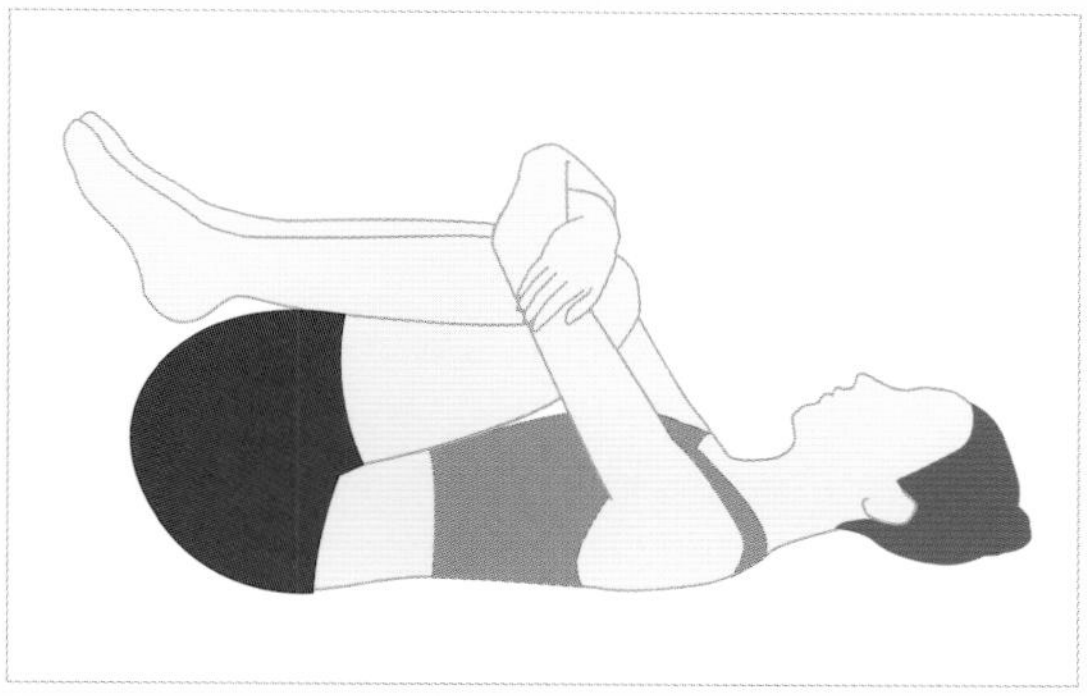

両膝を胸に近づけて両手で抱え、ゆったりとした腹式呼吸を5～10回繰り返します。吸う息ではお腹がふくらんで太ももで圧迫される感覚、吐く息ではおしりや腰がゆるんで膝が胸に近づいていく感覚を味わってみましょう。呼吸によって内臓をマッサージし、腸内にたまったガスの排出を促すポーズです。

3 ワニのポーズ

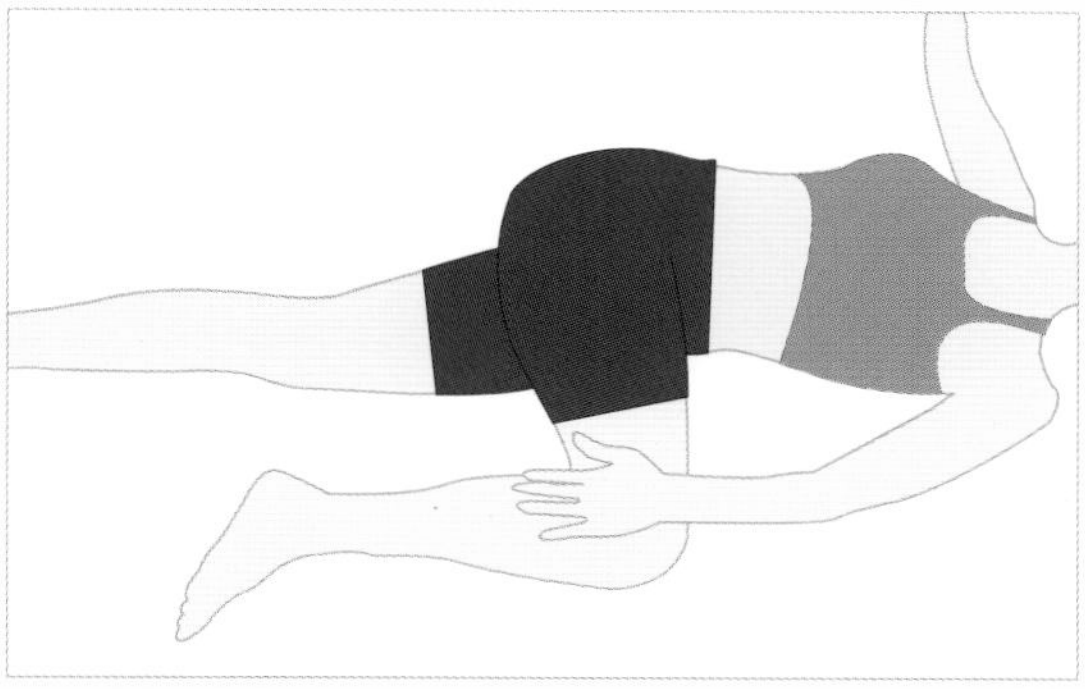

片足を両手で胸に引き寄せ、息を吐きながら曲げたほうの足を内側に倒し、下半身をねじります。足と同じ側の手は肩の高さで床に置き、もう一方の手は曲げたほうの足の外側に添えて、おしりや腰の伸びを感じながら3～5回ゆったりとした腹式呼吸を繰り返します。ゆっくりと元の姿勢に戻り、反対側の足も同様に行います。

4 仰向けの英雄のポーズ

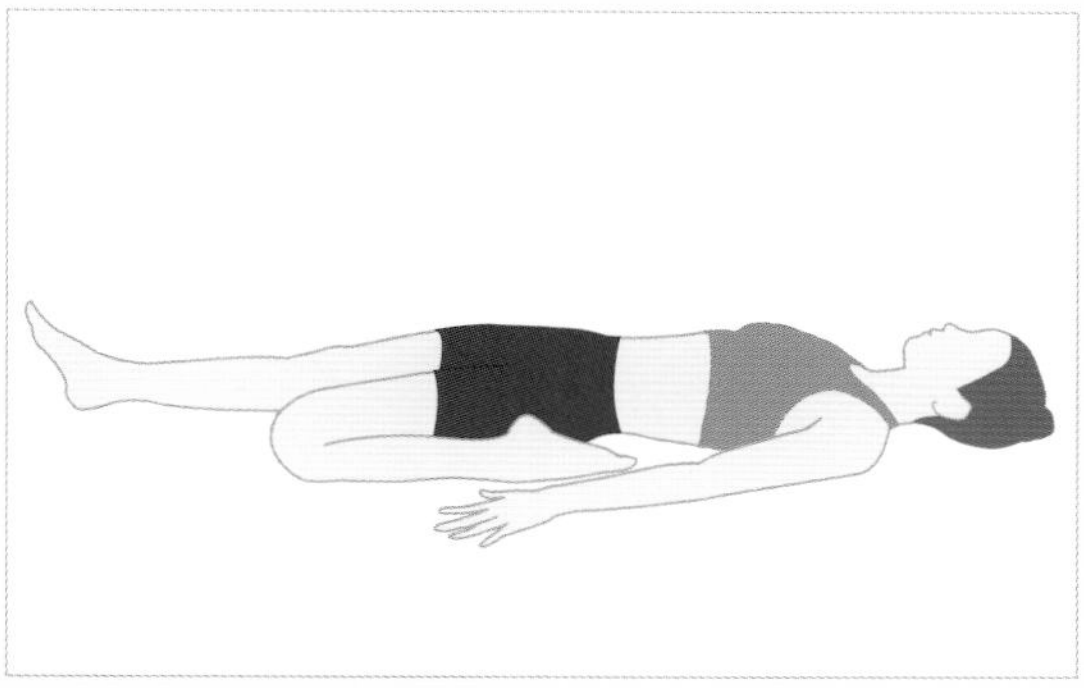

両手は体側に置いて片膝を曲げてかかとをお尻に近づけ、足の甲を床につけます。太もも前面の伸びを感じながら3～5回ゆったりとした腹式呼吸を繰り返します。余裕があれば、曲げた足と同側の手を頭の先に伸ばすとさらに効果的。ゆっくりと手と足を元の位置に戻し、反対側も同様に行います。

5 ハッピーベイビー

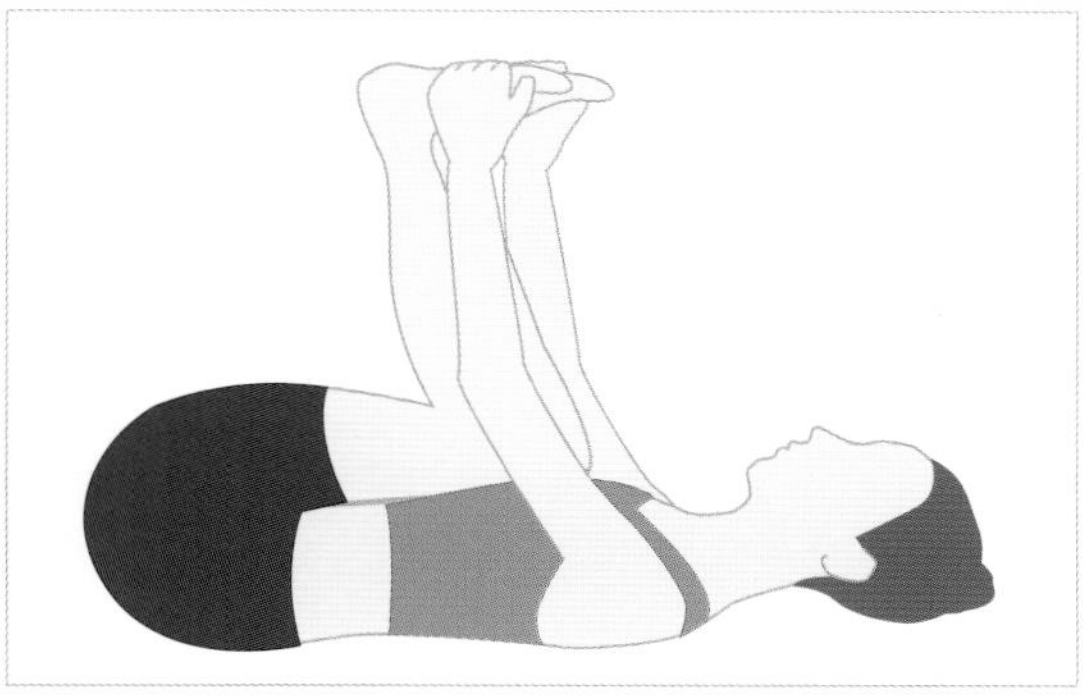

両膝を胸に近づけて両手で抱え、膝を胸の外側まで開きます。すねを天井に向かって伸ばして膝が90度の角度になるようにし、外側から手で足を掴みます。3～5回ゆったりとした腹式呼吸を繰り返します。足を掴むのが難しければ、足首やももを掴んでもOK。腰へのマッサージ効果を高めたい場合は、左右にゴロンゴロンと揺れてみましょう。

新しいサイトがオープンしました。

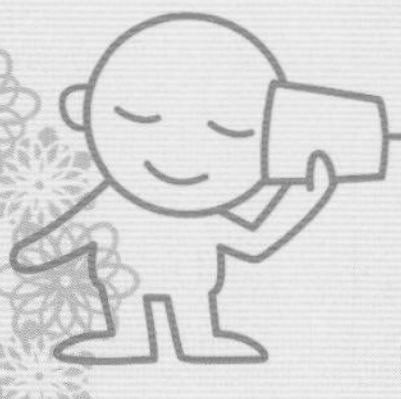

不妊治療の先生に聞いてみた！

治療に臨むカップルが赤ちゃんを授かるために聞きたいこと、心配や疑問に思っていることを医師に取材！ 記事は、テーマごとに分けられ、定期的にアップしています。

現在、掲載されている記事をご紹介しますので、ぜひ、読んでみてください。

胚移植しても妊娠が成立しない…
そのときは、
PRP 治療を選択肢の１つに！

英ウィメンズクリニック　さんのみや
岡本 恵理 先生

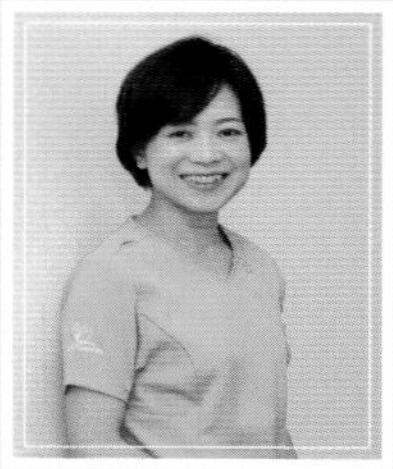

着床する可能性の高い胚を選ぶ、
流産を予防する PGT-A

山王病院：女性医療センター／
リプロダクション・婦人科内視鏡治療部
久須美 真紀 先生

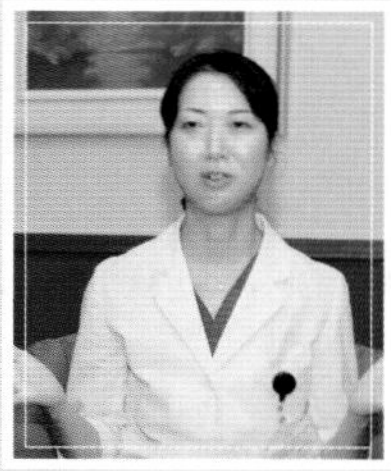

無精子症でも諦めないで！
あなたがパパになる方法

京野アートクリニック高輪
京野 廣一 先生

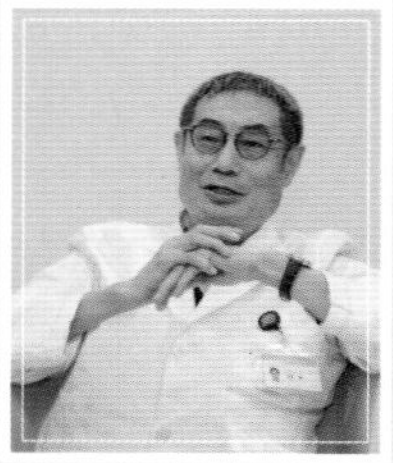

不育症と着床障害を乗り越えるために
赤ちゃんをその手に抱くために

神戸 ART クリニック
大谷 徹郎 先生

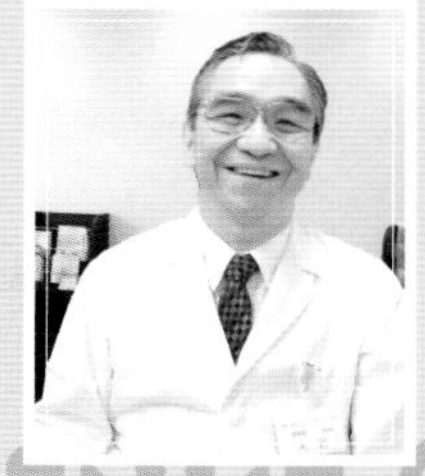

これまでと大きく変わることなく
保険診療による体外受精を
受けることができます。

峯レディースクリニック
峯　克也 先生

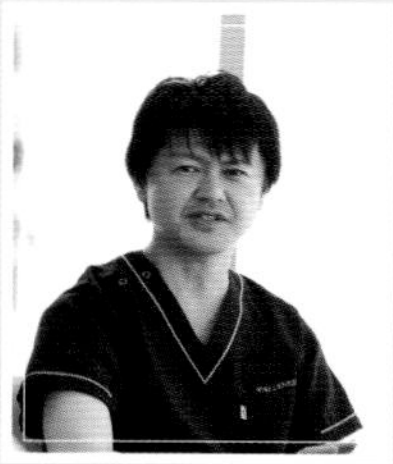

子宮内ポリープが着床を邪魔してる？！
安全で安心できる方法：子宮鏡シェーバー

山王病院：女性医療センター／リプロダ
クション・婦人科内視鏡治療部門
堤 治 先生

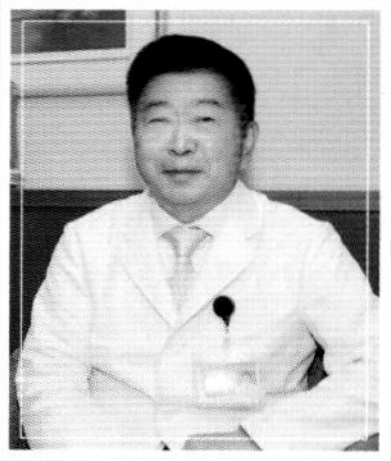

「赤ちゃんを授かりたい」
その願いに応えるために

聖マリアンナ医科大学病院
生殖医療センター　洞下 由記 先生

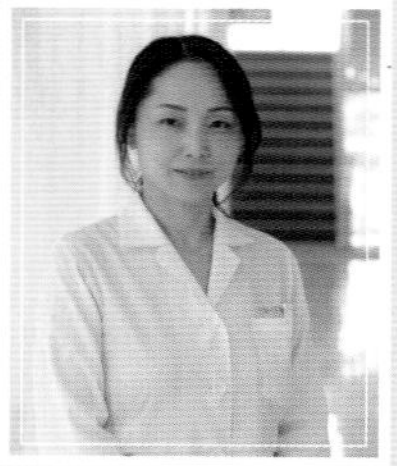

生殖医療一筋 42 年
日本の生殖医療の黎明期から
歩み続けてきた医師
これからも患者さんのために

京野アートクリニック高輪
京野廣一先生

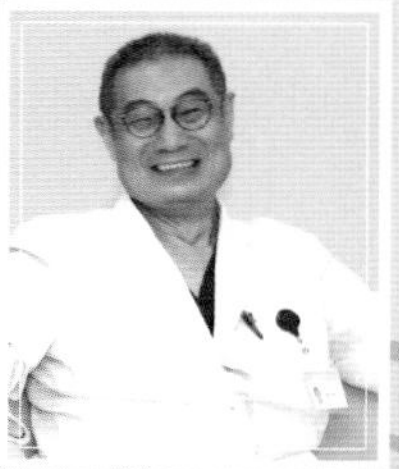

優しいお兄さんの助けを借りて
生まれてくる、パパとママの赤ちゃん

はらメディカルクリニック
鴨下 桂子 先生

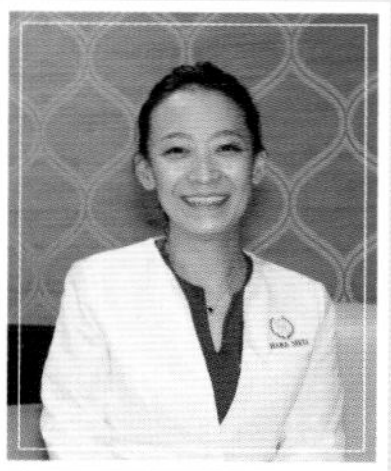

高濃度ヒアルロン酸含有胚移植用培養液
で妊娠率向上に期待！

杉山産婦人科 新宿
中川 浩次 先生

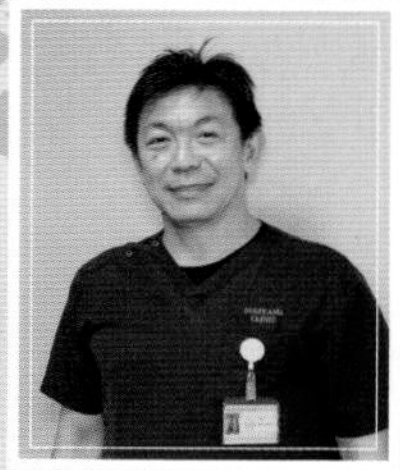

不妊治療を受けるときに
知っておいて欲しい婦人科系の病気

小川クリニック
小川 隆吉 先生

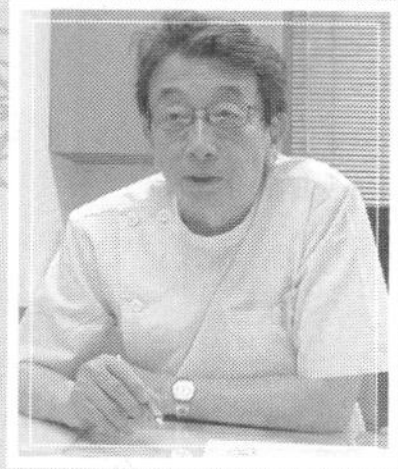

国内初！
卵巣機能が低下している人へのPRP治療。

まるたARTクリニック
丸田 英 先生

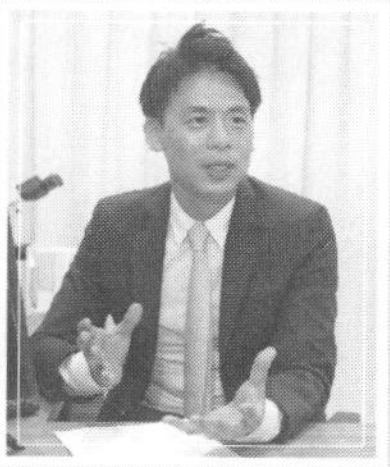

妊娠率をあげる術として、
着床の窓を知る
ERA検査をしてみましょう。

亀田IVFクリニック幕張
川井 清考 先生

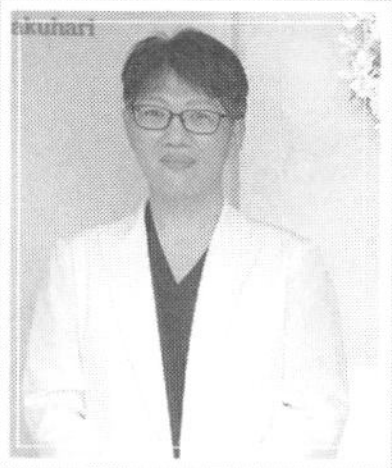

着床の窓、子宮内フローラ、
慢性子宮内膜炎。
よりよい子宮環境で胚をお迎えしましょう。

ファティリティクリニック東京
小田原 靖 先生

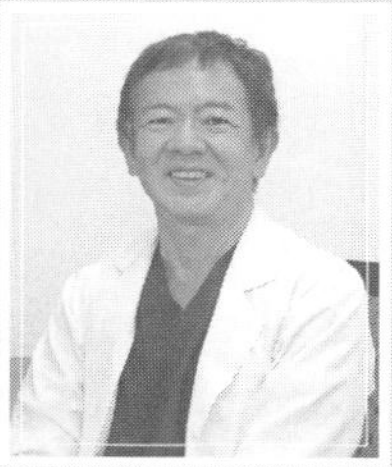

「何度も胚移植しているのに、着床しない」
この悩みを抱える人の約50%に
子宮内フローラの乱れがあります

神谷レディースクリニック
神谷 博文 先生・岩見 奈々子 先生

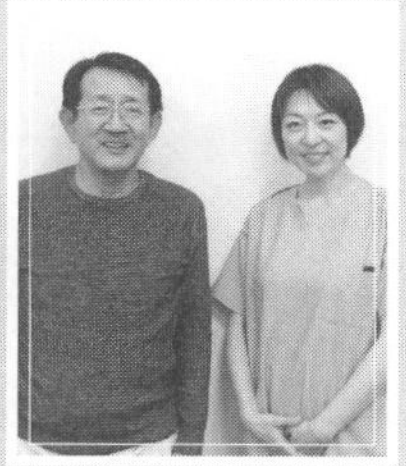

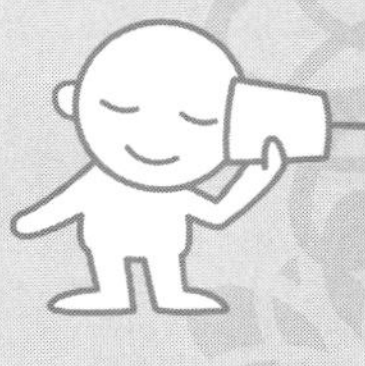

気になるタイトルから、ぜひ読んでみてください！

最新記事は、トップページから
お読みいただけます。

不妊治療のために仕事を辞めるよりも
両立する方法を一緒に見つけましょう。

佐久平エンゼルクリニック
政井 哲兵先生

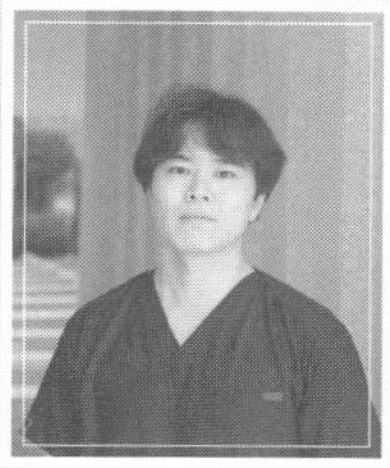

モザイク胚しかなかったら、
どうすればいいでしょうか。

峯レディースクリニック
峯　克也 先生

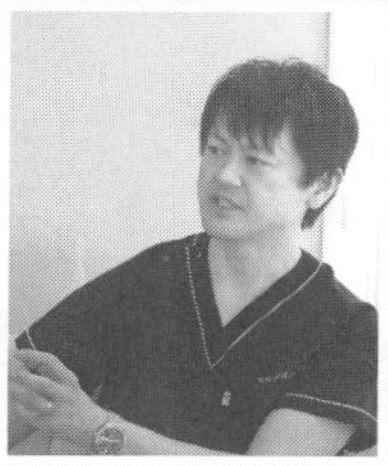

40歳から始める不妊治療。
ママになるためには？

佐久平エンゼルクリニック
政井 哲兵 先生

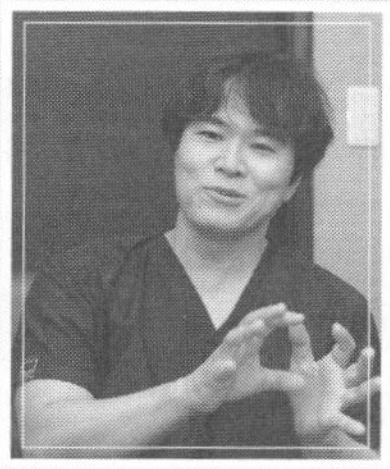

PRP卵巣注入療法が次の一歩へ。
卵巣機能が低下していても、
諦めるのは、まだ早いかもしれません。

木下レディースクリニック
木下 孝一 先生

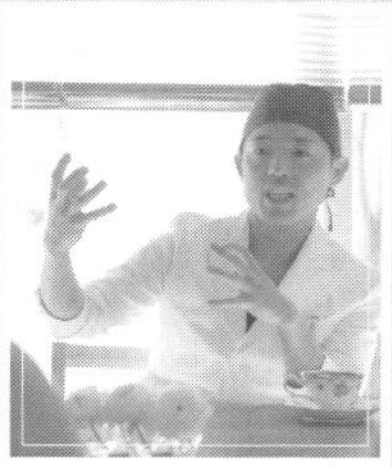

諦めないで！
PRP治療が妊娠への扉を
開いてくれることもあります！

高木病院不妊センター
小島 加代子 先生・野見山 真理 先生

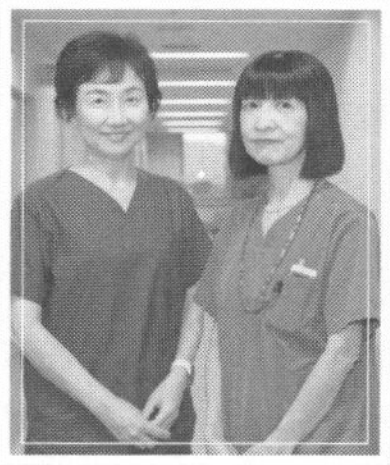

すべてのカップルに必要ではありませんが、
PRP治療により
妊娠の可能性が高まると考えています。

杉山産婦人科 新宿
髙見澤 聡 先生

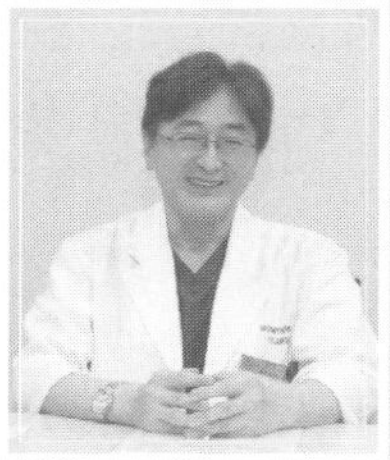

保険診療が始まった **体外受精特別アンケート**

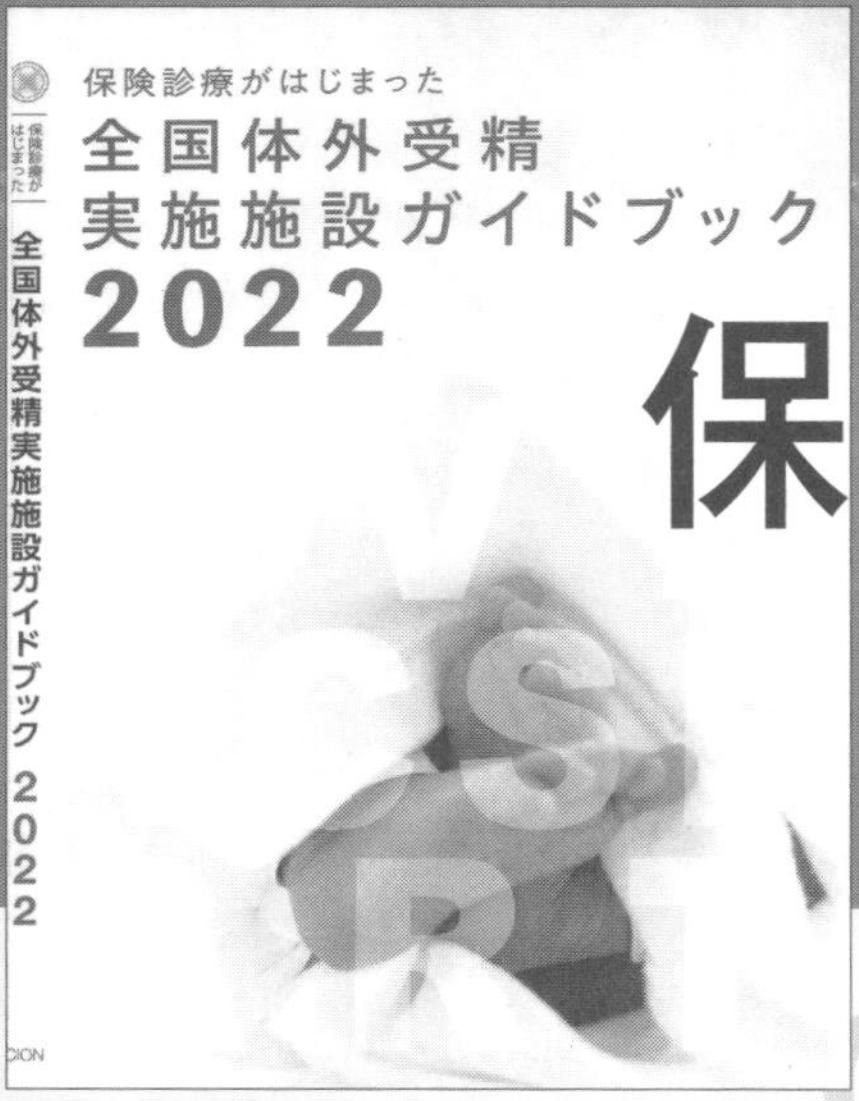

保険診療で何が変わった？
全国のART施設にお聞きしました

不妊治療情報センターでは、毎年恒例の体外受精実施施設特別アンケートを実施しました。今回は、保険診療元年で質問項目も特別にアレンジし、結果は、ガイドブック2022版で詳細発表します。ここでは抜粋紹介します。

保険診療がはじまった
全国体外受精実施施設
ガイドブック2022
978-4-903598-86-4
C5077 ¥1500E
定価1,650円
（本体1,500円＋税10%）
CION　不妊治療情報センター
発売所：丸善出版

本編はグラフ入でわかりやすい誌面

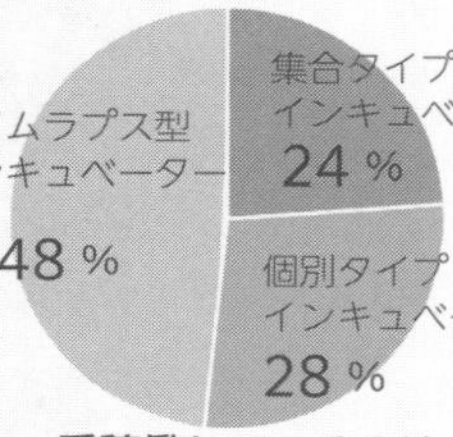

一番稼働しているのは
保有培養器の稼働率では‥

MENU

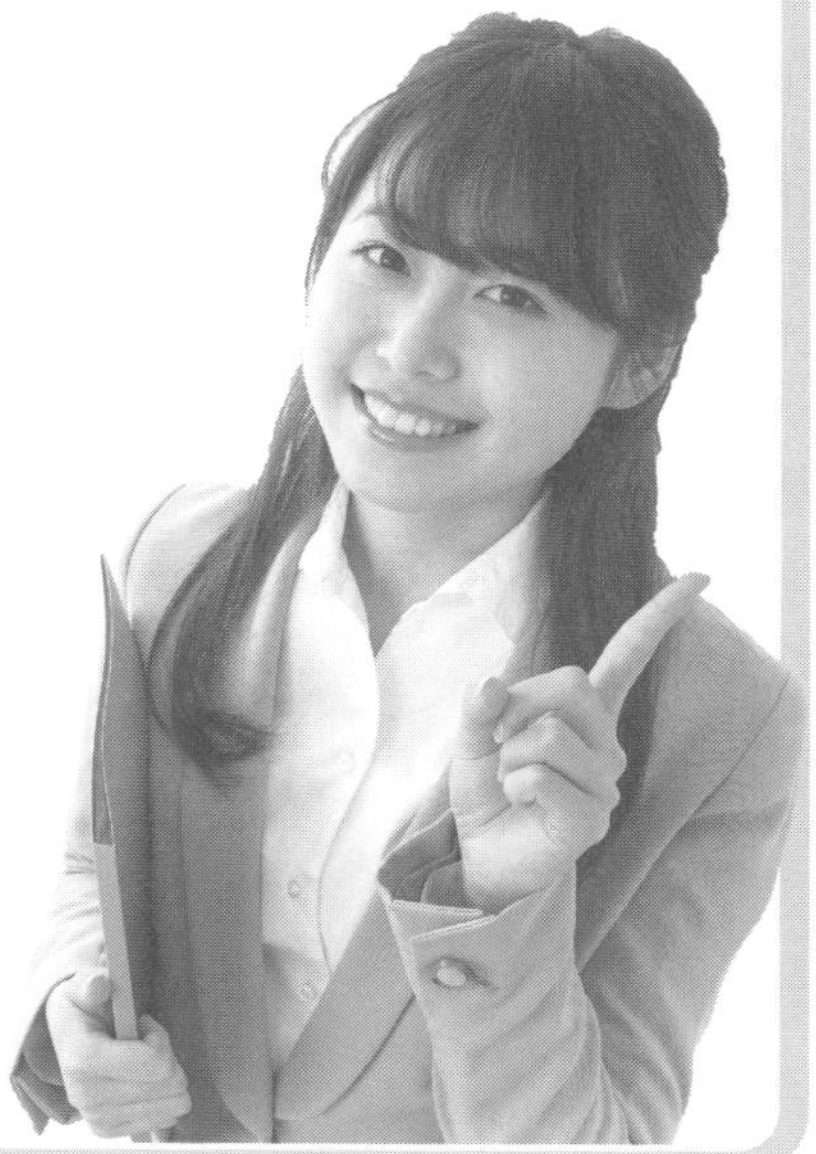

5-4　凍結保存について、実施しているもの

胚は100%、精子93%、卵子57%で実施。

3-1　採精場所

自宅での採精が圧倒的に多い。

1-1　保険診療での治療 一般不妊治療とART、多いのは？

一般不妊治療の方が少し多い。

6-1　移植胚（新鮮胚、凍結胚、初期胚、胚盤胞）の割合

新鮮胚と凍結胚が10%と90%の割合。凍結胚は胚盤胞が8割。

4-1　採卵時の麻酔

静脈麻酔は全施設が実施。無麻酔も3割の施設が

1-2　移植胚の割合（IVF新鮮胚、ICSI新鮮胚、凍結融解胚）

凍結胚が9割以上の割合で圧倒的に多く実施。

7-1　妊娠判定の目安について

4週と5週の時期にほぼ集中。胎嚢で確認か

5-2　保有インキュベーター

保有率は、集合型86%、個別型63%、タイムラプス型54%。

1-5　保険診療、自由診療別、体外受精の臨床妊娠率

保険診療での臨床妊娠率の方が高い結果に。

アンケートのご協力ありがとうございました。

■回答施設一覧

操レディスホスピタル
いちかわクリニック
いながきレディースクリニック
国分寺ウーマンズクリニック
エフ.クリニック
長岡レディースクリニック
西村ウィメンズクリニック
上条女性クリニック
八重垣レディースクリニック
済生会新潟病院
さっぽろ ART クリニック n 24
東邦大学医療センター佐倉病院
いまいウィメンズクリニック
山口レディースクリニック
表参道 ART クリニック
国立国際医療研究センター病院
神田ウイメンズクリニック
ソフィアレディスクリニック
島根病院
髙橋産婦人科
三軒茶屋ウィメンズクリニック
西垣 ART クリニック
松波総合病院
福田ウイメンズクリニック
東京女子医科大学病院
日本医科大学附属病院
芝公園かみやまクリニック
渡辺産婦人科
産婦人科クリニックさくら
東邦大学医療センター大森病院
レディースクリニックコスモス
高木病院
リプロダクション浮田クリニック
無記名
東京衛生アドベンチスト病院附属　めぐみクリニック
うえむら病院リプロダクティブセンター
レディスクリニックセントセシリア
クリニックママ
済生会横浜市東部病院
聖マリアンナ医科大学病院
富山県立中央病院
高橋ウィメンズクリニック
丸田病院
竹林ウィメンズクリニック
新百合ヶ丘総合病院
メディカルパーク横浜
津田沼 IVF クリニック
千葉メディカルセンター
明大前アートクリニック
永井マザーズホスピタル
岩端医院
リプロダクションクリニック大阪
ロイヤルベルクリニック
山王病院
IDA クリニック
そうクリニック
手稲渓仁会病院
かぬき岩端医院
絹谷産婦人科
金沢たまごクリニック
ときわ台レディースクリニック
仙台 ART クリニック
吉澤産婦人科医院
佐久平エンゼルクリニック
三宅医院
海老名レディースクリニック
福田病院
みのうらレディースクリニック
ふたばクリニック
谷口病院
成田産婦人科
岡山大学病院
ウィメンズクリニックふじみ野
滋賀医科大学医学部付属病院
セントマザー産婦人科医院
馬車道レディスクリニック
福岡山王病院
神戸 ART クリニック
アートクリニック産婦人科
ハートレディースクリニック
醍醐渡辺クリニック
東京大学医学部附属病院
六本木レディースクリニック
CM ポートクリニック
井上レディースクリニック
愛育レディーズクリニック
レディースクリニック北浜
日吉台レディースクリニック
フェニックスアートクリニック
空の森 KYUSHU
森産科婦人科病院
レディース& ART クリニック サンタクルス ザ ニシキタ
中原クリニック
うつのみやレディースクリニック
札幌医科大学附属病院
ウイメンズクリニック神野
Natural ARTClinic 日本橋
那須赤十字病院
自治医科大学附属病院
奥村レディースクリニック
西川婦人科内科クリニック
おおたかの森 ART クリニック
兵庫医科大学病院
花みずきウィメンズクリニック吉祥寺
医療法人アイブイエフ詠田クリニック
Koba レディースクリニック
松田ウイメンズクリニック
パークシティ吉田レディースクリニック
内田クリニック
神奈川レディースクリニック
よつばウィメンズクリニック
鈴木レディスホスピタル
新橋夢クリニック
レディースクリニック Taya
田村秀子婦人科医院
金山レディースクリニック
可世木レディスクリニック
まるたＡＲＴクリニック
桜十字ウィメンズクリニック渋谷
ART クリニック白山
銀座レディースクリニック
ミアグレースクリニック新潟
清水産婦人科クリニック

10+　保険適用後の患者増減と売り上げについて

半数以上で患者増えるも売上げは微妙な増減。

保険診療の対象から外れる患者さんについて

自由診療で体外受精を続けるケースが多い。辞めるケースは２割。

● 先進医療などの実施項目では

項目	実施率
不育症検査	100%
ERA 検査	84%
EMMA /ALICE 検査	81%
二段階移植法	79%
不育症治療	73%
SEET 法	73%
タイムラプス	68%
子宮内フローラ	62%
子宮内膜スクラッチ	59%
PGT	55%
タクロリムス投与療法	47%
PICSI	46%
PRP	44%
ERPeak	28%
IMSI	26%
その他	13%

● 先進医療などの実施項目では

締切までに回答のあった ART 施設は、122 件。大学病院系が 10 件、病院系が 19 件、クリニック（医院）が 92 件、無記名１件。

北海道・４件	東京都・23 件	愛知県・８件	岡山県・２件	鹿児島県・１件
青森県・２件	神奈川県・12 件	三重県・１件	広島県・１件	沖縄県・１件
宮城県・１件	新潟県・４件	滋賀県・３件	香川県・１件	総計・121 件
福島県・２件	富山県・１件	京都府・３件	愛媛県・１件	
栃木県・２件	石川県・２件	大阪府・４件	高知県・１件	
群馬県・２件	長野県・２件	兵庫県・５件	福岡県・５件	
埼玉県・２件	岐阜県・４件	和歌山県・２件	熊本県・１件	
千葉県・８件	静岡県・５件	島根県・３件	宮崎県・２件	

岩手、山形、秋田（期限後着１件）、茨城、福井、山梨、奈良、鳥取、山口、徳島、佐賀、長崎、大分の 13 県の施設からは回答がありませんでした。

■生殖医療を応援する企業（協賛）

株式会社アイジェノミクス・ジャパン
株式会社 IVF ラボ
株式会社アステック
ヴィトロライフ株式会社
エア・ブラウン株式会社
株式会社オフショア
オリジオ・ジャパン株式会社
株式会社北里コーポレーション
株式会社北里検査センター
システムロード株式会社
株式会社ジャフコ
タック株式会社
株式会社東機貿
ナノソニックスジャパン株式会社
株式会社ニュートリション・アクト
株式会社リプロライフ

i-wish
ママになりたい

ママなり談話室

本コーナーは、サイト（ホームページ／ www.funin.info）に日々寄せられる相談とそれに対するお返事を抜粋したものです。

不妊治療で悩まれる方は全国に多くいらっしゃいます。私たちは、みなさまが少しでも不安や心配なく妊活や治療に臨めるよう願っています。

TOPICS

1 セックスレスになり、5年目です。夫婦仲は良いのですが、旦那に性欲がありません。

2 年齢、最後の妊娠での死産、高血圧など、どう考えてもリスクしかないのはわかっているのですが…

3 残った左卵巣もチョコレート嚢胞があり、結婚するまでずっとピルで抑えていました。なので採卵するにも卵胞がなかなか育ちません。

4 体外受精で受精障害があり、次は顕微授精を予定しています。でも、姉の突然の妊娠が素直に喜べなくて…

5 クリニックによって混合診療ができることは、あるのでしょうか?

6 保険適用でMVA方式で受けたいのですが、どこで受けられるのか全く情報がないです。

7 なかなか授かることなく、精神的にも限界が来てメールさせて頂きました。

8 ステップアップと言われている中、体外受精の後で人工授精に戻ったことが納得できずにいます。

9 どのように病院選びをしたらよいか、アドバイスをいただけると幸いです。

10 仕事を続けながら治療を続けたいのですが、退職するしかないのかなと悩んでいます。

1

セックスレスになり5年目です。夫婦仲は良いですが、旦那に性欲がありません。

36〜40歳・愛知県

セックスレスになり、5年目です。夫婦仲は良いのですが、旦那に性欲がありません。

お互い子どもが欲しいのですが、旦那はセックスがどうしてもできないと言い、子づくりができません。

クリニックでは、「まず自然妊娠から」と言われましたが、そもそも自然妊娠はもう望んでおりません。

旦那は自慰行為も何年も行っておらず、射精もずっとしていないようです。

私たちのような夫婦の場合、まずどこに相談すればよいでしょうか？

産婦人科で人工授精したいと言えばよいのでしょうか？

頼る人がおらず困り果ててここにたどりつきました。

アドバイスいただけると助かります。

お返事

自然妊娠は考えておらず、人工授精からの治療を考えているのですね。

産婦人科で人工授精を行っている施設でも大丈夫ですし、不妊治療を専門としている施設には、同じように夫婦生活が持てないカップルが相談に訪れています。

また、一度ふたりで検査を受け、妊娠を妨げる原因がないか調べてみましょう。その結果、何か問題があれば、人工授精、体外受精と治療の方向性もわかってくると思います。そのため、体外受精を行える不妊治療専門施設を受診するのが良いでしょう。

まずは、クリニックを受診し相談し、それからどうするかを決めても良いと思います。

2

年齢、最後の妊娠での死産、高血圧など、どう考えてもリスクしかないのはわかっているのですが…

36〜40歳・茨城県

私は現在40歳。6人の子を出産。7人目の子を8年前に胎盤剥離で死産しました。その際、卵管結紮をしました。その後高血圧になり、現在薬を服用し、血圧は安定しています。

年齢、最後の妊娠での死産、高血圧と、どう考えてもリスクしかないのはわかってはいても、再婚相手との子どもを授かりたい気持ちが強くてあきらめることができません。

この状況で、体外受精はできるのか、できないのかを知りたいです。また、もし妊娠できた場合のリスクなども知りたいです。

お返事

現在40歳、高血圧で治療を行っていて、血圧は現在安定しているのですね。

卵管結紮を行っているので、体外受精で妊娠に臨むことになります。そのため体外受精を行っている施設を受診し、まずは、ご主人と一緒に検査を受けていただき、その結果で、排卵誘発の方法などを選択するということになると思います。

また、内科医に妊娠、出産に問題がないのかなどの確認をする必要があるかと思います。高血圧の治療のために、薬を服用していることも合わせて、妊娠、出産への問題について内科医から体外受精を行う婦人科医に、提供しなければならない情報もあるかもしれませんので、きちんと話をしましょう。その後、体外受精治療周期が始まることになるかと思います。

出産に伴うリスクについては、妊娠中における血圧管理が重要になり、妊娠性の糖尿病、児の管理が必要になると思いますので、総合病院か、大学病院も念頭に置いておいた方が良いかもしれませんね。

どのようなリスクがあるのかについては、個人差もあり、治療を始める前に内科医、婦人科医師のそれぞれから直接説明を受け、ご検討ください。

病院を受診する際には、ご主人も一緒に行かれるのが良いと思います。

3

残った左卵巣もチョコレート嚢胞があり、結婚するまでずっとピルで抑えていました。なので採卵するにも卵胞がなかなか育ちません。

31〜35歳・神奈川県

私は、2013年に右卵巣腫瘍になりました。腫瘍が大きかったため右卵巣、右卵管を切除しましたが、腫瘍は良性で卵巣嚢腫でした。

また残った左卵巣もチョコレート嚢胞があり、結婚するまで、ずっとピルで抑えていました。なので採卵するにも卵胞がなかなか育ちません。

現在、体外受精治療をしています。1回目は初期胚を移植しましたが、陰性でした。

2回目は3つ採卵でき、3つとも発育し、そのうちの2つの胚を移植しました。判定日前に不正出血、それでも判定日のhCG値は21・2で膣剤を続けるよう言われましたが、次の日に生理がきて陰性でした。

残った1つの胚は凍結し、3回目は、自然周期で凍結融解胚移植をしました。

排卵を起こすためクロミフェンを5日分処方されましたが、卵胞は育たず、hMGを1週間ほど打ち続けようやく2個の卵胞が育ってると言われました。

やっと育った卵胞を排卵させて9月に初めて凍結融解胚移植をし、判定日までは膣剤を入れていました。しかし、判定日の前日から不正出血があり、判定日のhCG値は1・7で陰性で、着床すらしていないとのことでした。

不正出血があった時点で覚悟はしていましたが、やはり最後の胚だったのでショックで、これからどうすればいいか、わからなくなってしまいました。

そこでお伺いしたいのですが、このまま体外受精の回数を重ねて、右卵巣がなく左卵巣も嚢腫があり、卵胞が育ちにくくても数打てばできるのでしょうか?

年齢もありますし、片側の卵巣だけですとAMH値も低めです。

まだ少しでも可能性があるなら、それにすがりたいのですが、3回やってかすりもしないとなると、このまま治療を続けるのは無意味なのでは? と思ってしまいます。

また、体外受精をしないとなるとチョコレート嚢胞があるので、ピルを飲んで生理を止めなくてはなりません。

体外受精をしない場合、ピルや卵巣機能を止めずにチョコレート嚢胞を抑える方法はありますか?

摘出も考えましたが、卵巣が機能しなくなるのでためらっています。このまま体外受精を続けるか諦めるか悩んでいます。

お返事

体外受精1回目の胚移植の判定は陰性、2回目の胚移植後の判定は、hCG値21・2で妊娠反応はあったのですね。3回目の胚移植については、排卵誘発周期でクロミフェンの服用と、hMGを注射して、排卵させてから移植したのですね。

あなたの年齢くらいだと胚移植当たりの妊娠率は45%、凍結融解胚移植であれば、もう少し妊娠率が高くなります。

一度は妊娠反応が出たのですから、今後も継続することで、良い結果に繋がると思います。

卵巣の状態が良くないようなので、複数個の胚凍結を目指すのも1つの方法ですが、これは排卵誘発を繰り返し行うことが予想され、自由診療となります。

AMH値は低いかもしれませんが、卵子の質は年齢相当ですから、十分に良い胚が育つ可能性はあります。

不妊治療は毎月ではなく、休みながらでも続けましょう。

チョコレート嚢胞の治療は、低容量ピルを服用するか、レルゴリクスなどの薬で偽閉経療法をするかになります。どちらも排卵が止まるので、服用中は基本的に妊娠しません。妊娠を希望する場合は、嚢胞を切除するなどの手術を勧められますが、手術を希望しない場合は、その状態のまま妊娠に臨むことになります。要するに、今が、それと同じような状況で、妊娠に臨む方法が、性生活なのか、人工授精なのか、体外受精なのかという方法の選択になるわけです。

体外受精を継続するかは、ご主人様とよく相談しながら、決めていただくのが良いのですが、気持ちが上向きになったときに再開しましょう。

ただ、あまり長期間のお休みはお勧めしません。

今は、一旦お休みして、リフレッシュしましょう。それから考え直しても、十分だと思います。

4

体外受精で受精障害があり、次は顕微授精を予定しています。でも、姉の突然の妊娠が素直に喜べなくて・・・

20～25歳／神奈川県

結婚する前から妊活をし、授からず3年が経ちました。

タイミング法、人工授精もダメで体外受精をしたところ受精障害が発覚。1回目の体外受精では13個採卵できましたが、凍結できた胚はゼロでした。次回は顕微授精を予定しています。

そんな中、最近、結婚した姉が妊娠しました。姉は、子どもはまだ考えていなかったようで、突然の妊娠でした。

大好きな姉なのに、私は姉の妊娠が素直に喜べません。姉は結婚して専業主婦になり、すぐ妊娠しました。私は、結婚して仕事しながら何年も不妊治療中です。

どうしても姉が羨ましく、だんだんと大きくなるお腹の姉を見るのが辛くなり、最近は姉を避けてしまっている自分がいます。

本当は素直におめでとうと思いたいし、生まれてくる子の話も沢山したい。姉とも頻繁に会いたいけれど、避けてしまっている自分がいます。

そんな自分も嫌です。どうしたら良いか分かりません。気持ちを切り替えて姉の子どもが生まれるのを楽しみに待ちたいです。

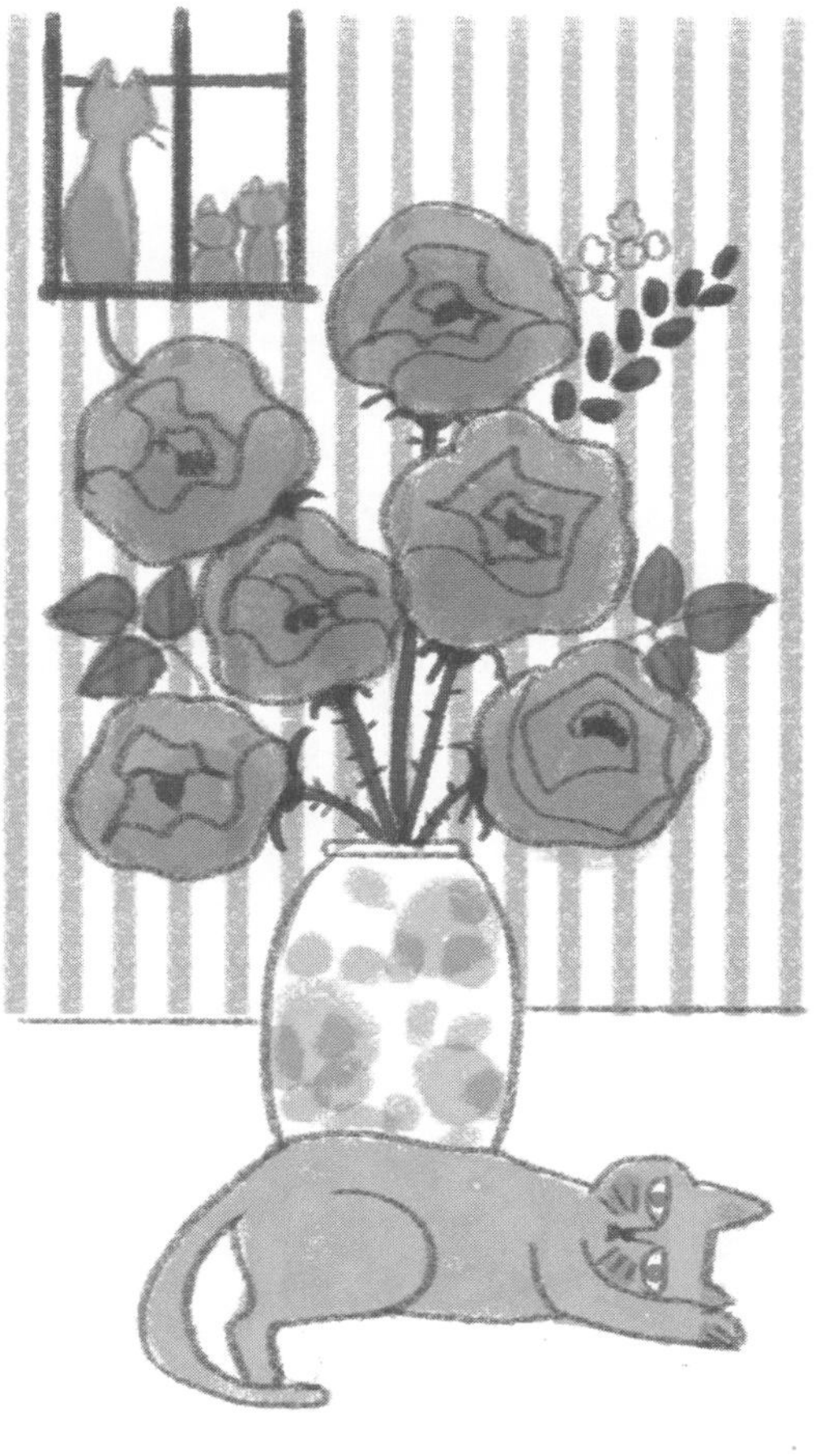

お返事

結婚される前から妊活を始め、体外受精を行ったことで受精障害がわかったのですね。受精障害については、体外受精を行わなければ、確認できなかったことです。妊娠する方法が1つ見つかったと考え、それは良かったことの1つと数えてみてはいかがでしょう。

今後は、顕微授精の予定とのことですから、胚ができる可能性は高くなると思います。まずは、胚を子宮に戻すことを考えていきましょう。

大好きなお姉さんが最近結婚し、妊娠されたのですね。

素直に喜ぶことができない…、これは自然な感情で、多くの人が同じような経験をしています。

妊娠されたお姉さんを羨ましくも思い、辛い感情を持ってしまうということも十分に理解できます。

お姉さんは、不妊治療をし、苦労しているあなたを知っていますか？

妹の苦労を知っていたなら、お姉さんも同じように気まずい感情を持っているかもしれませんね。

「今は、素直におめでとうが言えなくてごめんね、距離を置いてごめん」と伝えてみるのもいいかもしれません。

お姉さんは、きっと理解してくれると思います。

妊娠する方法は、カップルごとそれぞれで、体外受精もその1つです。どの方法も、赤ちゃんを授かるための素晴らしい方法です。あれこれと比べることでもなく、あなたはあなたなのです。

お姉さんにおめでとうと伝えられるときもやってくることでしょう。あなたはそれまで、自分の気持ちに寄り添って待ってあげてください。

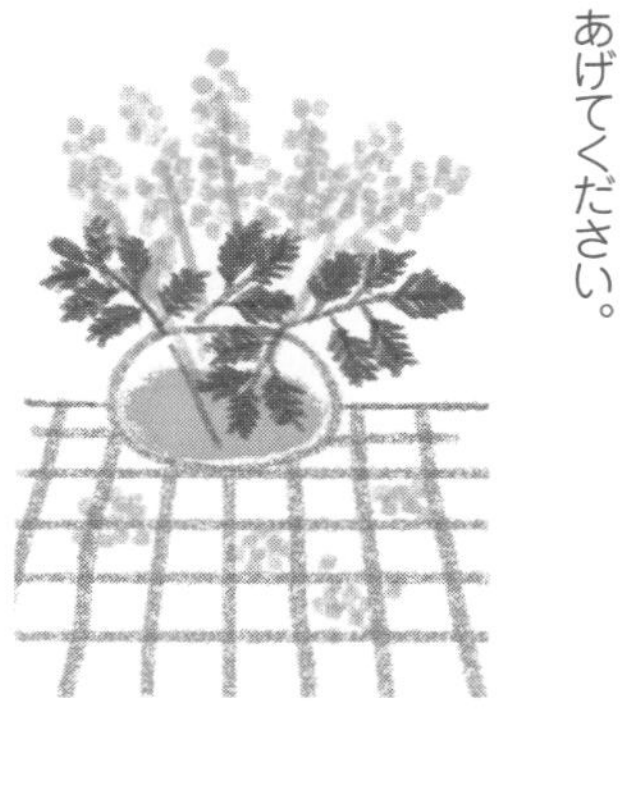

5 クリニックによって混合診療ができることは、あるのでしょうか?

31～35歳／青森県

先日2度目の採卵をしました。採卵後にTRIO検査をしたいと思っていることを先生に相談したところ、後日クリニックから連絡があり、採卵→TRIO検査→移植となると混合診療になってしまうので、採卵からの料金が全部自費診療になると聞きました。

そうなると費用がとてもかかるので、今回は検査を見送って移植をしてみて、その結果次第で、次にTRIO検査→移植という方法はどうでしょうか? と提案を頂きました。

話を聞いて、

①採卵すると、その周期は採卵から胚移植までが1サイクルとカウントされるということらしく、その間にTRIO検査をすると混合診療となってしまうので、採卵からの費用が全額自費になり、次回検査して移植をすると検査は自費ですが、移植では保険適用という感じになる様な捉え方を私はしました。この捉え方で、あっているのでしょうか?

②ネットのコミュニティーなどで混合診療できているとおっしゃっている方もちらほらいて、先進医療リストに入っているクリニックだとタイムラプスなど、保険診療と先進医療を同時にできると言っている方もいます。

クリニックによって混合診療ができるとかってあるんでしょうか。

不妊治療の保険適用を色々調べても分かりづらくてこちらに相談させて頂きました。

①、②のことをできる範囲でいいので自分の捉え方が合っているのか等を教えて頂ければ助かります。

お返事

希望されているTRIO検査は、先進医療と認可されており、保険診療と組み合わせて行うことができます。実際には、TRIO検査ではなく、ERA検査とEMMA・ALICE検査の2項目になります。

先進医療は、有効性・安全性の一定基準を満たしているが、保険適用外となっている高度な医療技術や治療法です。これらは厚生労働大臣の認可を受けたもので、保険診療と組み合わせて行うためには、それぞれの治療施設でも、先進医療として実施できる条件を揃えて、届出をし、承認を受けなければなりません。そのため、どの治療施設でも受けられるわけではなく、承認されていない項目については、先進医療ではなく、自由診療になります。

2022年4月から不妊治療の保険診療が始まりましたが、まだはっきりとしない部分もあり、治療施設でも保険請求には苦慮しているようです。いろいろなケースがありますので、後々改善されれば、もっと治療を受けやすくなることでしょう。

今回、あなたのケースが、1回目の採卵で移植回数が2回以上あり、なおかつ着床、妊娠に至らなかった場合、TRIO検査の適応があり、採卵→胚凍結(1周期)→TRIO検査(2周期)→凍結融解胚移植(3周期)と、移植前にTRIO検査を行うようスケジュールできるのではないかと思います。移植が1回で、二度目の採卵になっている場合は、基本的には、採卵→胚移植/胚凍結(新鮮胚:1周期か、凍結胚:2周期)→TRIO検査(3周期)→凍結融解胚移植(4周期)とスケ

混合診療とは?

日本の健康保険制度では、健康保険で診療できる範囲が決められています。それは、薬や治療に使う医療機器に至るまで細かなルールがあるのです。その範囲内で治療するのであれば、保険が適用され、医療費の負担は3割になりますが、この範囲を超える治療を希望する場合には保険が適用されず自由診療となり、医療費の負担は10割になります。

一連の治療の中で、保険診療での治療と自由診療での治療を併用することを混合診療と呼んでいますが、日本では混合診療が認められていません。一連の治療の中で、これらを併用することはできないため、一連の全てが自由診療となります。ただし、厚生労働大臣が認めた先進医療(医療費負担10割)については、保険診療と併用して先進医療を受けることができます。

ジュールすることができるのではないかと思います。

また、二度目の採卵後の凍結胚を移植せずに保管したまま、三度目の採卵↓ＴＲＩＯ検査↓移植をする場合は、自由診療になり、保険は適用されません。

タイムラプスについては、胚を培養するために使うインキュベーターで、先進医療となっており、初回の体外受精から保険診療と組み合わせて受けることができます。タイムラプスは、採卵から受精、胚の培養とセットで、ＴＲＩＯ検査は胚移植のセットと考えたら、少しわかりやすいでしょうか。

いろいろと、ややこしいですね。

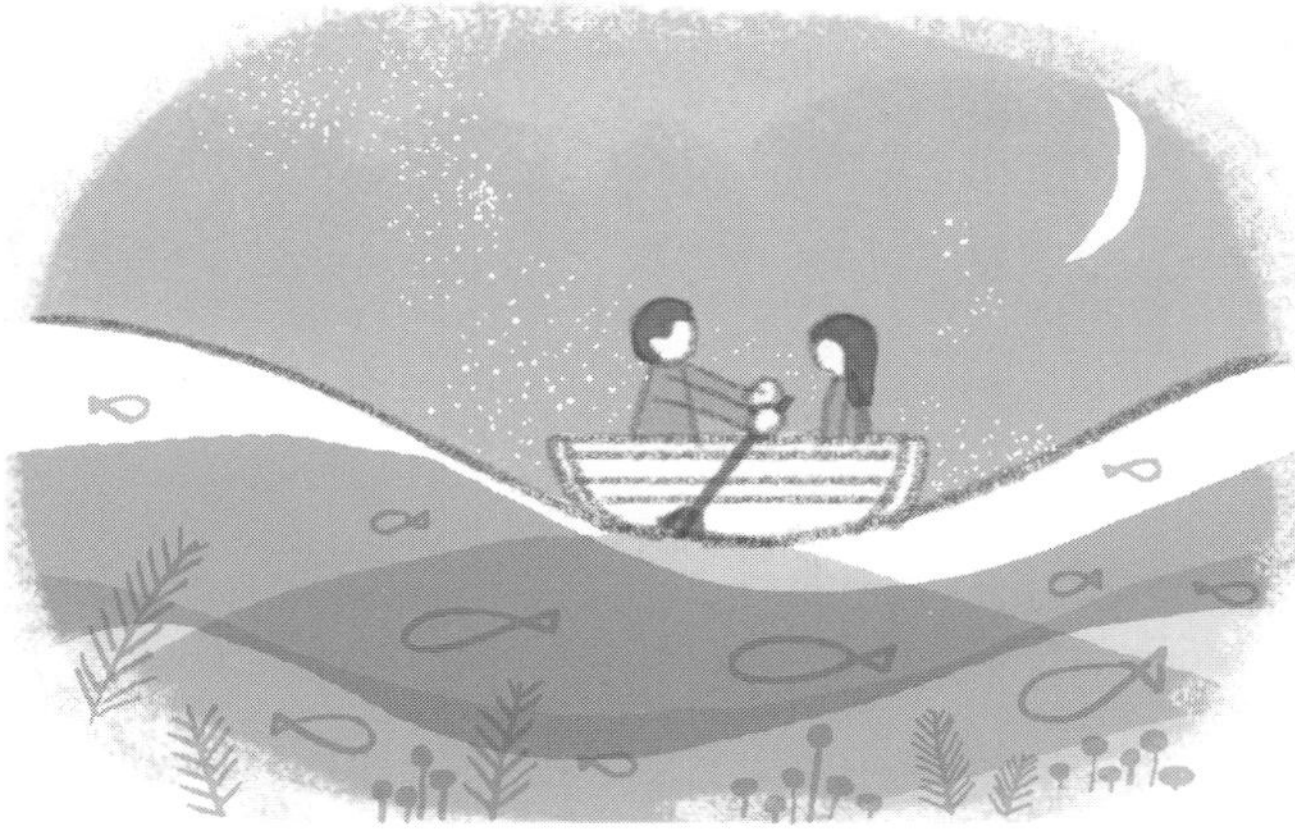

6

保険適用でＭＶＡ方式で受けたいのですが、どこで受けられるのか全く情報がないです。

31～35歳・福岡県

不育症です。

流産検体の絨毛染色体検査を受けたことがないので、もしも、次にまた流産になってしまったら検査を受けたいと考えています。

ただ、流産処置は、保険適用でＭＶＡ方式で受けたいのですが、医療機関を探す段階でつまづいています。

どこで受けられるのか、全く情報がないのです。

厚労省の九州支局や、福岡県の不妊相談センターに電話しましたが、分からないとのこと。

不妊治療クリニックのホームページを見ても、自費の金額しか書いておらず保険適用の認定施設ではないのかなと思います。

しらみつぶしに産婦人科に電話するしかないのでしょうか？

なにかご存知だったら教えてください。

お返事

流産絨毛染色体検査（ＰＯＣ）は、流産した時に手術で絨毛（赤ちゃんになる細胞）を取り出し、培養して、染色体の数と形態を調べる検査になります。

この検査については、２０２２年４月から保険適用となっています。

また、流産手術としてＭＶＡ法（手動真空吸引法）は、２０１８年４月より保険適用となっています。

どちらについても、基本的に保険診療を行っている産婦人科病院、医院でそれぞれ採用されていれば受けられるはずです。不妊治療クリニックのホームページでＭＶＡ法による流産処置を行っている、またＰＯＣ検査を実施しているという掲載があれば、保険診療で受けることができると思います。

不育症については、助成制度もありますので、福岡県、または住民票のある自治体で調べてみてください。

福岡県不育症検査費・治療費助成事業

助成対象

「助成の対象となる不育症の検査及び治療の最初の診療日」から「申請日」まで継続して、夫婦の双方またはいずれかが、 県内市町村（北九州市、福岡市、久留米市を除く）に住所を有する方

「助成の対象となる不育症の検査及び治療の最初の診療日」に妻の年齢が４３歳未満の夫婦（事実婚含む。）

２回以上の流産、死産の既往があり、医師に不育症と診断された方

対象検査・治療

医療保険適用外（全額自己負担）の不育症の検査及び治療

助成回数

一夫婦あたり　１回限り

助成上限額

対象費用に２分の１を乗じて得た金額
上限５万

2023 年 2 月現在

7

なかなか授かることなく、精神的にも限界が来てメールさせて頂きました。

31～35歳・東京都

現在31歳、妊活を始めて約1年になります。なかなか授かることなく、精神的にも限界が来てメールさせて頂きました。

病院で妊活検診を受けた結果、特に異常はありませんでしたが、卵子の数が平均より少ないため、5年、10年など長期スパンで考えないほうがいいと言われました。

それからは夫婦で夜の回数も増やし、ストレスにならないようにとヨガや趣味を増やしたりしています。しかし、なかなかうまくいかず、もう自分には一生できないのではないか、周りの人が当たり前にできているのになぜなのか、羨ましい、ずるいという嫌な気持ちばかりが心に渦巻いています。

高温期が続いたときには、今度こそ!というプレッシャーから夜中に何度も起きてしまい、その度に体温を測り一喜一憂するという生活を続けています。焦りやストレスが良くないことは承知していますが、心の保ち方がもうわかりません。周りの人からも、この人は不妊なのだ、という目で見られてるのではないかとすら思ってしまいます。親や友人にも恥ずかしくて相談できません。

「早く治療をしなければ、できることをしなければ」というプレッシャーと、「治療を先延ばしにすることは無責任で、チャンスを無駄にしているのではないか」という負い目で潰れてしまいそうです。

主人は優しく寄り添ってくれていますが、いつまでも愚痴に付き合ってもらうわけにはいかず、ここで吐き出させていただきました。

暗い言葉ばかりですみません。どうすれば前向きになれるのでしょうか。私には、子を持つ資格がないのでしょうか?

改めて病院に行かなければという気持ちと、一旦心を休めたい気持ち、しかし時間がないのではという焦りでいっぱいです。

普通の人は1年間で8割が妊娠、という文字をよく目にします。

私は普通ではない、異常なのでしょうか。

お返事

妊活1年、検査の結果AMH値が低く、長いスパンで見ないほうがよいといわれているのですね。

先生がいわれているのは、自然妊娠が成立しないということではなく、積極的な治療を行うことで、妊娠への近道になると考えてのことではないでしょうか。

妊活検診は、ふたりで受けられましたか?妊娠成立しない理由には、女性の問題だけではなく、男性が問題を抱えていることもあります。ふたりで受けられていないようなら、ぜひ、ご主人の検査を早めに検討しましょう。

また、治療についても早めに検討した方がいいと思います。なぜなら、妊活検診で妊娠を妨げる要因が見つかっていないにも関わらず、性生活のなかで約1年経っても妊娠していないという事実があるからです。

検査は、万全ではありません。それは、不妊治療をはじめるときに行う検査も同様なのですが、検査では明らかにならないところに妊娠を難しくさせている要因、原因があると考えるほうが妥当だと思います。治療を進めるなかで、要因や原因がわかってくることもあり、その都度、治療方法を変えて妊娠を目指していきます。

どうしても、周りの人と比べてしまうことがあると思いますが、比べる必要はありません。それぞれカップルは違い、皆同じ条件ではありません。

それよりも、赤ちゃんを授かる方法をみつけましょう。それにはまず、不妊症治療専門施設を受診し、ふたりの検査をすることだと思います。その結果によって、今後のことを考えていけば良いのです。

カップルによって、赤ちゃんを授かる時期が違います。だから、子どもを持つ資格がない人などいません。

一歩、進んでみようと思われたときに、進んでいきましょう。

ご主人が優しく寄り添ってくれるのは、心強いですね。これからも、ふたりでよく話し合いながら進めていってくださいね。優しいご主人が近くにいてくれてよかったです。

8

ステップアップと言われている中、体外受精の後で人工授精に戻ったことが納得できずにいます。

36〜40歳・埼玉県

1年半ほど不妊治療を行っています。体外受精を3回行ったあと、人工授精3回、その後また体外受精1回しました。

ステップアップといわれている中、体外受精の後に人工授精に戻ったことが納得できず、理由を聞いたところ、人工授精でも妊娠の可能性があるからという回答でしたが、やはり納得できません。そこで、「時間がないから、体外受精をしたい」と話し、やっとの思いで先生が体外受精をしてくれました。

また、私は人よりも排卵が早いタイプのようで、複数回、排卵のタイミングを逃してしまっています。一度ならわかりますが、複数回…です。

カルテを見ていないのか、私の排卵が早いタイプであることを認識していないようです。

薬の服用についても、「前回〇〇飲んでましたっけ？ あなた腫瘍がある人でしたっけ？ 自己注射したことありましたっけ？」挙句の果てに、「移植は初めてですか？」（もう7回もやってますけどっ!）

過去の移植経験が次に活かされていないと感じ、この先生に不信感を覚えます。

子宮内膜症と診断書に書かれましたが、それについても明確な説明はなく、診断書を見て、初めて子宮内膜症であることを知りました。

こういう病院にかかり続けていていいのでしょうか。

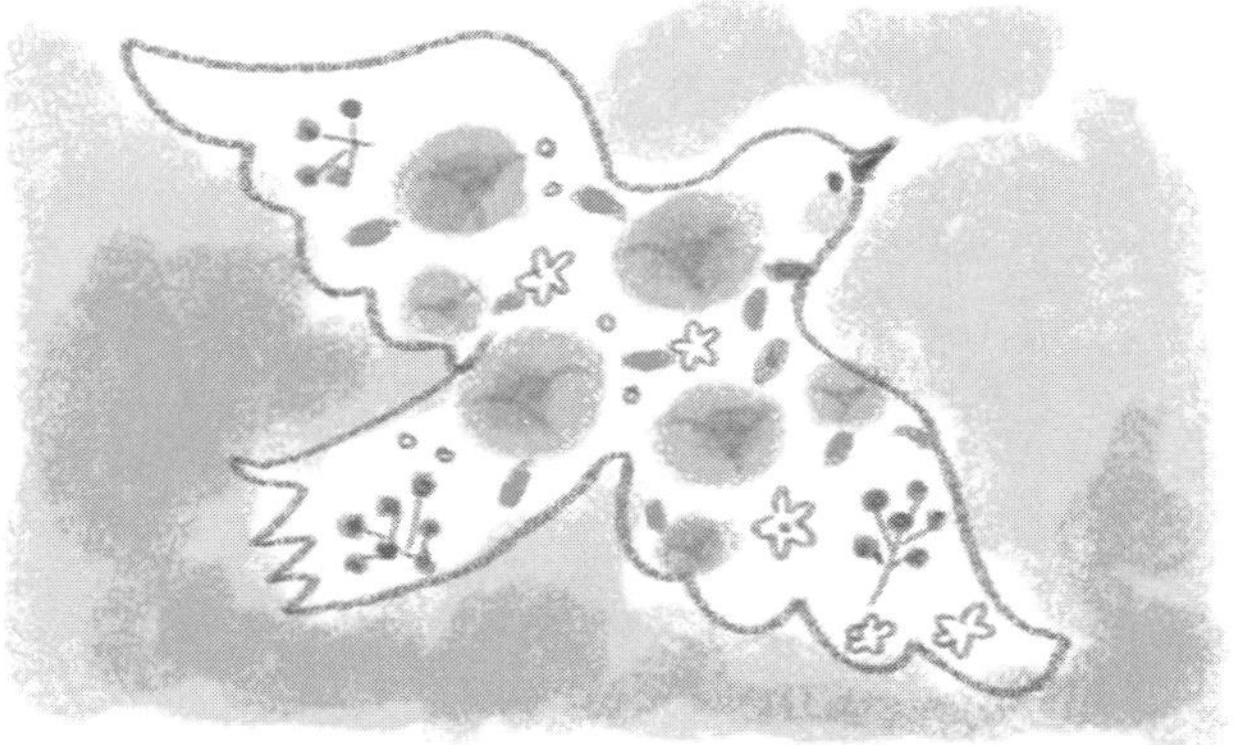

お返事

体外受精を3回行い、その後人工授精3回、体外受精へ戻ったのですね。

体外受精後に人工授精へステップダウンすることはよくあります。

体外受精で卵子の確認、受精の確認、胚の発育などの状況を確認し、人工授精で妊娠成立する可能性が考えられるときには、一旦人工授精に戻し、それで妊娠成立する場合もあります。

治療スケジュールの都合や、経済的な面から、患者さん自身がステップダウンを選択することもあります。

人工授精を受けることに納得がいかなかったとのことですが、事前に十分な説明を受けていなかったのかもしれませんね。

今までされた治療において、複数回の排卵のタイミングを逃してしまっていることや、薬の使い方、胚移植のことなど、医師が十分な把握をしていない様子には、不安や、不信感を抱いてしまいますね。

十分な説明があり、安心して、信頼おける治療することによって、納得のいく治療ができるのだと思います。

今後は、現在の施設で継続して治療を受けるか、転院を検討するのか、ご主人ともよく相談してみましょう。

あなたが、納得のいく治療を受けられることを願っています。

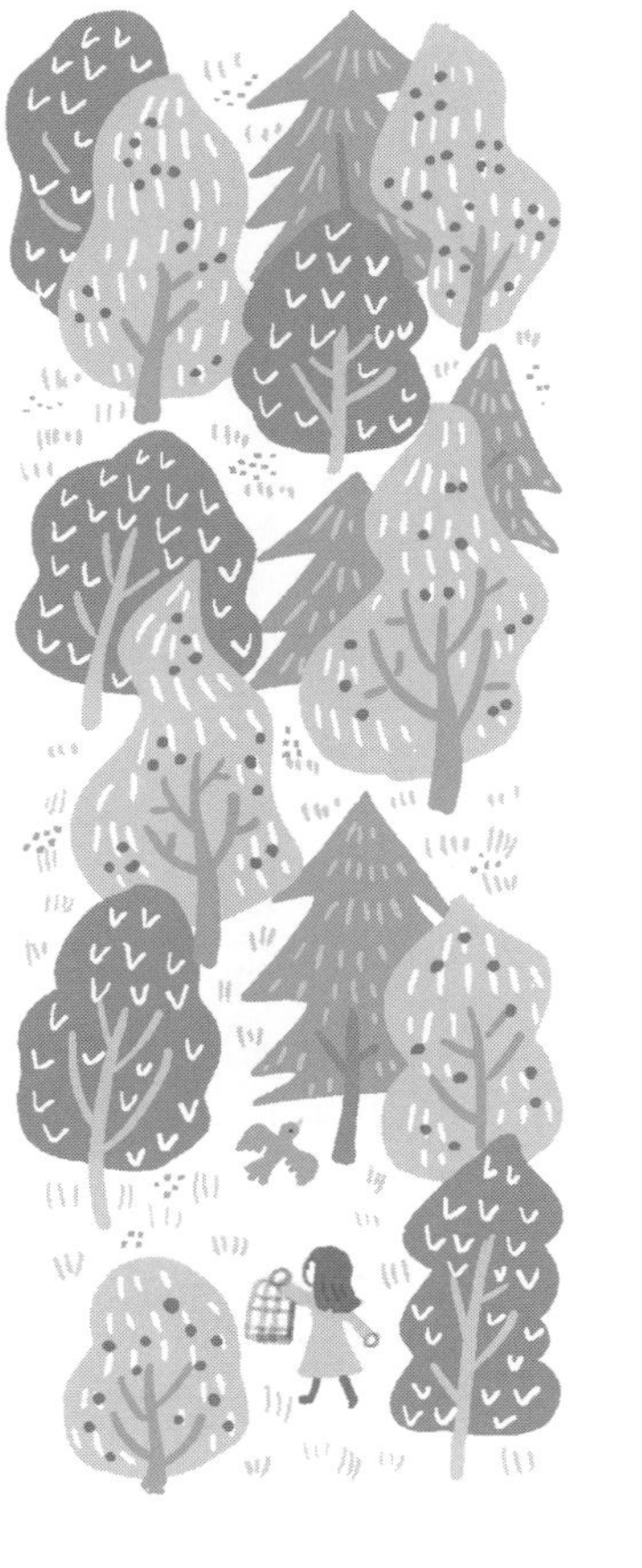

9

どのように病院選びをしたらよいか、アドバイスをいただけると幸いです。

36～40歳・神奈川県

乳がんになり、抗がん剤治療をしました。その後、乳がんホルモン治療中のため、今は閉経状態です。

来年、休薬して妊活を希望しています。抗がん剤の影響で治療前に3だったAMHが0.01になり、顕微授精しか妊娠の可能性がないと思います。

そこで、がん治療の拠点病院の聖マリアンナ医科大学か、聖路加病院での顕微授精が一番だと思いますが、顕微授精の実績が多いクリニックも気になっています。

私の場合、どのように病院選びをしたらよいかアドバイスをいただけると幸いです。

お返事

現在、乳がんの治療を行い、来年は治療を一旦お休みし、不妊治療を考えているのですね。

AMH値などからみて治療における早発閉経の状態と思われますが、不妊治療を選択する場合、卵胞が発育してくるのかを見極めないと不妊治療を始めることが難しいと思います。

少し長期戦になってしまうかもしれません。

通院するのは、ご自宅から近い病院が良いと思います。聖マリアンナ医科大学は、早発閉経の治療では先端を行っていると思いますので、候補としては十分だと思います。

聖路加病院については、治療内容や通院回数など、治療を始める前にご相談されてはいかがでしょう。専門の相談員がいると思いますので、問い合わせてみてください。

個人クリニックでも同じようなケースを扱っている施設はあります。各施設の取り組みや、がん治療を休薬しての治療であることを相談し、それから選択してもよいかと思います。治療開始まで、お時間があるようですから、焦らずにゆっくりと選択しましょう。

10

仕事を続けながら治療を続けたいのですが、退職するしかないのかなと悩んでいます。

41～45歳・静岡県

不妊治療を始めて4年が経ちます。通院が大変でパートで働いていましたが、助成制度も終わり、治療を諦めようと思い、転職をして正社員で働き始め1年になります。

半年間は有休がないため、治療再開を考えていなかったのですが、保険適用になり、治療は後1年で終わりにしようと決めて再開しました。

職業柄、放射線被曝のリスクがあるので、1年はリスクがある業務について同僚がいる時は変わって欲しいとお願いしてみたのですが、協力は得られない感じです。

就業規則には治療に対するお休みの制度はなく、休職という制度もありません。1年は同僚に迷惑をかけてしまいますが、私は仕事を続けながら治療も続けたいと考えています。それが難しければ、退職するしかないのかなと悩んでいます。

お返事

4月から体外受精が保険適用となり、年齢制限と回数制限があります。

誕生日がくると、回数制限が異なるか、保険が適用されなくなるので、ご注意ください。

治療再開に向けて、仕事上の放射線被爆に関する対応ですが、まずは、上司に相談されてはいかがでしょう。

一定期間だけでも避けることができるとよいのですが、いかがでしょう。

放射線バッチをよく確認しながらということになるのでしょうか。治療のための休職についても、厚生労働省からの案なども確認されるとよいと思います。事業者向けに提案などがあるかもしれません。

できるだけ、仕事を退職しない方向性を考え相談されるとよいのではないでしょうか。

2023 年 2 月時点 (当センター調べ)
注 : 変更が生じる場合があります。詳しくは各治療施設のオフィシャル HP などでご確認ください。

全国の不妊治療 病院＆クリニック

あなたの街で不妊治療を受けるための病院＆クリニック案内です。
どこの病院に行こうかな？　望む治療が受けられるかな？
病院選びの参考に！！

- 全国を 6 地方に分け、人工授精以上の不妊治療を行っている病院＆クリニックを一覧にしています。

- クリニック名の前にある ● 印は日本産科婦人科学会に登録のある生殖補助医療実施施設を元に、当センターのアンケート調査から体外受精実施施設として確認がとれた病院・クリニックを掲載しています。詳しくは直接各施設にお問合せください。

- ピックアップクリニックとして、診療や治療に関する 24 項目をあげて案内する病院＆クリニックがあります。各項目のチェックは、
○…実施している ●…常に力を入れて実施している △…検討中である ×…実施していない
で表記をしています。(保険診療に関しては、実施している○ か、実施していない× で表記しています)
また、自由診療における体外受精費用、顕微授精費用の目安も案内しています。

ピックアップクリニックの紹介例

❖ あいうえおクリニック　**あい市**
Tel.000-000-0000　あい市うえお北町 3-2-7　since 1988.4

診療日	月	火	水	木	金	土	日	祝祭日
am	●	●	●	●	●	●	-	-
pm	▲	●	-	●	▲	-	-	-

予約受付時間　8　9　10　11　12　13　14　15　16　17　18　19　20　21 時

▲月・金曜日の午後は 15:00 ～ 17:00

自由診療の料金
体外受精費用　27 万～38 万円
顕微授精費用　35 万～45 万円

保険 : 一般不妊治療 … ○	自由 : 体外受精 ……… ●	タイムラプス型インキュベーター ●
保険 : 体外受精 ……… ○	自由 : 顕微授精 ……… ●	ERA検査 …………… ○
保険 : 顕微授精 ……… ○	調節卵巣刺激法 ……… ●	EMMA・ALICE 検査 … ○
男性不妊…○連携施設あり	低刺激・自然周期法 … ○	SEET 法 ……………… ○
不育症 ……………… ●	着床不全 ……………… ●	子宮内膜スクラッチ … ○
漢方薬の扱い ………… ○	勉強会・説明会 ……… ●	PRP ………………… △
治療費の公開 ………… ○	PICSI ………………… △	PGT-A ………………… ×
妊婦健診……○ 10 週まで	IMSI………………… ●	子宮内フローラ検査 … ○

[各項目のチェックについて]　○ … 実施している　● … 常に力を入れて実施している　△ … 検討中である　× … 実施していない

北海道・東北地方

北海道

● エナ麻生 ART クリニック Tel.011-792-8850 札幌市北区
● さっぽろ ART クリニック Tel.011-700-5880 札幌市北区
● 北海道大学病院 Tel.011-716-1161 札幌市北区
● さっぽろ ART クリニック n24 Tel.011-792-6691 札幌市北区
● 札幌白石産科婦人科病院 Tel.011-862-7211 札幌市白石区
● 青葉産婦人科クリニック Tel.011-893-3207 札幌市厚別区
● 五輪橋マタニティクリニック Tel.011-585-3110 札幌市南区
● 手稲渓仁会病院 Tel.011-681-8111 札幌市手稲区
● セントベビークリニック Tel.011-215-0880 札幌市中央区
● 金山生殖医療クリニック Tel.011-200-1122 札幌市中央区
円山レディースクリニック Tel.011-614-0800 札幌市中央区
● 時計台記念病院 Tel.011-251-2221 札幌市中央区
● 神谷レディースクリニック Tel.011-231-2722 札幌市中央区
● 札幌厚生病院 Tel.011-261-5331 札幌市中央区
● 斗南病院 Tel.011-231-2121 札幌市中央区
● 札幌医科大学医学部付属病院 Tel.011-611-2111 札幌市中央区
● 中央メディカルクリニック Tel.011-222-0120 札幌市中央区
● おおこうち産科婦人科 Tel.011-233-4103 札幌市中央区
● 福住産科婦人科クリニック Tel.011-836-1188 札幌市豊平区
● KKR 札幌医療センター Tel.011-822-1811 札幌市豊平区
● 美加レディースクリニック Tel.011-833-7773 札幌市豊平区
琴似産科婦人科クリニック Tel.011-612-5611 札幌市西区
● 札幌東豊病院 Tel.011-704-3911 札幌市東区
● 秋山記念病院 Tel.0138-46-6660 函館市石川町
製鉄記念室蘭病院 Tel.0143-44-4650 室蘭市知利別町
● 岩城産婦人科 Tel.0144-38-3800 苫小牧市緑町
● とまこまいレディースクリニック Tel.0144-73-5353 苫小牧市弥生町
● レディースクリニックぬまのはた Tel.0144-53-0303 苫小牧市北栄町
● 森産科婦人科病院 Tel.0166-22-6125 旭川市７条
● みずうち産科婦人科医院 Tel.0166-31-6713 旭川市豊岡
● 旭川医科大学附属病院 Tel.0166-65-2111 旭川市緑が丘
帯広厚生病院 Tel.0155-65-0101 帯広市西６条
● おびひろ ART クリニック Tel.0155-67-1162 帯広市東３条
釧路赤十字病院 Tel.0154-22-7171 釧路市新栄町
● 足立産婦人科クリニック Tel.0154-25-7788 釧路市中園町
● 北見レディースクリニック Tel.0157-31-0303 北見市大通東
● 中村記念愛成病院 Tel.0157-24-8131 北見市高栄東町

青森県

● エフ.クリニック Tel.017-729-4103 青森市浜田
● レディスクリニック・セントセシリア Tel.017-738-0321 青森市筒井八ツ橋
青森県立中央病院 Tel.017-726-8111 青森市東造道
● 八戸クリニック Tel.0178-22-7725 八戸市柏崎
● 婦人科　さかもとともみクリニック Tel.0172-29-5080 弘前市早稲田
● 弘前大学医学部付属病院 Tel.0172-33-5111 弘前市本町
安斎レディスクリニック Tel.0173-33-1103 五所川原市一ツ谷

岩手県

● 岩手医科大学附属病院 内丸メディカルセンター Tel.019-613-6111 盛岡市内丸
● 京野アートクリニック盛岡 Tel.019-613-4124 盛岡市盛岡駅前通
畑山レディスクリニック Tel.019-613-7004 盛岡市北飯岡
産科婦人科吉田医院 Tel.019-622-9433 盛岡市若園町
平間産婦人科 Tel.0197-24-6601 奥州市水沢太白通り
岩手県立二戸病院 Tel.0195-23-2191 二戸市堀野

秋田県

藤盛レィディーズクリニック Tel.018-884-3939 秋田市東通仲町
中通総合病院 Tel.018-833-1122 秋田市南通みその町
● 秋田大学医学部附属病院 Tel.018-834-1111 秋田市本道
● 清水産婦人科クリニック Tel.018-893-5655 秋田市広面
市立秋田総合病院 Tel.018-823-4171 秋田市川元松丘町
秋田赤十字病院 Tel.018-829-5000 秋田市上北手猿田
あきたレディースクリニック安田 Tel.018-857-4055 秋田市土崎港中央
池田産婦人科クリニック Tel.0183-73-0100 湯沢市字両神
● 大曲母子医院 Tel.0187-63-2288 大仙市大曲福住町
佐藤レディースクリニック Tel.0187-86-0311 大仙市戸蒔
大館市立総合病院 Tel.0186-42-5370 大館市豊町

山形県

山形市立病院済生館 Tel.023-625-5555 山形市七日町
● 川越医院 Tel.023-641-6467 山形市大手町
● 山形済生病院 Tel.023-682-1111 山形市沖町
レディースクリニック高山 Tel.023-674-0815 山形市嶋北
● 山形大学医学部附属病院 Tel.023-628-1122 山形市飯田西
国井クリニック Tel.0237-84-4103 寒河江市大字中郷
● ゆめクリニック Tel.0238-26-1537 米沢市東
米沢市立病院 Tel.0238-22-2450 米沢市相生町
● すこやかレディースクリニック Tel.0235-22-8418 鶴岡市東原町
たんぽぽクリニック Tel.0235-25-6000 鶴岡市日枝鳥居上
山形県立河北病院 Tel.0237-73-3131 西村山郡河北町

宮城県

● 京野アートクリニック仙台 Tel.022-722-8841 仙台市青葉区
● 東北大学病院 Tel.022-717-7000 仙台市青葉区
産科婦人科メリーレディースクリニック Tel.022-391-0315 仙台市青葉区
● たんぽぽレディースクリニック あすと長町 Tel.022-738-7753 仙台市太白区
● 仙台ソレイユ母子クリニック Tel.022-248-5001 仙台市太白区
● 仙台 ART クリニック Tel.022-791-8851 仙台市宮城野区
うつみレディスクリニック Tel.0225-84-2868 東松島市赤井
大井産婦人科医院 Tel.022-362-3231 塩竈市新富町
● スズキ記念病院 Tel.0223-23-3111 岩沼市里の杜

福島県

● いちかわクリニック Tel.024-554-0303 福島市南矢野目
● 福島県立医科大学附属病院 Tel.024-547-1111 福島市光が丘
● アートクリニック産婦人科 Tel.024-523-1132 福島市栄町
福島赤十字病院 Tel.024-534-6101 福島市入江町
あべウイメンズクリニック Tel.024-923-4188 郡山市富久山町
● ひさこファミリークリニック Tel.024-952-4415 郡山市中ノ目
太田西ノ内病院 Tel.024-925-1188 郡山市西ノ内
寿泉堂綜合病院 Tel.024-932-6363 郡山市駅前
● あみウイメンズクリニック Tel.0242-37-1456 会津若松市八角町
● 会津中央病院 Tel.0242-25-1515 会津若松市鶴賀町
● いわき婦人科 Tel.0246-27-2885 いわき市内郷綴町

PICK UP!

北海道地方 / ピックアップ クリニック

北海道

❖ 金山生殖医療クリニック

札幌市

Tel.011-200-1122 札幌市中央区北１条西 4-1-1 三甲大通り公園ビル 2F since 2017.4

診療日	月	火	水	木	金	土	日	祝祭日
am	●	●	●	●	●	●	▲	-
pm	●	★	-	★	●	-	-	-

月・金曜午前 7:45 ～ 15:00、★火・木曜午前 7:45 ～ 13:00、午後 16:00 ～ 19:00、水・土曜 13:00 まで、▲日曜はHPをご確認ください。　予約は WEB にて 24時間受付。

予約受付時間	8	9	10	11	12	13	14	15	16	17	18	19	20	21	時

自由診療の料金
体外受精費用　26 万円～
顕微授精費用　31 万円～

保険：一般不妊治療 … ○
保険：体外受精 ……… ○
保険：顕微授精 ……… ○
男性不妊…○連携施設あり
不育症 …………………… ●
漢方薬の扱い ………… ○
治療費の公開 ………… ○
妊婦健診 ……………… ×

自由：体外受精 ……… ●
自由：顕微授精 ……… ●
調節卵巣刺激法 ……… ○
低刺激・自然周期法 … ●
着床不全 ……………… ●
勉強会・説明会 ……… △
PICSI ………………… ×
IMSI…………………… ×

タイムラプス型インキュベーター ●
ERA検査 ……………… ○
EMMA・ALICE 検査 … ○
SEET 法 ……………… ×
子宮内膜スクラッチ … ○
PRP …………………… ×
PGT-A ………………… ×
子宮内フローラ検査 … ○

[各項目のチェックについて]　○ … 実施している　● … 常に力を入れて実施している　△ … 検討中である　× … 実施していない

PICK UP!

東北地方 / ピックアップ クリニック

福島県

❖ あみウイメンズクリニック

会津若松市

Tel.0242-37-1456　会津若松市八角町 4-21

since 2004.10

診療日		月	火	水	木	金	土	日	祝祭日
	am	●	●	●	●	●	●	-	-
	pm	●	●	-	●	●	-	-	-

予約受付時間　8　9　10　11　12　13　14　15　16　17　18　19　20　21 時

※完全予約制

自由診療の料金

HP を参照
https://ami-clinic.jp/

- 保険：一般不妊治療 … ○
- 保険：体外受精 ……… ○
- 保険：顕微授精 ……… ○
- 男性不妊…○連携施設あり
- 不育症 ……………… ○
- 漢方薬の扱い ………… ○
- 治療費の公開 ………… ○
- 妊婦健診……○ 26 週まで
- 自由：体外受精 ……… ●
- 自由：顕微授精 ……… ●
- 調節卵巣刺激法 ……… ●
- 低刺激・自然周期法 … ○
- 着床不全 …………… ○
- 勉強会・説明会 ……… △
- PICSI ……………… ×
- IMSI……………… ×
- タイムラプス型インキュベーター ×
- ERA検査 ………… ×
- EMMA・ALICE 検査 … ×
- SEET 法 ………… ○
- 子宮内膜スクラッチ … ○
- PRP ……………… ×
- PGT-A …………… ×
- 子宮内フローラ検査 … ×

関東

- ● 永井マザーズホスピタル　Tel.048-959-1311　三郷市上彦名
- ● 産婦人科菅原病院　Tel.048-964-3321　越谷市越谷
- ● ゆうレディースクリニック　Tel.048-967-3122　越谷市南越谷
- ● 獨協医科大学埼玉医療センター　Tel.048-965-1111　越谷市南越谷
- ● スピカレディースクリニック　Tel.0480-65-7750　加須市南篠崎
- ● 中村レディスクリニック　Tel.048-562-3505　羽生市中岩瀬
- ● 埼玉医科大学病院　Tel.049-276-1297　入間郡毛呂山町
- ● 埼玉医科大学総合医療センター　Tel.049-228-3674　川越市鴨田
- ● 恵愛生殖医療医院　Tel.048-485-1185　和光市本町
- ● 大塚産婦人科小児科医院　Tel.048-479-7802　新座市片山
- ● ウィメンズクリニックふじみ野　Tel.049-293-8210　富士見市ふじみ野西
- ● ミューズレディスクリニック　Tel.049-256-8656　ふじみ野市霞ケ丘
- ● 吉田産科婦人科医院　Tel.04-2932-8781　入間市野田
- ● 瀬戸病院　Tel.04-2922-0221　所沢市金山町
- ● さくらレディスクリニック　Tel.04-2992-0371　所沢市くすのき台
- ● 熊谷総合病院　Tel.048-521-0065　熊谷市中西
- 平田クリニック　Tel.048-526-1171　熊谷市肥塚
- Women's Clinic ひらしま産婦人科　Tel.048-722-1103　上尾市原市
- 上尾中央総合病院　Tel.048-773-1111　上尾市柏座
- みやざきクリニック　Tel.0493-72-2233　比企郡小川町

千葉県

- ● 高橋ウイメンズクリニック　Tel.043-243-8024　千葉市中央区
- ● 千葉メディカルセンター　Tel.043-261-5111　千葉市中央区
- ● 千葉大学医学部附属病院　Tel.043-226-2121　千葉市中央区
- ● 亀田 IVF クリニック幕張　Tel.043-296-8141　千葉市美浜区
- ● みやけウィメンズクリニック　Tel.043-293-3500　千葉市緑区
- 川崎レディースクリニック　Tel.04-7155-3451　流山市東初石
- ● おおたかの森 ART クリニック　Tel. 04-7170-1541　流山市おおたかの森
- ジュノ・ヴェスタクリニック八田　Tel.047-385-3281　松戸市牧の原
- ● 大川レディースクリニック　Tel.047-341-3011　松戸市馬橋
- 松戸市立総合医療センター　Tel.047-712-2511　松戸市千駄堀
- ● 鎌ケ谷 ART クリニック　Tel.047-442-3377　鎌ケ谷市新鎌ケ谷
- ● 本八幡レディースクリニック　Tel.047-322-7755　市川市八幡

- 佐野厚生総合病院　Tel.0283-22-5222　佐野市堀米町
- ● 城山公園すずきクリニック　Tel.0283-22-0195　佐野市久保町
- ● 中央クリニック　Tel.0285-40-1121　下野市薬師寺
- ● 自治医科大学附属病院　Tel.0285-44-2111　下野市薬師寺
- 石塚産婦人科　Tel.0287-36-6231　那須塩原市三島
- ● 国際医療福祉大学病院　Tel.0287-37-2221　那須塩原市井口

群馬県

- セントラル・レディース・クリニック　Tel.027-326-7711　高崎市東町
- ● 高崎 ART クリニック　Tel.027-310-7701　高崎市あら町
- 産科婦人科舘出張　佐藤病院　Tel.027-322-2243　高崎市若松町
- ● セキールレディースクリニック　Tel.027-330-2200　高崎市栄町
- 矢崎医院　Tel.027-344-3511　高崎市剣崎町
- ● 上条女性クリニック　Tel.027-345-1221　高崎市栗崎町
- 公立富岡総合病院　Tel.0274-63-2111　富岡市富岡
- ● JCHO 群馬中央病院　Tel.027-221-8165　前橋市紅雲町
- ● 群馬大学医学部附属病院　Tel.027-220-7111　前橋市昭和町
- ● 横田マタニティーホスピタル　Tel.027-219-4103　前橋市下小出町
- ● いまいウイメンズクリニック　Tel.027-221-1000　前橋市東片貝町
- 前橋協立病院　Tel.027-265-3511　前橋市朝倉町
- ● HILLS LADIES CLINIC(神岡産婦人科医院)　Tel.027-253-4152　前橋市総社町
- ● ときざわレディスクリニック　Tel.0276-60-2580　太田市小舞木町
- クリニックオガワ　Tel.0279-22-1377　渋川市石原
- 宇津木医院　Tel.0270-64-7878　佐波郡玉村町

埼玉県

- ● セントウィメンズクリニック　Tel.048-871-1771　さいたま市浦和区
- ● おおのたウィメンズクリニック 埼玉大宮　Tel.048-783-2218　さいたま市大宮区
- ● 秋山レディースクリニック　Tel.048-663-0005　さいたま市大宮区
- ● 大宮レディスクリニック　Tel.048-648-1657　さいたま市大宮区
- ● かしわざき産婦人科　Tel.048-641-8077　さいたま市大宮区
- ● あらかきウィメンズクリニック　Tel.048-838-1107　さいたま市南区
- ● 丸山記念総合病院　Tel.048-757-3511　さいたま市岩槻区
- ● 大和たまごクリニック　Tel.048-757-8100　さいたま市岩槻区
- ● ソフィア祐子レディースクリニック　Tel.048-253-7877　川口市西川口

関東地方

茨城県

- ● いがらしクリニック　Tel.0297-62-0936　龍ケ崎市栄町
- ● 筑波大学附属病院　Tel.029-853-3900　つくば市天久保
- ● つくば ART クリニック　Tel.029-863-6111　つくば市竹園
- ● つくば木場公園クリニック　Tel.029-886-4124　つくば市松野木
- ● 筑波学園病院　Tel.029-836-1355　つくば市上横場
- ● 遠藤産婦人科医院　Tel.0296-20-1000　筑西市中舘
- ● 根本産婦人科医院　Tel.0296-77-0431　笠間市八雲
- ● おおぬき ART クリニック水戸　Tel.029-231-1124　水戸市三の丸
- 江幡産婦人科病院　Tel.029-224-3223　水戸市備前町
- ● 石渡産婦人科病院　Tel.029-221-2553　水戸市上水戸
- 植野産婦人科医院　Tel.029-221-2513　水戸市五軒町
- 岩崎病院　Tel.029-241-8700　水戸市笠原町
- ● 小塙医院　Tel.0299-58-3185　小美玉市田木谷
- 原レディスクリニック　Tel.029-276-9577　ひたちなか市笹野町
- ● 福地レディースクリニック　Tel.0294-27-7521　日立市鹿島町

栃木県

- ● 中田ウィメンズ＆ART クリニック　Tel.028-614-1100　宇都宮市馬場通り
- 宇都宮中央クリニック　Tel.028-636-1121　宇都宮市中央
- ● 平尾産婦人科医院　Tel.028-648-5222　宇都宮市鶴田
- ● かわつクリニック　Tel.028-639-1118　宇都宮市大寛
- 福泉医院　Tel.028-639-1122　宇都宮市下栗
- ● ちかざわレディスクリニック　Tel.028-638-2380　宇都宮市城東
- 高橋あきら産婦人科医院　Tel.028-663-1103　宇都宮市東今泉
- かしわぶち産婦人科　Tel.028-663-3715　宇都宮市海道町
- 済生会 宇都宮病院　Tel.028-626-5500　宇都宮市竹林町
- ● 独協医科大学病院　Tel.0282-86-1111　下都賀郡壬生町
- ● 那須赤十字病院　Tel.0287-23-1122　大田原市中田原
- ● 匠レディースクリニック　Tel.0283-21-0003　佐野市奈良渕町

● … 体外受精以上の生殖補助医療実施施設

● はなおか IVF クリニック品川
Tel.03-5759-5112　品川区大崎

● 昭和大学病院
Tel.03-3784-8000　品川区旗の台

● 東邦大学医療センター大森病院
Tel.03-3762-4151　大田区大森西

とちぎクリニック
Tel.03-3777-7712　大田区山王

● キネマアートクリニック
Tel.03-5480-1940　大田区蒲田

● ファティリティクリニック東京
Tel.03-3477-0369　渋谷区東

● 日本赤十字社医療センター
Tel.03-3400-1311　渋谷区広尾

● torch clinic
Tel.03-6467-7910　渋谷区恵比寿

● 恵比寿ウィメンズクリニック
Tel.03-6452-4277　渋谷区恵比寿南

恵比寿つじクリニック＜男性不妊専門＞
Tel.03-5768-7883　渋谷区恵比寿南

● 桜十字ウイメンズクリニック渋谷
Tel.03-5728-6626　渋谷区宇田川町

● アートラボクリニック渋谷
Tel.03-3780-8080　渋谷区宇田川町

● フェニックスアートクリニック
Tel.03-3405-1101　渋谷区千駄ヶ谷

● はらメディカルクリニック
Tel.03-3356-4211　渋谷区千駄ヶ谷

篠原クリニック
Tel.03-3377-6633　渋谷区笹塚

みやぎしレディースクリニック
Tel.03-5731-8866　目黒区八雲

● とくおかレディースクリニック
Tel.03-5701-1722　目黒区中根

● 峯レディースクリニック
Tel.03-5731-8161　目黒区自由が丘

● 育良クリニック
Tel.03-3792-4103　目黒区上目黒

● 目黒レディースクリニック
LineID.@296kumet　目黒区目黒

● 三軒茶屋ウィメンズクリニック
Tel.03-5779-7155　世田谷区太子堂

● 三軒茶屋 ART レディースクリニック
Tel.03-6450-7588　世田谷区三軒茶屋

● 梅ヶ丘産婦人科
Tel.03-3429-6036　世田谷区梅丘

● 国立成育医療研究センター 周産期・母性診療センター
Tel.03-3416-0181　世田谷区大蔵

● ローズレディースクリニック
Tel.03-3703-0114　世田谷区等々力

● 陣内ウィメンズクリニック
Tel.03-3722-2255　世田谷区奥沢

● 田園都市レディースクリニック二子玉川分院
Tel.03-3707-2455　世田谷区玉川

にしなレディースクリニック
Tel.03-5797-3247　世田谷区用賀

用賀レディースクリニック
Tel.03-5491-5137　世田谷区上用賀

池ノ上産婦人科
Tel.03-3467-4608　世田谷区北沢

竹下レディスクリニック＜不育症専門＞
Tel.03-6834-2830　新宿区左門町

● 慶應義塾大学病院
Tel.03-3353-1211　新宿区信濃町

にしたん ARTクリニック 新宿院
Tel.0120-542-202　新宿区新宿

● 杉山産婦人科 新宿
Tel.03-5381-3000　新宿区西新宿

● 東京医科大学病院
Tel.03-3342-6111　新宿区西新宿

● 新宿 ARTクリニック
Tel.03-5324-5577　新宿区西新宿

● うつみやす子レディースクリニック
Tel.03-3368-3781　新宿区西新宿

● 加藤レディスクリニック
Tel.03-3366-3777　新宿区西新宿

● 国立国際医療研究センター病院
Tel.03-3202-7181　新宿区戸山

● 東京女子医科大学 産婦人科・母子総合医療センター
Tel.03-3353-8111　新宿区河田町

東京山手メディカルセンター
Tel.03-3364-0251　新宿区百人町

● 桜の芽クリニック
Tel.03-6908-7740　新宿区高田馬場

新中野女性クリニック
Tel.03-3384-3281　中野区本町

河北総合病院
Tel.03-3339-2121　杉並区阿佐谷北

● 楠原ウィメンズクリニック
Tel.03-6274-6433　中央区銀座

● 銀座すずらん通りレディスクリニック
Tel.03-3569-7711　中央区銀座

銀座ウイメンズクリニック
Tel.03-5537-7600　中央区銀座

● 虎の門病院
Tel.03-3588-1111　港区虎ノ門

● 東京 AMH クリニック銀座
Tel.03-3573-4124　港区新橋

● 新橋夢クリニック
Tel.03-3593-2121　港区新橋

● 東京慈恵会医科大学附属病院
Tel.03-3433-1111　港区西新橋

● 芝公園かみやまクリニック
Tel.03-6414-5641　港区芝

● リプロダクションクリニック東京
Tel.03-6228-5352　港区東新橋

● 六本木レディースクリニック
Tel.0120-853-999　港区六本木

● 麻布モンテアールレディースクリニック
Tel.03-6804-3208　港区麻布十番

● 赤坂見附宮崎産婦人科
Tel.03-3478-6443　港区元赤坂

美馬レディースクリニック
Tel.03-6277-7397　港区赤坂

● 赤坂レディースクリニック
Tel.03-5545-4123　港区赤坂

● 山王病院 女性センター／リプロダクション・婦人科内視鏡治療部門
Tel.03-3402-3151　港区赤坂

● クリニック ドゥ ランジュ
Tel.03-5413-8067　港区北青山

● 表参道 ART クリニック
Tel.03-6433-5461　港区北青山

たて山レディスクリニック
Tel.03-3408-5526　港区南青山

● 東京 HART クリニック
Tel.03-5766-3660　港区南青山

● 北里研究所病院
Tel.03-3444-6161　港区白金

● 京野アートクリニック高輪
Tel.03-6408-4124　港区高輪

● 城南レディスクリニック品川
Tel.03-3440-5562　港区高輪

● 浅田レディース品川クリニック
Tel.03-3472-2203　港区港南

にしたん ART クリニック 品川院
Tel.03-6712-3355　港区港南

● 秋葉原 ART Clinic
Tel.03-5807-6888　台東区上野

● よしひろウィメンズクリニック上野院
Tel.03-3834-8996　台東区東上野

あさくさ産婦人科クリニック
Tel.03-3844-9236　台東区西浅草

● 日本医科大学付属病院 女性診療科
Tel.03-3822-2131　文京区千駄木

● 順天堂大学医学部附属順天堂医院
Tel.03-3813-3111　文京区本郷

● 東京大学医学部附属病院
Tel.03-3815-5411　文京区本郷

● 東京医科歯科大学病院
Tel.03-5803-5684　文京区湯島

● 中野レディースクリニック
Tel.03-5390-6030　北区王子

東京北医療センター
Tel.03-5963-3311　北区赤羽台

● 日暮里レディースクリニック
Tel.03-5615-1181　荒川区西日暮里

● 臼井医院
Tel.03-3605-0381　足立区東和

池上レディースクリニック
Tel.03-5838-0228　足立区伊興

アーク米山クリニック
Tel.03-3849-3333　足立区西新井栄町

● 真島クリニック
Tel.03-3849-4127　足立区関原

● あいウイメンズクリニック
Tel.03-3829-2522　墨田区錦糸

大倉医院
Tel.03-3611-4077　墨田区墨田

● 木場公園クリニック・分院
Tel.03-5245-4122　江東区木場

● 東峯婦人クリニック
Tel.03-3630-0303　江東区木場

● 五の橋レディスクリニック
Tel.03-5836-2600　江東区亀戸

● クリニック飯塚
Tel.03-3495-8761　品川区西五反田

千葉県

● 東京歯科大学市川総合病院
Tel.047-322-0151　市川市菅野

● 西船橋こやまウィメンズクリニック
Tel.047-495-2050　船橋市印内町

北原産婦人科
Tel.047-465-5501　船橋市習志野台

共立習志野台病院
Tel.047-466-3018　船橋市習志野台

● 船橋駅前レディースクリニック
Tel.047-426-0077　船橋市本町

● 津田沼 IVF クリニック
Tel.047-455-3111　船橋市前原西

● くぼのや IVF クリニック
Tel.04-7136-2601　柏市柏

● 中野レディースクリニック
Tel.04-7162-0345　柏市柏

● さくらウィメンズクリニック
Tel.047-700-7077　浦安市北栄

● パークシティ吉田レディースクリニック
Tel.047-316-3321　浦安市明海

● 順天堂大学医学部附属浦安病院
Tel.047-353-3111　浦安市富岡

● そうクリニック
Tel.043-424-1103　四街道市大日

● 東邦大学医療センター佐倉病院
Tel.043-462-8811　佐倉市下志津

● 高橋レディースクリニック
Tel.043-463-2129　佐倉市ユーカリが丘

● 日吉台レディースクリニック
Tel.0476-92-1103　富里市日吉台

成田赤十字病院
Tel.0476-22-2311　成田市飯田町

増田産婦人科
Tel.0479-73-1100　匝瑳市八日市場

旭中央病院
Tel.0479-63-8111　旭市イ

● 宗田マタニティクリニック
Tel.0436-24-4103　市原市根田

● 重城産婦人科小児科
Tel.0438-41-3700　木更津市万石

● 薬丸病院
Tel.0438-25-0381　木更津市富士見

ファミール産院　たてやま
Tel.0470-24-1135　館山市北条

● 亀田総合病院　ART センター
Tel.04-7092-2211　鴨川市東町

東京都

● 杉山産婦人科　丸の内
Tel.03-5222-1500　千代田区丸の内

● 神田ウィメンズクリニック
Tel.03-6206-0065　千代田区神田鍛冶町

● 小畑会浜田病院
Tel.03-5280-1166　千代田区神田駿河台

三楽病院
Tel.03-3292-3981　千代田区神田駿河台

杉村レディースクリニック
Tel.03-3264-8686　千代田区五番町

エス・セットクリニック＜男性不妊専門＞
Tel.03-6262-0745　千代田区神田岩本町

● 日本橋ウィメンズクリニック
Tel.03-5201-1555　中央区日本橋

にしたん ART クリニック 日本橋院
Tel.03-6281-6990　中央区日本橋

● Natural ART Clinic 日本橋
Tel.03-6262-5757　中央区日本橋

八重洲中央クリニック
Tel.03-3270-1121　中央区日本橋

● 黒田インターナショナルメディカルリプロダクション
Tel.03-3555-5650　中央区新川

こやまレディースクリニック
Tel.03-5859-5975　中央区勝どき

● 聖路加国際病院
Tel.03-3541-5151　中央区明石町

● 銀座こうのとりレディースクリニック
Tel.03-5159-2077　中央区銀座

● さくら・はるねクリニック銀座
Tel.03-5250-6850　中央区銀座

● 両角レディースクリニック
Tel.03-5159-1101　中央区銀座

● オーク銀座レデイースクリニック
Tel.03-3567-0099　中央区銀座

HM レディースクリニック銀座
Tel.03-6264-4105　中央区銀座

● 銀座レデイースクリニック
Tel.03-3535-1117　中央区銀座

● 東京衛生アドベンチスト病院附属 めぐみクリニック
Tel.03-5335-6401　杉並区天沼

● 荻窪病院　虹クリニック
Tel.03-5335-6577　杉並区荻窪

● 明大前アートクリニック
Tel.03-3325-1155　杉並区和泉

● 慶愛クリニック
Tel.03-3987-3090　豊島区東池袋

● 松本レディースリプロダクションオフィス
Tel.03-6907-2555　豊島区東池袋

● 松本レディースクリニック
Tel.03-5958-5633　豊島区東池袋

● 池袋えざきレディースクリニック
Tel.03-5911-0034　豊島区池袋

小川クリニック
Tel.03-3951-0356　豊島区南長崎

● 帝京大学医学部附属病院
Tel.03-3964-1211　板橋区加賀

● 日本大学医学部附属板橋病院
Tel.03-3972-8111　板橋区大谷口上町

● ときわ台レディースクリニック
Tel.03-5915-5207　板橋区常盤台

渡辺産婦人科医院
Tel.03-5399-3008　板橋区高島平

● ウィメンズ・クリニック大泉学園
Tel.03-5935-1010　練馬区東大泉

● 花みずきウィメンズクリニック吉祥寺
Tel.0422-27-2965　武蔵野市吉祥寺本町

● うすだレディースクリニック
Tel.0422-28-0363　武蔵野市吉祥寺本町

● 武蔵境いわもと婦人科クリニック
Tel.0422-31-3737　武蔵野市境南町

● 杏林大学医学部附属病院
Tel.0422-47-5511　三鷹市新川

● ウィメンズクリニック神野
Tel.042-480-3105　調布市国領町

● 貝原レディースクリニック
Tel.042-426-1103　調布市布田

● 幸町 IVF クリニック
Tel.042-365-0341　府中市府中町

● 国分寺ウーマンズクリニック
Tel.042-325-4124　国分寺市本町

● ジュンレディースクリニック小平
Tel.042-329-4103　小平市喜平町

● 立川 ART レディースクリニック
Tel.042-527-1124　立川市曙町

● 井上レディスクリニック
Tel.042-529-0111　立川市富士見町

● 八王子 ART クリニック
Tel.042-649-5130　八王子市横山町

みなみ野レディースクリニック
Tel.042-632-8044　八王子市西片倉

南大沢婦人科ヒフ科クリニック
Tel.0426-74-0855　八王子市南大沢

西島産婦人科医院
Tel.0426-61-6642　八王子市千人町

● みむろウィメンズクリニック
Tel.042-710-3609　町田市原町田

● ひろいウィメンズクリニック
Tel.042-850-9027　町田市森野

町田市民病院
Tel.042-722-2230　町田市旭町

松岡レディスクリニック
Tel.042-479-5656　東久留米市東本町

● こまちレディースクリニック
Tel.042-357-3535　多摩市落合

レディースクリニックマリアヴィラ
Tel.042-566-8827　東大和市上北台

神奈川県

川崎市立川崎病院
Tel.044-233-5521　川崎市川崎区

日本医科大学武蔵小杉病院
Tel.044-733-5181　川崎市中原区

● ノア・ウィメンズクリニック
Tel.044-739-4122　川崎市中原区

● 南生田レディースクリニック
Tel.044-930-3223　川崎市多摩区

● 新百合ヶ丘総合病院
Tel. 044-322-9991　川崎市麻生区

● 聖マリアンナ医科大学病院 生殖医療センター
Tel.044-977-8111　川崎市宮前区

● メディカルパークベイフロント横浜
Tel.045-620-6322　横浜市西区

● みなとみらい夢クリニック
Tel.045-228-3131　横浜市西区

● コシ産婦人科
Tel.045-432-2525　横浜市神奈川区

● 神奈川レディースクリニック
Tel.045-290-8666　横浜市神奈川区

● 横浜 HART クリニック
Tel.045-620-5731　横浜市神奈川区

● 菊名西口医院
Tel.045-401-6444　横浜市港北区

● アモルクリニック
Tel.045-475-1000　横浜市港北区

● なかむらアートクリニック
Tel.045-534-8534　横浜市港北区

● CM ポートクリニック
Tel.045-948-3761　横浜市都筑区

かもい女性総合クリニック
Tel.045-929-3700　横浜市都筑区

● 産婦人科クリニック さくら
Tel.045-911-9936　横浜市青葉区

● 田園都市レディースクリニック あざみ野本院
Tel.045-905-5524　横浜市青葉区

● 済生会横浜市東部病院
Tel.045-576-3000　横浜市鶴見区

元町宮地クリニック < 男性不妊専門 >
Tel.045-263-9115　横浜市中区

● 馬車道レディスクリニック
Tel.045-228-1680　横浜市中区

● メディカルパーク横浜
Tel.045-232-4741　横浜市中区

● 横浜市立大学医学部附属市民総合医療センター
Tel.045-261-5656　横浜市南区

● 福田ウイメンズクリニック
Tel.045-825-5525　横浜市戸塚区

塩崎産婦人科
Tel.046-889-1103　三浦市南下浦町

● 愛育レディーズクリニック
Tel.046-277-3316　大和市南林間

塩塚クリニック
Tel.046-228-4628　厚木市旭町

● 海老名レディースクリニック不妊センター
Tel.046-236-1105　海老名市中央

● 矢内原ウィメンズクリニック
Tel.0467-50-0112　鎌倉市大船

● 小田原レディスクリニック
Tel.0465-35-1103　小田原市城山

● 湘南レディースクリニック
Tel.0466-55-5066　藤沢市鵠沼花沢町

● 山下湘南夢クリニック
Tel.0466-55-5011　藤沢市鵠沼石上

● メディカルパーク湘南
Tel.0466-41-0331　藤沢市湘南台

● 神奈川 ART クリニック
Tel.042-701-3855　相模原市南区

● 北里大学病院
Tel.042-778-8415　相模原市南区

● ソフィアレディスクリニック
Tel.042-776-3636　相模原市中央区

長谷川レディースクリニック
Tel.042-700-5680　相模原市緑区

● 下田産婦人科医院
Tel.0467-82-6781　茅ヶ崎市幸町

みうらレディースクリニック
Tel.0467-59-4103　茅ヶ崎市東海岸南

平塚市民病院
Tel.0463-32-0015　平塚市南原

牧野クリニック
Tel.0463-21-2364　平塚市八重咲町

● 須藤産婦人科医院
Tel.0463-77-7666　秦野市南矢名

伊勢原協同病院
Tel.0463-94-2111　伊勢原市田中

● 東海大学医学部附属病院
Tel.0463-93-1121　伊勢原市下糟屋

● … 体外受精以上の生殖補助医療実施施設

PICK UP!　関東地方 / ピックアップ クリニック

茨城県

❖ 根本産婦人科医院

笠間市　since 2000.9

Tel.0296-77-0431　笠間市八雲 1 丁目 4-21

診療日		月	火	水	木	金	土	日	祝祭日
	am	●	●	●	-	●	●	-	-
	pm	●	●	●	-	●	●	-	-

予約受付時間	8	9	10	11	12	13	14	15	16	17	18	19	20	21 時

自由診療の料金
体外受精費用　～30 万円
顕微授精費用　～30 万円

保険：一般不妊治療 … ○
保険：体外受精 ……… ○
保険：顕微授精 ……… ○
男性不妊…○連携施設あり
不育症 …………………… ○
漢方薬の扱い ………… ○
治療費の公開 ………… ○
妊婦健診……○ 40 週まで

自由：体外受精 ……… ●
自由：顕微授精 ……… ●
調節卵巣刺激法 ……… ●
低刺激・自然周期法 … ●
着床不全 ……………… ○
勉強会・説明会 ……… ×
PICSI …………………… ●
IMSI…………………… ×

タイムラプス型インキュベーター ×
ERA検査 …………… ○
EMMA・ALICE 検査 … ○
SEET 法 ……………… ○
子宮内膜スクラッチ … ○
PRP …………………… ●
PGT-A ………………… ×
子宮内フローラ検査 … ○

埼玉県

❖ 秋山レディースクリニック

さいたま市　since 2003.2

Tel.048-663-0005　さいたま市大宮区大成町 3-542

診療日		月	火	水	木	金	土	日	祝祭日
	am	●	●	-	●	●	●	-	-
	pm	●	●	-	●	●	-	-	-

予約受付時間	8	9	10	11	12	13	14	15	16	17	18	19	20	21 時

自由診療の料金
体外受精費用　20 万円～
顕微授精費用　25 万円～

保険：一般不妊治療 … ○
保険：体外受精 ……… ○
保険：顕微授精 ……… ○
男性不妊 ……………… ×
不育症 …………………… ○
漢方薬の扱い ………… ○
治療費の公開 ………… ○
妊婦健診 ……………… ×

自由：体外受精 ……… ○
自由：顕微授精 ……… ○
調節卵巣刺激法 ……… ○
低刺激・自然周期法 … ×
着床不全 ……………… ○
勉強会・説明会 ……… ×
PICSI …………………… ×
IMSI…………………… ×

タイムラプス型インキュベーター ×
ERA検査 …………… ○
EMMA・ALICE 検査 … ○
SEET 法 ……………… ×
子宮内膜スクラッチ … ○
PRP …………………… ×
PGT-A ………………… ×
子宮内フローラ検査 … ○

[各項目のチェックについて]　○ … 実施している　● … 常に力を入れて実施している　△ … 検討中である　× … 実施していない

埼玉県

❖ 恵愛生殖医療医院

和光市

Tel.048-485-1185　和光市本町 3-13 タウンコートエクセル 3F　since 2009.4

診療日		月	火	水	木	金	土	日	祝祭日
	am	●	●	●	●	●	●	-	-
	pm	●	●	●	●	●	-	-	-

予約受付時間	8	9	10	11	12	13	14	15	16	17	18	19	20	21 時

自由診療の料金

体外受精費用　22 万円～
顕微授精費用　25 万円～

保険：一般不妊治療 … ○	自由：体外受精 ……… ●	タイムラプス型インキュベーター ●
保険：体外受精 ……… ○	自由：顕微授精 ……… ●	ERA検査 …………… ●
保険：顕微授精 ……… ○	調節卵巣刺激法 ……… ●	EMMA・ALICE 検査 … ●
男性不妊…○連携施設あり	低刺激・自然周期法 … ●	SEET 法 ……………… ○
不育症 ………………… ○	着床不全 ……………… ●	子宮内膜スクラッチ … ○
漢方薬の扱い ………… ○	勉強会・説明会 ……… ●	PRP …………………… ○
治療費の公開 ………… ○	PICSI ………………… ○	PGT-A ………………… △
妊婦健診 ……………… ×	IMSI …………………… ×	子宮内フローラ検査 … ●

千葉県

❖ 高橋ウイメンズクリニック

千葉市

Tel.043-243-8024　千葉市中央区新町18-14 千葉新町ビル6F　since 1999.4

診療日		月	火	水	木	金	土	日	祝祭日
	am	●	●	●	●	●	●	-	-
	pm	●	●	-	●	●	-	-	-

予約受付時間	8	9	10	11	12	13	14	15	16	17	18	19	20	21

自由診療の料金

体外受精費用　25 万～35 万円
顕微授精費用　30 万～45 万円

保険：一般不妊治療 … ○	自由：体外受精 ……… ○	タイムラプス型インキュベーター ○
保険：体外受精 ……… ○	自由：顕微授精 ……… ○	ERA検査 …………… ○
保険：顕微授精 ……… ○	調節卵巣刺激法 ……… ○	EMMA・ALICE 検査 … ×
男性不妊 ……………… ○	低刺激・自然周期法 … ○	SEET 法 ……………… ○
不育症 ………………… ○	着床不全 ……………… ○	子宮内膜スクラッチ … ○
漢方薬の扱い ………… ○	勉強会・説明会 ……… ○	PRP …………………… ○
治療費の公開 ………… ○	PICSI ………………… ○	PGT-A ………………… ○
妊婦健診 ……………… ×	IMSI …………………… ×	子宮内フローラ検査 … ○

❖ 西船橋こやまウィメンズクリニック

船橋市

Tel.047-495-2050　船橋市印内町 638-1 ビューエクセレント 2F　since 2020.1

診療日		月	火	水	木	金	土	日	祝祭日
	am	●	●	-	●	●	●	-	●
	pm	▲	●	-	●	▲	-	-	-

予約受付時間	8	9	10	11	12	13	14	15	16	17	18	19	20	21 時

▲月、金曜日午後は 10:00 ～ 18:00 まで。

自由診療の料金

体外受精費用　30 万～35 万円
顕微授精費用　35 万～45 万円

保険：一般不妊治療 … ○	自由：体外受精 ……… ●	タイムラプス型インキュベーター ×
保険：体外受精 ……… ○	自由：顕微授精 ……… ●	ERA検査 …………… ●
保険：顕微授精 ……… ○	調節卵巣刺激法 ……… ●	EMMA・ALICE 検査 … ●
男性不妊 ……………… ×	低刺激・自然周期法 … ○	SEET 法 ……………… ○
不育症 ………………… ○	着床不全 ……………… ○	子宮内膜スクラッチ … ○
漢方薬の扱い ………… ×	勉強会・説明会 ……… ○	PRP …………………… △
治療費の公開 ………… ○	PICSI ………………… ×	PGT-A ………………… ●
妊婦健診 ……………… ×	IMSI …………………… ×	子宮内フローラ検査 … △

❖ 中野レディースクリニック

柏市

Tel.04-7162-0345　柏市柏 2-10-11-1F　since 2005.4

診療日		月	火	水	木	金	土	日	祝祭日
	am	●	●	●	●	●	●	-	-
	pm	●	▲	●	▲	●	-	-	-

予約受付時間	8	9	10	11	12	13	14	15	16	17	18	19	20	21 時

▲火・木曜は 17:00 まで

自由診療の料金

体外受精費用　40 万～50 万円
顕微授精費用　50 万～60 万円

保険：一般不妊治療 … ○	自由：体外受精 ……… ●	タイムラプス型インキュベーター ●
保険：体外受精 ……… ○	自由：顕微授精 ……… ●	ERA検査 …………… ×
保険：顕微授精 ……… ○	調節卵巣刺激法 ……… ●	EMMA・ALICE 検査 … ×
男性不妊…○連携施設あり	低刺激・自然周期法 … ●	SEET 法 ……………… ●
不育症 ………………… ×	着床不全 ……………… ●	子宮内膜スクラッチ … ○
漢方薬の扱い ………… ○	勉強会・説明会 ……… △	PRP …………………… ×
治療費の公開 ………… ○	PICSI ………………… ×	PGT-A ………………… ●
妊婦健診……○ 14 週まで	IMSI …………………… ×	子宮内フローラ検査 … △

❖ パークシティ吉田レディースクリニック

浦安市

Tel.047-316-3321　浦安市明海 5-7-5 パークシティ東京ベイ新浦安ドクターズベイ　since 2004.5

診療日		月	火	水	木	金	土	日	祝祭日
	am	●	●	●	●	●	●	▲	▲
	pm	●	-	●	-	●	-	-	-

予約受付時間	8	9	10	11	12	13	14	15	16	17	18	19	20	21 時

▲日曜・祝日は予約診療。

自由診療の料金

体外受精費用　35 万～50 万円
顕微授精費用　　－

保険：一般不妊治療 … ○	自由：体外受精 ……… ○	タイムラプス型インキュベーター ×
保険：体外受精 ……… ○	自由：顕微授精 ……… ×	ERA検査 …………… ○
保険：顕微授精 ……… ×	調節卵巣刺激法 ……… ○	EMMA・ALICE 検査 … ○
男性不妊…○連携施設あり	低刺激・自然周期法 … ○	SEET 法 ……………… ○
不育症 ………………… ○	着床不全 ……………… ○	子宮内膜スクラッチ … ○
漢方薬の扱い ………… ○	勉強会・説明会 ……… ○	PRP …………………… ×
治療費の公開 ………… ○	PICSI ………………… ×	PGT-A ………………… ×
妊婦健診……○ 32 週まで	IMSI …………………… ×	子宮内フローラ検査 … ×

東京都

❖ Natural ART Clinic 日本橋

中央区

Tel.03-6262-5757　中央区日本橋 2-7-1 東京日本橋タワー 8F　since 2016.2

診療日		月	火	水	木	金	土	日	祝祭日
	am	●	●	●	●	●	●	●	●
	pm	-	●	●	●	●	-	-	-

診療受付時間	8	9	10	11	12	13	14	15	16	17	18	19	20	21 時

自由診療の料金

HP を参照
https://www.naturalart.or.jp

保険：一般不妊治療 … ×	自由：体外受精 ……… ○	タイムラプス型インキュベーター ○
保険：体外受精 ……… ×	自由：顕微授精 ……… ●	ERA検査 …………… ×
保険：顕微授精 ……… ×	調節卵巣刺激法 ……… ○	EMMA・ALICE 検査 … ×
男性不妊…○連携施設あり	低刺激・自然周期法 … ●	SEET 法 ……………… ×
不育症 ………………… ×	着床不全 ……………… ○	子宮内膜スクラッチ … ×
漢方薬の扱い ………… ×	勉強会・説明会 ……… △	PRP …………………… ×
治療費の公開 ………… ○	PICSI ………………… ×	PGT-A ………………… △
妊婦健診 ……………… ×	IMSI …………………… ●	子宮内フローラ検査 … ×

❖ 新橋夢クリニック

港区

Tel.03-3593-2121　港区新橋 2-5-1 EXCEL 新橋　since 2007.4

診療日		月	火	水	木	金	土	日	祝祭日
	am	●	●	●	●	●	●	●	●
	pm	●	●	-	●	●	-	-	-

予約受付時間	8	9	10	11	12	13	14	15	16	17	18	19	20	21 時

自由診療の料金

HP を参照
https://www.yumeclinic.net

保険：一般不妊治療 … ○	自由：体外受精 ……… ●	タイムラプス型インキュベーター ●
保険：体外受精 ……… ○	自由：顕微授精 ……… ●	ERA検査 …………… ○
保険：顕微授精 ……… ○	調節卵巣刺激法 ……… ○	EMMA・ALICE 検査 … ○
男性不妊 ……………… ○	低刺激・自然周期法 … ●	SEET 法 ……………… ×
不育症 ………………… ○	着床不全 ……………… ○	子宮内膜スクラッチ … ×
漢方薬の扱い ………… ○	勉強会・説明会 ……… ○	PRP …………………… ×
治療費の公開 ………… ○	PICSI ………………… △	PGT-A ………………… ●
妊婦健診 …… ○ 9 週まで	IMSI …………………… △	子宮内フローラ検査 … ○

[各項目のチェックについて]　○ … 実施している　● … 常に力を入れて実施している　△ … 検討中である　× … 実施していない

PICK UP!

関東地方 / ピックアップ クリニック

東京都

❖ 峯レディースクリニック

目黒区

Tel.03-5731-8161 目黒区自由が丘 2-10-4 ミルシェ自由が丘 4F since 2017.6

診療日		月	火	水	木	金	土	日	祝祭日
	am	●	●	●	●	●	●	-	-
	pm	●	●	●	●	-	-	-	-

予約受付時間 8 9 10 11 12 13 14 15 16 17 18 19 20 21 時

自由診療の料金

体外受精費用 30 万～40 万円
顕微授精費用 35 万～50 万円

保険：一般不妊治療	○	自由：体外受精	●	タイムラプス型インキュベーター	●
保険：体外受精	○	自由：顕微授精	●	ERA検査	●
保険：顕微授精	○	調節卵巣刺激法	●	EMMA・ALICE 検査	●
男性不妊	○	低刺激・自然周期法	○	SEET 法	×
不育症	●	着床不全	○	子宮内膜スクラッチ	×
漢方薬の扱い	○	勉強会・説明会 (WEB)	●	PRP	○
治療費の公開	●	PICSI	○	PGT-A	●
妊婦健診	○ 10 週まで	IMSI	×	子宮内フローラ検査	×

❖ 三軒茶屋ウィメンズクリニック

世田谷区

Tel.03-5779-7155 世田谷区太子堂 1-12-34-2F since 2011.2

診療日		月	火	水	木	金	土	日	祝祭日
	am	●	●	●	●	●	●	-	-
	pm	●	●	●	-	●	-	-	-

予約受付時間 8 9 10 11 12 13 14 15 16 17 18 19 20 21 時

自由診療の料金

体外受精費用 27 万円～
顕微授精費用 35 万～45 万円

保険：一般不妊治療	○	自由：体外受精	●	タイムラプス型インキュベーター	●
保険：体外受精	○	自由：顕微授精	●	ERA検査	●
保険：顕微授精	○	調節卵巣刺激法	●	EMMA・ALICE 検査	●
男性不妊	○連携施設あり	低刺激・自然周期法	●	SEET 法	○
不育症	○	着床不全	●	子宮内膜スクラッチ	○
漢方薬の扱い	○	勉強会・説明会	●	PRP	●
治療費の公開	○	PICSI	○	PGT-A	●
妊婦健診	○ 10 週まで	IMSI	×	子宮内フローラ検査	×

❖ にしたん ART クリニック 新宿院

新宿区

Tel.0120-542-202 新宿区新宿 3-25-1 ヒューリック新宿ビル 10F since 2022.6

診療日		月	火	水	木	金	土	日	祝祭日
	am	●	●	●	●	●	●	●	●
	pm	●	●	●	●	●	●	●	●

予約受付時間 8 9 10 11 12 13 14 15 16 17 18 19 20 21 時

診療時間：午前 9:00 ～午後10:00（土・日・祝のみ午後 8:00 まで）
受付時間：診療最終時間の1時間前まで。

自由診療の料金

体外受精費用 76.6 万円～
顕微授精費用 79.6 万円～

保険：一般不妊治療	×	自由：体外受精	●	タイムラプス型インキュベーター	●
保険：体外受精	×	自由：顕微授精	●	ERA検査	○
保険：顕微授精	×	調節卵巣刺激法	●	EMMA・ALICE 検査	○
男性不妊	×	低刺激・自然周期法	○	SEET 法	○
不育症	×	着床不全	○	子宮内膜スクラッチ	○
漢方薬の扱い	×	勉強会・説明会	△	PRP	○
治療費の公開	×	PICSI	○	PGT-A	●
妊婦健診	×	IMSI	○	子宮内フローラ検査	△

❖ 明大前アートクリニック

杉並区

Tel.03-3325-1155 杉並区和泉 2-7-1 甘酒屋ビル 2F since 2017.12

診療日		月	火	水	木	金	土	日	祝祭日
	am	●	●	●	●	●	●	-	-
	pm	●	★	●	★	●	▲	-	-

予約受付時間 8 9 10 11 12 13 14 15 16 17 18 19 20 21 時

★火・木曜は 18:00 まで、▲土曜は 17:00 まで

自由診療の料金

体外受精費用 30 万～50 万円
顕微授精費用 40 万～60 万円

保険：一般不妊治療	○	自由：体外受精	●	タイムラプス型インキュベーター	●
保険：体外受精	○	自由：顕微授精	●	ERA検査	○
保険：顕微授精	○	調節卵巣刺激法	●	EMMA・ALICE 検査	○
男性不妊	●連携施設あり	低刺激・自然周期法	●	SEET 法	×
不育症	○	着床不全	●	子宮内膜スクラッチ	○
漢方薬の扱い	○	勉強会・説明会	○	PFC-FD	○
治療費の公開	○	PICSI	△	PGT-A	●
妊婦健診	○ 8～9 週まで	IMSI	×	子宮内フローラ検査	○

❖ 松本レディースリプロダクションオフィス

豊島区

Tel.03-6907-2555 豊島区東池袋 1-41-7 池袋東口ビル 7F since 1999.12

診療日		月	火	水	木	金	土	日	祝祭日
	am	●	●	●	●	●	★	▲	▲
	pm	●	●	-	●	●	★	-	-

予約受付時間 8 9 10 11 12 13 14 15 16 17 18 19 20 21 時

★土曜は 8:15～11:30、13:45～16:00
▲日・祝日は 8:15～11:30（予約のみ）

自由診療の料金

体外受精費用 27 万円～
顕微授精費用 29 万円～

保険：一般不妊治療	○	自由：体外受精	●	タイムラプス型インキュベーター	●
保険：体外受精	○	自由：顕微授精	●	ERA検査	●
保険：顕微授精	○	調節卵巣刺激法	●	EMMA・ALICE 検査	●
男性不妊	●	低刺激・自然周期法	●	SEET 法	△
不育症	○	着床不全	●	子宮内膜スクラッチ	×
漢方薬の扱い	●	勉強会・説明会	○	PRP	●
治療費の公開	●	PICSI	×	PGT-A	●
妊婦健診	×	IMSI	×	子宮内フローラ検査	●

❖ 幸町 IVF クリニック

府中市

Tel.042-365-0341 府中市府中町 1丁目 18-17 コンテント府中 1F2F since 1990.4

診療日		月	火	水	木	金	土	日	祝祭日
	am	-	●	●	●	●	●	●	-
	pm	-	●	●	●	●	▲	▲	-

予約受付時間 8 9 10 11 12 13 14 15 16 17 18 19 20 21 時

自由診療の料金

体外受精費用 27 万～35 万円
顕微授精費用 35 万～45 万円

保険：一般不妊治療	△	自由：体外受精	●	タイムラプス型インキュベーター	●
保険：体外受精	○	自由：顕微授精	●	ERA検査	●
保険：顕微授精	○	調節卵巣刺激法	●	EMMA・ALICE 検査	●
男性不妊	○連携施設あり	低刺激・自然周期法	●	SEET 法	×
不育症	○	着床不全	●	子宮内膜スクラッチ	○
漢方薬の扱い	○	勉強会・説明会	●	PRP	●
治療費の公開	●	PICSI	×	PGT-A	●
妊婦健診	○ 10 週まで	IMSI	×	子宮内フローラ検査	●

❖ みむろウィメンズクリニック

町田市

Tel.042-710-3609 町田市中町 1-2-5 SHELL MIYAKO V 2F since 2006.7

診療日		月	火	水	木	金	土	日	祝祭日
	am	●	●	●	●	●	●	-	-
	pm	●	▲	●	▲	●	-	-	-

予約受付時間 8 9 10 11 12 13 14 15 16 17 18 19 20 21 時

▲火・木曜午後は再診患者さんのための相談及び検査の時間

自由診療の料金

体外受精費用 20 万円～
顕微授精費用 30 万円～

保険：一般不妊治療	○	自由：体外受精	●	タイムラプス型インキュベーター	○
保険：体外受精	○	自由：顕微授精	●	ERA検査	●
保険：顕微授精	○	調節卵巣刺激法	●	EMMA・ALICE 検査	○
男性不妊	○連携施設あり	低刺激・自然周期法	●	SEET 法	○
不育症	○	着床不全	●	子宮内膜スクラッチ	○
漢方薬の扱い	○	勉強会・説明会	○	PRP	●
治療費の公開	○	PICSI	×	PGT-A	●
妊婦健診	○ 10 週まで	IMSI	○	子宮内フローラ検査	○

[各項目のチェックについて] ○ … 実施している ● … 常に力を入れて実施している △ … 検討中である × … 実施していない

PICK UP!

関東地方 / ピックアップ クリニック

神奈川県

❖ 神奈川レディースクリニック

横浜市

Tel.045-290-8666　横浜市神奈川区西神奈川1-11-5 ARTVISTA横浜ビル　since 2003.6

診療日		月	火	水	木	金	土	日	祝祭日
	am	●	●	●	▲	●	●	▲	●
	pm	●	●	●	▲	●	-	-	-

予約受付時間	8	9	10	11	12	13	14	15	16	17	18	19	20	21 時

自由診療の料金

体外受精費用　28万円～
顕微授精費用　34万～46万円

※受付順番システム導入（携帯で順番確認可能）　※土・日（第2・第4）・祝日の午前は8:30～12:00、午後休診、水曜午後は14:00～19:30　▲木曜、第1・第3・第5日曜の午前は予約制

保険：一般不妊治療	○	自由：体外受精	●	タイムラプス型インキュベーター	●
保険：体外受精	○	自由：顕微授精	●	ERA検査	●
保険：顕微授精	○	調節卵巣刺激法	●	EMMA・ALICE検査	○
男性不妊	○連携施設あり	低刺激・自然周期法	●	SEET法	○
不育症	●	着床不全	●	子宮内膜スクラッチ	○
漢方薬の扱い	○	勉強会・説明会	△	PRP	○
治療費の公開	●	PICSI	○	PGT-A	●
妊婦健診	×	IMSI	○	子宮内フローラ検査	●

❖ 馬車道レディスクリニック

横浜市

Tel.045-228-1680　横浜市中区相生町4-65-3 馬車道メディカルスクエア5F　since 2001.4

診療日		月	火	水	木	金	土	日	祝祭日
	am	●	-	●	●	●	●	●	-
	pm	●	-	●	●	●	-	-	-

予約受付時間	8	9	10	11	12	13	14	15	16	17	18	19	20	21 時

自由診療の料金

体外受精費用　25万～30万円
顕微授精費用　32万～37万円

※予約受付はWEBにて24時間対応

保険：一般不妊治療	○	自由：体外受精	○	タイムラプス型インキュベーター	△
保険：体外受精	○	自由：顕微授精	○	ERA検査	○
保険：顕微授精	○	調節卵巣刺激法	○	EMMA・ALICE検査	○
男性不妊	○連携施設あり	低刺激・自然周期法	○	SEET法	○
不育症	×	着床不全	×	子宮内膜スクラッチ	○
漢方薬の扱い	○	勉強会・説明会	○	PRP	×
治療費の公開	○	PICSI	×	PGT-A	×
妊婦健診	○ 8週まで	IMSI	×	子宮内フローラ検査	○

❖ メディカルパーク横浜

横浜市

Tel.045-232-4741　横浜市中区桜木町1-1-8 日石横浜ビル4F　since 2019.5

診療日		月	火	水	木	金	土	日	祝祭日
	am	●	●	●	●	●	●	-	●
	pm	●	●	●	●	●	●	-	●

予約受付時間	8	9	10	11	12	13	14	15	16	17	18	19	20	21 時

自由診療の料金

HPを参照
https://medicalpark-yokohama.com

保険：一般不妊治療	○	自由：体外受精	●	タイムラプス型インキュベーター	●
保険：体外受精	○	自由：顕微授精	●	ERA検査	○
保険：顕微授精	○	調節卵巣刺激法	●	EMMA・ALICE検査	○
男性不妊	○連携施設あり	低刺激・自然周期法	○	SEET法	×
不育症	○	着床不全	○	子宮内膜スクラッチ	×
漢方薬の扱い	×	勉強会・説明会	○	PRP	○
治療費の公開	○	PICSI	×	PGT-A	○
妊婦健診	×	IMSI	×	子宮内フローラ検査	○

❖ 福田ウイメンズクリニック

横浜市

Tel.045-825-5525　横浜市戸塚区品濃町549-2 三宅ビル7F　since 1993.8

診療日		月	火	水	木	金	土	日	祝祭日
	am	●	●	●	●	●	●	-	-
	pm	●	●	●	-	●	-	-	-

予約受付時間	8	9	10	11	12	13	14	15	16	17	18	19	20	21 時

自由診療の料金

体外受精費用　25万～30万円
顕微授精費用　30万～35万円

※卵巣刺激のための注射は日曜日・祝日も行います

保険：一般不妊治療	○	自由：体外受精	○	タイムラプス型インキュベーター	△
保険：体外受精	○	自由：顕微授精	○	ERA検査	○
保険：顕微授精	○	調節卵巣刺激法	○	EMMA・ALICE検査	○
男性不妊	○連携施設あり	低刺激・自然周期法	○	SEET法	×
不育症	○	着床不全	○	子宮内膜スクラッチ	×
漢方薬の扱い	○	勉強会・説明会	△	PRP	×
治療費の公開	○	PICSI	×	PGT-A	○
妊婦健診	○ 8週まで	IMSI	×	子宮内フローラ検査	○

❖ 湘南レディースクリニック

藤沢市

Tel.0466-55-5066　藤沢市鵠沼花沢町1-12 第5相澤ビル5F 6F　since 2007.9

診療日		月	火	水	木	金	土	日	祝祭日
	am	●	●	●	●	●	●	●	-
	pm	●	●	●	●	●	-	-	-

予約受付時間	8	9	10	11	12	13	14	15	16	17	18	19	20	21 時

自由診療の料金

体外受精費用　15万～65万円
顕微授精費用　21万～80万円

※予約受付はWEBにて24時間対応

保険：一般不妊治療	○	自由：体外受精	●	タイムラプス型インキュベーター	△
保険：体外受精	○	自由：顕微授精	●	ERA検査	△
保険：顕微授精	○	調節卵巣刺激法	●	EMMA・ALICE検査	△
男性不妊	○連携施設あり	低刺激・自然周期法	●	SEET法	●
不育症	○	着床不全	●	子宮内膜スクラッチ	●
漢方薬の扱い	○	勉強会・説明会	●	PRP	△
治療費の公開	○	PICSI	●	PGT-A	△
妊婦健診	○ 32週まで	IMSI	×	子宮内フローラ検査	●

[各項目のチェックについて]　○…実施している　●…常に力を入れて実施している　△…検討中である　×…実施していない

● 大垣市民病院
Tel.0584-81-3341　大垣市南頬町

東海中央病院
Tel.0583-82-3101　各務原市蘇原東島町

久美愛厚生病院
Tel.0577-32-1115　高山市中切町

● 中西ウィメンズクリニック
Tel.0572-25-8882　多治見市大正町

とまつレディースクリニック
Tel.0574-61-1138　可児市広見

● ぎなんレディースクリニック
Tel.058-201-5760　羽島郡岐南町

● 松波総合病院
Tel.058-388-0111　羽島郡笠松町

静岡県

● いながきレディースクリニック
Tel.055-926-1709　沼津市宮前町

● 沼津市立病院
Tel.055-924-5100　沼津市東椎路春ノ木

● 岩端医院
Tel.055-962-1368　沼津市大手町

● かぬき岩端医院
Tel.055-932-8189　沼津市下香貫前原

こまきウィメンズクリニック
Tel.055-972-1057　三島市西若町

● 三島レディースクリニック
Tel.055-991-0770　三島市南本町

● 共立産婦人科医院
Tel.0550-82-2035　御殿場市二枚橋

● 富士市立中央病院
Tel.0545-52-1131　富士市高島町

● 長谷川産婦人科医院
Tel.0545-53-7575　富士市吉原

宮崎クリニック
Tel.0545-66-3731　富士市松岡

静岡市立静岡病院
Tel.054-253-3125　静岡市葵区

レディースクリニック古川
Tel.054-249-3733　静岡市葵区

● 静岡レディースクリニック
Tel.054-251-0770　静岡市葵区

● 菊池レディースクリニック
Tel.054-272-4124　静岡市葵区

● 俵 IVF クリニック
Tel.054-288-2882　静岡市駿河区

静岡市立清水病院
Tel.054-336-1111　静岡市清水区

● 焼津市立総合病院
Tel.054-623-3111　焼津市道原

● 聖隷浜松病院
Tel.053-474-2222　浜松市中区

● アクトタワークリニック
Tel.053-413-1124　浜松市中区

● 西村ウイメンズクリニック
Tel.053-479-0222　浜松市中区

水本レディスクリニック
Tel.053-433-1103　浜松市東区

● 浜松医科大学病院
Tel.053-435-2309　浜松市東区

● 聖隷三方原病院リプロダクションセンター
Tel.053-436-1251　浜松市北区

● 可睡の杜レディースクリニック
Tel.0538-49-5656　袋井市可睡の杜

● 西垣 ART クリニック
Tel.0538-33-4455　磐田市中泉

愛知県

● 豊橋市民病院
Tel.0532-33-6111　豊橋市青竹町

● つつじが丘ウイメンズクリニック
Tel.0532-66-5550　豊橋市つつじが丘

● 竹内産婦人科 ART センター
Tel.0532-52-3463　豊橋市新本町

豊川市民病院
Tel.0533-86-1111　豊川市八幡町

● ART クリニックみらい
Tel.0564-24-9293　岡崎市大樹寺

稲垣レディスクリニック
Tel.0563-54-1188　西尾市横手町

● 八千代病院
Tel.0566-97-8111　安城市住吉町

ジュンレディースクリニック安城
Tel.0566-71-0308　安城市篠目町

● G&O レディスクリニック
Tel.0566-27-4103　刈谷市泉田町

● … 体外受精以上の生殖補助医療実施施設

● 鈴木レディスホスピタル
Tel.076-242-3155　金沢市寺町

金沢医科大学病院
Tel.076-286-2211　河北郡内灘町

やまぎしレディスクリニック
Tel.076-287-6066　野々市市藤平田

● 永遠幸レディスクリニック
Tel.0761-23-1555　小松市小島町

荒木クリニック
Tel.0761-22-0301　小松市若杉町

川北レイクサイドクリニック
Tel.0761-22-0232　小松市今江町

恵寿総合病院
Tel.0767-52-3211　七尾市富岡町

深江レディースクリニック
Tel.076-294-3336　野々市市郷町

福井県

● ふくい輝クリニック
Tel.0776-50-2510　福井市大願寺

● 本多レディースクリニック
Tel.0776-24-6800　福井市宝永

● 西ウイミンズクリニック
Tel.0776-33-3663　福井市木田

公立丹南病院
Tel.0778-51-2260　鯖江市三六町

● 福井大学医学部附属病院
Tel.0776-61-3111　吉田郡永平寺町

山梨県

● このはな産婦人科
Tel.055-225-5500　甲斐市西八幡

● 薬袋レディースクリニック
Tel.055-226-3711　甲府市飯田

● 甲府昭和婦人クリニック
Tel.055-226-5566　中巨摩郡昭和町

● 山梨大学医学部附属病院
Tel.055-273-1111　中央市下河東

長野県

● 吉澤産婦人科医院
Tel.026-226-8475　長野市七瀬中町

長野赤十字病院
Tel.026-226-4131　長野市若里

● 長野市民病院
Tel.026-295-1199　長野市富竹

● OKA レディースクリニック
Tel.026-285-0123　長野市下氷鉋

● 南長野医療センター篠ノ井総合病院
Tel.026-292-2261　長野市篠ノ井会

● 佐久市立国保浅間総合病院
Tel.0267-67-2295　佐久市岩村田

● 佐久平エンゼルクリニック
Tel.0267-67-5816　佐久市長土呂

● 西澤産婦人科クリニック
Tel.0265-24-3800　飯田市本町

● わかばレディス＆マタニティクリニック
Tel.0263-45-0103　松本市浅間温泉

● 信州大学医学部附属病院
Tel.0263-35-4600　松本市旭

● 北原レディースクリニック
Tel.0263-48-3186　松本市島立

● このはなクリニック
Tel.0265-98-8814　伊那市上新田

平岡産婦人科
Tel.0266-72-6133　茅野市ちの

● 諏訪マタニティークリニック
Tel.0266-28-6100　諏訪郡下諏訪町

ひろおか さくらレディースウィメンズクリニック
Tel.0263-85-0013　塩尻市広丘吉田

岐阜県

● 高橋産婦人科
Tel.058-263-5726　岐阜市梅ケ枝町

● 古田産科婦人科クリニック
Tel.058-265-2395　岐阜市金町

● 岐阜大学医学部附属病院
Tel.058-230-6000　岐阜市柳戸

● 操レディスホスピタル
Tel.058-233-8811　岐阜市津島町

● おおのレディースクリニック
Tel.058-233-0201　岐阜市光町

アイリスベルクリニック
Tel.058-393-1122　羽島市竹鼻町

● クリニックママ
Tel.0584-73-5111　大垣市今宿

中部・東海地方

新潟県

● 立川綜合病院生殖医療センター
Tel.0258-33-3111　長岡市旭岡

● 長岡レディースクリニック
Tel.0258-22-7780　長岡市新保

セントポーリアウィメンズクリニック
Tel.0258-21-0800　長岡市南七日町

● 大島クリニック
Tel.025-522-2000　上越市鴨島

● 菅谷ウイメンズクリニック
Tel.025-546-7660　上越市新光町

● 源川産婦人科クリニック
Tel.025-272-5252　新潟市東区

木戸病院
Tel.025-273-2151　新潟市東区

● 新津産科婦人科クリニック
Tel.025-384-4103　新潟市江南区

● ミアグレースクリニック新潟
Tel.025-246-1122　新潟市中央区

● 産科・婦人科ロイヤルハートクリニック
Tel.025-244-1122　新潟市中央区

● 新潟大学医歯学総合病院
Tel.025-227-2320　新潟市中央区

● ART クリニック白山
Tel.025-378-3065　新潟市中央区

● 済生会新潟病院
Tel.025-233-6161　新潟市西区

荒川レディースクリニック
Tel.0256-72-2785　新潟市西蒲区

● レディスクリニック石黒
Tel.0256-33-0150　三条市荒町

● 関塚医院
Tel.0254-26-1405　新発田市小舟町

富山県

かみいち総合病院
Tel.076-472-1212　中新川郡上市町

● 富山赤十字病院
Tel.076-433-2222　富山市牛島本町

● 小嶋ウィメンズクリニック
Tel.076-432-1788　富山市五福

● 富山県立中央病院
Tel.0764-24-1531　富山市西長江

● 女性クリニック We! TOYAMA
Tel.076-493-5533　富山市根塚町

富山市民病院
Tel.0764-22-1112　富山市今泉北部町

高岡市民病院
Tel.0766-23-0204　高岡市宝町

● あい ART クリニック
Tel.0766-27-3311　高岡市下伏間江

済生会高岡病院
Tel.0766-21-0570　高岡市二塚

厚生連高岡病院
Tel.0766-21-3930　高岡市永楽町

黒部市民病院
Tel.0765-54-2211　黒部市三日市

● あわの産婦人科医院
Tel.0765-72-0588　下新川郡入善町

津田産婦人科医院
Tel.0763-33-3035　砺波市寿町

石川県

● 石川県立中央病院
Tel.076-237-8211　金沢市鞍月東

● 吉澤レディースクリニック
Tel.076-266-8155　金沢市稚日野町

あい ART クリニック金沢
Tel.050-5873-3935　金沢市堀川新町

金沢大学附属病院
Tel.076-265-2000　金沢市宝町

金沢医療センター
Tel.076-262-4161　金沢市石引

● 金沢たまごクリニック
Tel.076-237-3300　金沢市諸江町

うきた産婦人科医院
Tel.076-291-2277　金沢市新神田

● 江南厚生病院
Tel.0587-51-3333 江南市高屋町

● 小牧市民病院
Tel.0568-76-4131 小牧市常普請

● 浅田レディース勝川クリニック
Tel.0568-35-2203 春日井市松新町

公立陶生病院
Tel.0561-82-5101 瀬戸市西追分町

● 中原クリニック
Tel.0561-88-0311 瀬戸市山手町

一宮市立市民病院
Tel.0586-71-1911 一宮市文京

● つかはらレディースクリニック
Tel.0586-81-8000 一宮市浅野居森野

● 可世木レディスクリニック
Tel.0586-47-7333 一宮市平和

三重県

● こうのとり WOMAN'S CARE クリニック
Tel.059-355-5577 四日市市諏訪栄町

慈芳産婦人科・内科・リウマチ科
Tel.059-353-0508 四日市市ときわ

● みのうらレディースクリニック
Tel.0593-80-0018 鈴鹿市磯山

● IVF 白子クリニック
Tel.059-388-2288 鈴鹿市南江島町

● ヨナハレディースクリニック
Tel.0594-27-1703 桑名市大字和泉イノ割

金丸産婦人科
Tel.059-229-5722 津市観音寺町

● 三重大学病院
Tel.059-232-1111 津市江戸橋

● 西山産婦人科　不妊治療センター
Tel.059-229-1200 津市栄町

● 済生会松阪総合病院
Tel.0598-51-2626 松阪市朝日町

本橋産婦人科
Tel.0596-23-4103 伊勢市一之木

武田産婦人科
Tel.0595-64-7655 名張市鴻之台

● 森川病院
Tel.0595-21-2425 伊賀市上野忍町

上野レディスクリニック
Tel.052-981-1184 名古屋市北区

平田レディースクリニック
Tel.052-914-7277 名古屋市北区

● 稲垣婦人科
Tel.052-910-5550 名古屋市北区

星ケ丘マタニティ病院
Tel.052-782-6211 名古屋市千草区

咲江レディスクリニック
Tel.052-757-0222 名古屋市千草区

● さわだウィメンズクリニック
Tel.052-788-3588 名古屋市千草区

● まるた ART クリニック
Tel.052-764-0010 名古屋市千草区

レディースクリニック山原
Tel.052-731-8181 名古屋市千草区

若葉台クリニック
Tel.052-777-2888 名古屋市名東区

● あいこ女性クリニック
Tel.052-777-8080 名古屋市名東区

● 名古屋大学医学部附属病院
Tel.052-741-2111 名古屋市昭和区

● 名古屋市立大学病院
Tel.052-851-5511 名古屋市瑞穂区

● 八事レディースクリニック
Tel.052-834-1060 名古屋市天白区

● 平針北クリニック
Tel.052-803-1103 日進市赤池町

● 森脇レディースクリニック
Tel.0561-33-5512 みよし市三好町

● 藤田医科大学病院
Tel.0562-93-2111 豊明市沓掛町

● グリーンベル ART クリニック
Tel.0120-822-229 豊田市喜多町

● トヨタ記念病院不妊センター
Tel.0565-28-0100 豊田市平和町

● 常滑市民病院
Tel.0569-35-3170 常滑市飛香台

● ふたばクリニック
Tel.0569-20-5000 半田市吉田町

● 原田レディースクリニック
Tel.0562-36-1103 知多市寺本新町

愛知県

セントソフィアクリニック
Tel.052-551-1595 名古屋市中村区

● 浅田レディース名古屋駅前クリニック
Tel.052-551-2203 名古屋市中村区

かとうのりこレディースクリニック
Tel.052-587-2888 名古屋市中村区

● レディースクリニックミュウ
Tel.052-551-7111 名古屋市中村区

かなくらレディスクリニック
Tel.052-587-3111 名古屋市中村区

● 名古屋第一赤十字病院
Tel.052-481-5111 名古屋市中村区

● なごや ART クリニック
Tel.052-451-1103 名古屋市中村区

● ダイヤビルレディースクリニック
Tel.052-561-1881 名古屋市西区

川合産婦人科
Tel.052-502-1501 名古屋市西区

● 野崎クリニック
Tel.052-303-3811 名古屋市中川区

● 金山レディースクリニック
Tel.052-681-2241 名古屋市熱田区

● 山口レディスクリニック
Tel.052-823-2121 名古屋市南区

名古屋市立緑市民病院
Tel.052-892-1331 名古屋市緑区

● ロイヤルベルクリニック不妊センター
Tel.052-879-6673 名古屋市緑区

● おち夢クリニック名古屋
Tel.052-968-2203 名古屋市中区

● いくたウィメンズクリニック
Tel.052-263-1250 名古屋市中区

● 可世木婦人科 ART クリニック
Tel.052-251-8801 名古屋市中区

● 成田産婦人科
Tel.052-221-1595 名古屋市中区

● おかだウィメンズクリニック
Tel.052-683-0018 名古屋市中区

AOI 名古屋病院
Tel.052-932-7128 名古屋市東区

PICK UP!

中部・東海地方 / ピックアップ クリニック

長野県

❖ 吉澤産婦人科医院

長野市

Tel.026-226-8475　長野市七瀬中町 96

since 1966.2

診療日	月	火	水	木	金	土	日	祝祭日
am	●	●	●	●	●	●	-	-
pm	●	●	-	●	●	-	-	-

予約受付時間　8　9　10　11　12　13　14　15　16　17　18　19　20　21 時

自由診療の料金

体外受精費用　27 万～35 万円
顕微授精費用　35 万～45 万円

保険：一般不妊治療 … ○	自由：体外受精 ……… ●	タイムラプス型インキュベーター ×
保険：体外受精 ……… ○	自由：顕微授精 ……… ●	ERA検査 ……… ●
保険：顕微授精 ……… ○	調節卵巣刺激法 ……… ●	EMMA・ALICE検査 … ●
男性不妊 ……… ○	低刺激・自然周期法 … △	SEET法 ……… ×
不育症 ……… ○	着床不全 ……… ○	子宮内膜スクラッチ … ×
漢方薬の扱い ……… ○	勉強会・説明会 ……… ○	PRP ……… ×
治療費の公開 ……… ●	PICSI ……… ×	PGT-A ……… ×
妊婦健診 ……… ×	IMSI ……… ×	子宮内フローラ検査 … ●

❖ 佐久平エンゼルクリニック

佐久市

Tel.0267-67-5816　佐久市長土呂 1210-1

since 2014.4

診療日	月	火	水	木	金	土	日	祝祭日
am	●	●	●	●	●	●	▲	-
pm	●	●	-	●	●	-	-	-

予約受付時間　8　9　10　11　12　13　14　15　16　17　18　19　20　21 時

※ WEB 予約は 24 時間受付 ▲医師が必要と判断した場合は診察、採卵等の処置を行います。

自由診療の料金

体外受精費用　27 万～45 万円
顕微授精費用　35 万～45 万円

保険：一般不妊治療 … ○	自由：体外受精 ……… ●	タイムラプス型インキュベーター ●
保険：体外受精 ……… ○	自由：顕微授精 ……… ●	ERA検査 ……… ●
保険：顕微授精 ……… ○	調節卵巣刺激法 ……… ●	EMMA・ALICE検査 … ●
男性不妊 ……… ●	低刺激・自然周期法 … ●	SEET法 ……… ●
不育症 ……… ●	着床不全 ……… ●	子宮内膜スクラッチ … ●
漢方薬の扱い ……… ●	勉強会・説明会 ……… ●	PRP ……… ●
治療費の公開 ……… ●	PICSI ……… ●	PGT-A ……… ●
妊婦健診 …… ● 10 週まで	IMSI ……… ×	子宮内フローラ検査 … ●

[各項目のチェックについて]　○ … 実施している　● … 常に力を入れて実施している　△ … 検討中である　× … 実施していない

PICK UP!

中部・東海地方 / ピックアップ クリニック

岐阜県

❖ 中西ウィメンズクリニック

多治見市

since 2003.7

Tel.0572-25-8882　多治見市大正町 1-45

診療日		月	火	水	木	金	土	日	祝祭日
	am	●	●	●	●	●	●	-	-
	pm	●	●	●	-	●	-	-	-

予約受付時間	8	9	10	11	12	13	14	15	16	17	18	19	20	21 時

自由診療の料金

体外受精費用　40 万円~
顕微授精費用　45 万～50 万円

保険：一般不妊治療 … ○	自由：体外受精 ……… ○	タイムラプス型インキュベーター ×
保険：体外受精 ……… ○	自由：顕微授精 ……… ○	ERA検査 …………… △
保険：顕微授精 ……… ○	調節卵巣刺激法 ……… ○	EMMA・ALICE 検査 … ×
男性不妊…○連携施設あり	低刺激・自然周期法 … ○	SEET 法 ……………… ×
不育症 …………………… ○	着床不全 ……………… △	子宮内膜スクラッチ … ×
漢方薬の扱い ………… ○	勉強会・説明会 ……… ○	PRP ……………………… ×
治療費の公開 ………… ○	PICSI ………………… ×	PGT-A …………………… ×
妊婦健診………○分娩まで	IMSI…………………… ×	子宮内フローラ検査 … △

愛知県

❖ ダイヤビルレディースクリニック

名古屋市

since 2004.4

Tel.052-561-1881　名古屋市西区名駅 1-1-17 名駅ダイヤメイテツビル 2F

診療日		月	火	水	木	金	土	日	祝祭日
	am	●	●	●	●	●	●	-	-
	pm	●	●	●	●	●	-	-	-

予約受付時間	8	9	10	11	12	13	14	15	16	17	18	19	20	21 時

自由診療の料金

体外受精費用　30 万～50 万円
顕微授精費用　40 万～60 万円

保険：一般不妊治療 … ○	自由：体外受精 ……… ○	タイムラプス型インキュベーター○
保険：体外受精 ……… ○	自由：顕微授精 ……… ○	ERA検査 …………… ○
保険：顕微授精 ……… ○	調節卵巣刺激法 ……… ○	EMMA・ALICE 検査 … ○
男性不妊…○連携施設あり	低刺激・自然周期法 … ○	SEET 法 ……………… ○
不育症 …………………… ○	着床不全 ……………… ○	子宮内膜スクラッチ … ○
漢方薬の扱い ………… ○	勉強会・説明会 ……… ○	PRP ……………………… ○
治療費の公開 ………… ○	PICSI ………………… ×	PGT-A …………………… △
妊婦健診……○ 14 週まで	IMSI…………………… ×	子宮内フローラ検査 … ○

❖ おかだウィメンズクリニック

名古屋市

since 2014.4

Tel.052-683-0018　名古屋市中区正木 4-8-7 れんが橋ビル 3F

診療日		月	火	水	木	金	土	日	祝祭日
	am	●	●	●	●	●	▲	-	-
	pm	●	●	-	●	●	-	-	-

予約受付時間	8	9	10	11	12	13	14	15	16	17	18	19	20	21 時

▲土曜日は 10:00 ～ 13:00 まで

自由診療の料金

体外受精費用　50 万円~
顕微授精費用　60 万～70 万円

保険：一般不妊治療 … ○	自由：体外受精 ……… ●	タイムラプス型インキュベーター●
保険：体外受精 ……… ○	自由：顕微授精 ……… ●	ERA検査 …………… ○
保険：顕微授精 ……… ○	調節卵巣刺激法 ……… ●	EMMA・ALICE 検査 … ○
男性不妊…○連携施設あり	低刺激・自然周期法 … ●	SEET 法 ……………… ○
不育症 …………………… ○	着床不全 ……………… ●	子宮内膜スクラッチ … ○
漢方薬の扱い ………… ○	勉強会・説明会 ……… ●	PRP ……………………… ×
治療費の公開 ………… ○	PICSI ………………… ×	PGT-A …………………… ×
妊婦健診……○ 10 週まで	IMSI…………………… ●	子宮内フローラ検査 … ○

❖ さわだウィメンズクリニック 名古屋不妊センター

名古屋市

since 2001.4

Tel.052-788-3588　名古屋市千種区四谷通 1-18-1 RICCA11 ビル 3F

診療日		月	火	水	木	金	土	日	祝祭日
	am	●	●	●	●	●	●	-	-
	pm	●	●	-	●	●	-	-	-

予約受付時間	8	9	10	11	12	13	14	15	16	17	18	19	20	21 時

自由診療の料金

体外受精費用　40 万円~
顕微授精費用　45 万円~

保険：一般不妊治療 … ○	自由：体外受精 ……… ●	タイムラプス型インキュベーター●
保険：体外受精 ……… ○	自由：顕微授精 ……… ●	ERA検査 …………… ●
保険：顕微授精 ……… ○	調節卵巣刺激法 ……… ●	EMMA・ALICE 検査 … ●
男性不妊…○連携施設あり	低刺激・自然周期法 … ●	SEET 法 ……………… ×
不育症 …………………… ●	着床不全 ……………… ●	子宮内膜スクラッチ … ×
漢方薬の扱い ………… ○	勉強会・説明会 ……… ●	PRP ……………………… ○
治療費の公開 ………… ○	PICSI ………………… ×	PGT-A …………………… ●
妊婦健診…… ○ 8 週まで	IMSI…………………… ×	子宮内フローラ検査 … ×

[各項目のチェックについて]　○ … 実施している　● … 常に力を入れて実施している　△ … 検討中である　× … 実施していない

近畿地方

滋賀県

● リプロダクション浮田クリニック
Tel.077-572-7624　大津市真野

● 木下レディースクリニック
Tel.077-526-1451　大津市打出浜

● 桂川レディースクリニック
Tel.077-511-4135　大津市御殿浜

● 竹林ウィメンズクリニック
Tel.077-547-3557　大津市大萱

● 滋賀医科大学医学部附属病院
Tel.077-548-2111　大津市瀬田月輪町

● 希望が丘クリニック
Tel.077-586-4103　野洲市三宅

甲西 野村産婦人科
Tel.0748-72-6633　湖南市柑子袋

山崎クリニック
Tel.0748-42-1135　東近江市山路町

● 神野レディスクリニック
Tel.0749-22-6216　彦根市中央町

足立レディースクリニック
Tel.0749-22-2155　彦根市佐和町

● 草津レディースクリニック
Tel.077-566-7575　草津市渋川

● 清水産婦人科
Tel.077-562-4332　草津市野村

南草津 野村病院
Tel.077-561-3788　草津市野路

産科・婦人科ハピネスバースクリニック
Tel.077-564-3101　草津市矢橋町

京都府

志馬クリニック四条烏丸
Tel.075-221-6821　京都市下京区

● 京都 IVF クリニック
Tel.077-526-1451　京都市下京区

南部産婦人科
Tel.075-313-6000　京都市下京区

● 醍醐渡辺クリニック
Tel.075-571-0226　京都市伏見区

● 京都府立医科大学病院
Tel.075-251-5560　京都市上京区

● 田村秀子婦人科医院
Tel.075-213-0523　京都市中京区

● 足立病院
Tel.075-253-1382　京都市中京区

京都第一赤十字病院
Tel.075-561-1121　京都市東山区

日本バプテスト病院
Tel.075-781-5191　京都市左京区

● 京都大学医学部附属病院
Tel.075-751-3712　京都市左京区

● … 体外受精以上の生殖補助医療実施施設

● レディース＆ARTクリニック サンタクルス ザ ニシキタ
Tel.0798-62-1188 西宮市高松町

● 英ウイメンズクリニック にしのみや院
Tel.0798-63-8723 西宮市高松町

● 兵庫医科大学病院
Tel.0798-45-6111 西宮市武庫川町

山田産婦人科
Tel.0798-41-0272 西宮市甲子園町

明和病院
Tel.0798-47-1767 西宮市上鳴尾町

木内女性クリニック
Tel.0798-63-2271 西宮市高松町

● レディースクリニック Taya
Tel.072-771-7717 伊丹市伊丹

● 近畿中央病院
Tel.072-781-3712 伊丹市車塚

● 小原ウイメンズクリニック
Tel.0797-82-1211 宝塚市山本東

● シオタニレディースクリニック
Tel.079-561-3500 三田市中央町

● 中林産婦人科
Tel.079-282-6581 姫路市白国

● koba レディースクリニック
Tel.079-223-4924 姫路市北条口

● 西川産婦人科
Tel.079-253-2195 姫路市花田町

● 親愛産婦人科
Tel.079-271-6666 姫路市網干区

久保みずきレディースクリニック 明石診療所
Tel.078-913-9811 明石市本町

二見レディースクリニック
Tel.078-942-1783 明石市二見町

● 博愛産科婦人科
Tel.078-941-8803 明石市二見町

● 親愛レディースクリニック
Tel.079-421-5511 加古川市加古川町

ちくご・ひらまつ産婦人科
Tel.079-424-5163 加古川市加古川町

● 小野レディースクリニック
Tel.0794-62-1103 小野市西本町

● 福田産婦人科麻酔科
Tel.0791-43-5357 赤穂市加里屋

● 赤穂中央病院
Tel.0791-45-7290 赤穂市惣門町

公立神崎総合病院
Tel.0790-32-1331 神崎郡神河町

奈良県

好川婦人科クリニック
Tel.0743-75-8600 生駒市東新町

高山クリニック
Tel.0742-35-3611 奈良市柏木町

● ASKA レディース・クリニック
Tel.0742-51-7717 奈良市北登美ヶ丘

すぎはら婦人科
Tel.0742-46-4127 奈良市中登美ヶ丘

● 富雄産婦人科
Tel.0742-43-0381 奈良市三松

● 久永婦人科クリニック
Tel.0742-32-5505 奈良市西大寺東町

● 赤崎クリニック　高度生殖医療センター
Tel.0744-43-2468 桜井市谷

桜井病院
Tel.0744-43-3541 桜井市桜井

奈良県立医科大学病院
Tel.0744-22-3051 橿原市四条町

● ミズクリニックメイワン
Tel.0744-20-0028 橿原市四条町

● 三橋仁美レディースクリニック
Tel.0743-51-1135 大和郡山市矢田町

和歌山県

● 日赤和歌山医療センター
Tel.073-422-4171 和歌山市小松原通

● うつのみやレディースクリニック
Tel.073-474-1987 和歌山市美園町

● 岩橋産科婦人科
Tel.073-444-4060 和歌山市関戸

いくこレディースクリニック
Tel.073-482-0399 海南市日方

榎本産婦人科
Tel.0739-22-0019 田辺市湊

● 奥村レディースクリニック
Tel.0736-32-8511 橋本市東家

● … 体外受精以上の生殖補助医療実施施設

● 奥田産婦人科
Tel.072-622-5253 茨木市竹橋町

サンタマリア病院
Tel.072-627-3459 茨木市新庄町

● 大阪医科薬科大学病院
Tel.072-683-1221 高槻市大学町

● 後藤レディースクリニック
Tel.072-683-8510 高槻市白梅町

● イワサクリニック香里診療所 セントマリー不妊センター
Tel.072-831-1666 寝屋川市香里本通町

● ひらかた ART クリニック
Tel.072-804-4124 枚方市大垣内町

折野産婦人科
Tel.072-857-0243 枚方市楠葉朝日

● 関西医科大学附属病院
Tel.072-804-0101 枚方市新町

● 天の川レディースクリニック
Tel.072-892-1124 交野市私部西

● IVF 大阪クリニック
Tel.06-4308-8824 東大阪市長田東

なかじまレディースクリニック
Tel.072-929-0506 東大阪市長田東

平松産婦人科クリニック
Tel.072-955-8881 藤井寺市藤井寺

船内クリニック
Tel.072-955-0678 藤井寺市藤井寺

● てらにしレディースクリニック
Tel.072-367-0666 大阪狭山市池尻自由丘

● 近畿大学病院
Tel.072-366-0221 大阪狭山市大野東

● ルナレディースクリニック　不妊・更年期センター
Tel.072-224-6317 堺市堺区

● いしかわクリニック
Tel.072-232-8751 堺市堺区

● KAWA レディースクリニック
Tel.072-297-2700 堺市南区

小野クリニック
Tel.072-285-8110 堺市東区

● 府中のぞみクリニック
Tel.0725-40-5033 和泉市府中町

● 谷口病院
Tel.072-463-3232 泉佐野市大西

● レオゲートタワーレディースクリニック
Tel.072-460-2800 泉佐野市りんくう往来北

兵庫県

神戸大学医学部附属病院
Tel.078-382-5111 神戸市中央区

● 英ウィメンズクリニック
Tel.078-392-8723 神戸市中央区

● 神戸元町夢クリニック
Tel.078-325-2121 神戸市中央区

● 山下レディースクリニック
Tel.078-265-6475 神戸市中央区

● 神戸 ART クリニック
Tel.078-261-3500 神戸市中央区

● 神戸アドベンチスト病院
Tel.078-981-0161 神戸市北区

● 中村レディースクリニック
Tel..078-925-4103 神戸市西区

● 久保みずきレディースクリニック 菅原記念診療所
Tel.078-961-3333 神戸市西区

英ウイメンズクリニック たるみ
Tel.078-704-5077 神戸市垂水区

● くぼたレディースクリニック
Tel.078-843-3261 神戸市東灘区

プリュームレディースクリニック
Tel.078-600-2675 神戸市東灘区

● レディースクリニックごとう
Tel.0799-45-1131 南あわじ市山添

● オガタファミリークリニック
Tel.0797-25-2213 芦屋市松ノ内町

吉田レディースクリニック
Tel.06-6483-6111 尼崎市西大物町

武庫之荘レディースクリニック
Tel.06-6435-0488 尼崎市南武庫之荘

産科・婦人科衣笠クリニック
Tel.06-6494-0070 尼崎市東園田町

JUN レディースクリニック
Tel.06-4960-8115 尼崎市潮江

● 徐クリニック・ART センター
Tel.0798-54-8551 西宮市松籟荘

● すずきレディースクリニック
Tel.0798-39-0555 西宮市田中町

京都府

● IDA クリニック
Tel.075-583-6515 京都市山科区

細田クリニック
Tel.075-322-0311 京都市右京区

● 身原病院
Tel.075-392-3111 京都市西京区

桂駅前 Mihara Clinic
Tel.075-394-3111 京都市西京区

田村産婦人科医院
Tel.0771-24-3151 亀岡市安町

大阪府

にしたん ART クリニック 大阪院
Tel.06-6147-2844 大阪市北区

● 大阪 New ART クリニック
Tel.06-6341-1556 大阪市北区

● オーク梅田レディースクリニック
Tel.0120-009-345 大阪市北区

● HORAC グランフロント大阪クリニック
Tel.06-6377-8824 大阪市北区

● リプロダクションクリニック大阪
Tel.06-6136-3344 大阪市北区

● レディース＆ARTクリニック サンタクルス ザ ウメダ
Tel.06-6374-1188 大阪市北区

● 越田クリニック
Tel.06-6316-6090 大阪市北区

● 扇町レディースクリニック
Tel.06-6311-2511 大阪市北区

● うめだファティリティ―クリニック
Tel.06-6371-0363 大阪市北区

● レディースクリニックかたかみ
Tel.06-6100-2525 大阪市淀川区

かわばたレディスクリニック
Tel.06-6308-7660 大阪市淀川区

● 小林産婦人科
Tel.06-6924-0934 大阪市都島区

● レディースクリニック北浜
Tel.06-6202-8739 大阪市中央区

● 西川婦人科内科クリニック
Tel.06-6201-0317 大阪市中央区

● ウィメンズクリニック本町
Tel.06-6251-8686 大阪市中央区

● 春木レディースクリニック
Tel.06-6281-3788 大阪市中央区

● 脇本産婦人科・麻酔科
Tel.06-6761-5537 大阪市天王寺区

大阪赤十字病院
Tel.06-6771-5131 大阪市天王寺区

聖バルナバ病院
Tel.06-6779-1600 大阪市天王寺区

おおつかレディースクリニック
Tel.06-6776-8856 大阪市天王寺区

都竹産婦人科医院
Tel.06-6754-0333 大阪市生野区

● 奥野病院
Tel.06-6719-2200 大阪市阿倍野区

大阪市立大学病院
Tel.06-6645-2121 大阪市阿倍野区

● 大阪鉄道病院
Tel.06-6628-2221 大阪市阿倍野区

● IVF なんばクリニック
Tel.06-6534-8824 大阪市西区

● オーク住吉産婦人科
Tel.0120-009-345 大阪市西成区

● 岡本クリニック
Tel.06-6696-0201 大阪市住吉区

沢井産婦人科医院
Tel.06-6694-1115 大阪市住吉区

● 大阪急性期総合医療センター
Tel.06-6692-1201 大阪市住吉区

たかせ産婦人科
Tel.06-6855-4135 豊中市上野東

● 園田桃代 ART クリニック
Tel.06-6155-1511 豊中市新千里東町

● たまごクリニック　内分泌センター
Tel.06-4865-7017 豊中市曽根西町

松崎産婦人科クリニック
Tel.072-750-2025 池田市菅原町

● なかむらレディースクリニック
Tel.06-6378-7333 吹田市豊津町

● 吉本婦人科クリニック
Tel.06-6337-0260 吹田市片山町

市立吹田市民病院
Tel.06-6387-3311 吹田市片山町

PICK UP!

近畿地方 / ピックアップ クリニック

滋賀県

❖ リプロダクション浮田クリニック

大津市

Tel.077-572-7624 大津市真野 1 丁目 45-8

since 2020.10

診療日		月	火	水	木	金	土	日	祝祭日
	am	●	●	●	●	●	●	-	-
	pm	●	●	▲	●	●	-	-	-

予約受付時間	8	9	10	11	12	13	14	15	16	17	18	19	20	21 時

※ 14:00 ～ 16:00 は検査・処置、▲は漢方外来

自由診療の料金

体外受精費用 27 万～35 万円
顕微授精費用 35 万～45 万円

保険：一般不妊治療 … ○
保険：体外受精 ……… ○
保険：顕微授精 ……… ○
男性不妊…○連携施設あり
不育症 ………………… ○
漢方薬の扱い ………… ○
治療費の公開 ………… ○
妊婦健診……○ 41 週まで

自由：体外受精 ……… ●
自由：顕微授精 ……… ●
調節卵巣刺激法 ……… ●
低刺激・自然周期法 … ○
着床不全 ……………… ○
勉強会・説明会 ……… ○
PICSI ………………… ×
IMSI…………………… △

タイムラプス型インキュベーター●
ERA検査 …………… ○
EMMA・ALICE 検査 … ○
SEET 法 …………… ○
子宮内膜スクラッチ … ○
PRP ………………… ×
PGT-A ……………… ×
子宮内フローラ検査 … ○

京都府

❖ 醍醐渡辺クリニック

京都市

Tel.075-571-0226 京都市伏見区醍醐高畑町 30-15

since 1971.9

診療日		月	火	水	木	金	土	日	祝祭日
	am	●	●	●	●	●	●	▲	▲
	pm	●	-	●	-	●	-	-	-

予約受付時間	8	9	10	11	12	13	14	15	16	17	18	19	20	21 時

※電話受付は月・水・金は 9:00～20:30、火・木・土は 9:00～17:00
日・祝は 9:30～11:00(予約のみ)

自由診療の料金

体外受精費用 20 万～30 万円
顕微授精費用 20 万～35 万円

保険：一般不妊治療 … ○
保険：体外受精 ……… ○
保険：顕微授精 ……… ○
男性不妊…○連携施設あり
不育症 ………………… ○
漢方薬の扱い ………… ○
治療費の公開 ………… ○
妊婦健診………○分娩まで

自由：体外受精 ……… ●
自由：顕微授精 ……… ●
調節卵巣刺激法 ……… ●
低刺激・自然周期法 … ●
着床不全 ……………… ●
勉強会・説明会 ……… ○
PICSI ………………… △
IMSI…………………… ×

タイムラプス型インキュベーター△
ERA 検査 …………… ●
EMMA・ALICE 検査 … ●
SEET 法 …………… ○
子宮内膜スクラッチ … △
PRP（PFC-FD）………○
PGT-A ……………… △
子宮内フローラ検査 … ○

大阪府

❖ 岡本クリニック

大阪市

Tel.06-6696-0201 大阪市住吉区長居東 3-4-28

since 1993.5

診療日		月	火	水	木	金	土	日	祝祭日
	am	●	●	●	●	●	●	-	-
	pm	●	-	●	-	●	-	-	-

予約受付時間	8	9	10	11	12	13	14	15	16	17	18	19	20	21 時

自由診療の料金

体外受精費用 30.5 万円～59 万円
顕微授精費用 33 万～71 万円

保険：一般不妊治療 … ○
保険：体外受精 ……… ○
保険：顕微授精 ……… ○
男性不妊…●連携施設あり
不育症 ………………… ●
漢方薬の扱い ………… ●
治療費の公開 ………… ●
妊婦健診 ……………… ×

自由：体外受精 ……… ○
自由：顕微授精 ……… ○
調節卵巣刺激法 ……… ○
低刺激・自然周期法 … ○
着床不全 ……………… ○
勉強会・説明会 ……… ×
PICSI ………………… ×
IMSI…………………… ×

タイムラプス型インキュベーター○
ERA検査 …………… ○
EMMA・ALICE 検査 … ○
SEET 法 …………… ○
子宮内膜スクラッチ … ○
PRP ………………… ×
PGT-A ……………… △
子宮内フローラ検査 … ○

❖ 園田桃代 ART クリニック

豊中市

Tel.06-6155-1511 豊中市新千里東町 1-5-3 千里朝日阪急ビル 3F

since 2010.9

診療日		月	火	水	木	金	土	日	祝祭日
	am	●	●	●	●	●	●	-	-
	pm	●	-	●	-	●	-	-	-

予約受付時間	8	9	10	11	12	13	14	15	16	17	18	19	20	21 時

土曜は 15:00 まで

自由診療の料金

体外受精費用 26 万～38 万円
顕微授精費用 28 万～49 万円

保険：一般不妊治療 … ○
保険：体外受精 ……… ○
保険：顕微授精 ……… ○
男性不妊 ……………… ●
不育症 ………………… ●
漢方薬の扱い ………… ●
治療費の公開 ………… ●
妊婦健診…… ● 8 週まで

自由：体外受精 ……… ●
自由：顕微授精 ……… ●
調節卵巣刺激法 ……… ●
低刺激・自然周期法 … ●
着床不全 ……………… ●
勉強会・説明会 ……… ●
PICSI ………………… ●
IMSI…………………… ×

タイムラプス型インキュベーター●
ERA検査 …………… ●
EMMA・ALICE 検査 … ●
SEET 法 …………… ●
子宮内膜スクラッチ … ●
PFC-FD …………… ●
PGT-A ……………… ●
子宮内フローラ検査 … ×

兵庫県

❖ 神戸元町 夢クリニック

神戸市

Tel.078-325-2121 神戸市中央区明石町 44 神戸御幸ビル 3F

since 2008.11

診療日		月	火	水	木	金	土	日	祝祭日
	am	●	●	●	●	●	●	●	●
	pm	●	●	●	●	●	-	▲	-

予約受付時間	8	9	10	11	12	13	14	15	16	17	18	19	20	21 時

自由診療の料金

HP を参照
https://www.yumeclinic.or.jp

保険：一般不妊治療 … ○
保険：体外受精 ……… ○
保険：顕微授精 ……… ○
男性不妊 ……………… ○
不育症 ………………… ○
漢方薬の扱い ………… ○
治療費の公開 ………… ○
妊婦健診…… ○ 9 週まで

自由：体外受精 ……… ●
自由：顕微授精 ……… ●
調節卵巣刺激法 ……… ×
低刺激・自然周期法 … ●
着床不全 ……………… ○
勉強会・説明会 ……… ○
PICSI ………………… ×
IMSI…………………… ×

タイムラプス型インキュベーター●
ERA検査 …………… ○
EMMA・ALICE 検査 … ○
SEET 法 …………… ×
子宮内膜スクラッチ … ○
PRP ………………… ×
PGT-A ……………… ●
子宮内フローラ検査 … ×

❖ Koba レディースクリニック

姫路市

Tel.079-223-4924 姫路市北条口 2-18 宮本ビル 1F

since 2003.6

診療日		月	火	水	木	金	土	日	祝祭日
	am	●	●	●	●	●	●	-	-
	pm	●	●	-	●	●	-	-	-

予約受付時間	8	9	10	11	12	13	14	15	16	17	18	19	20	21 時

自由診療の料金

体外受精費用 26 万円前後
顕微授精費用 30 万円前後

保険：一般不妊治療 … ○
保険：体外受精 ……… ○
保険：顕微授精 ……… ○
男性不妊…●連携施設あり
不育症 ………………… ●
漢方薬の扱い ………… ○
治療費の公開 ………… ○
妊婦健診 ……● 9 週まで

自由：体外受精 ……… ●
自由：顕微授精 ……… ●
調節卵巣刺激法 ……… ●
低刺激・自然周期法 … ●
着床不全 ……………… ●
勉強会・説明会 ……… ●
PICSI ………………… ×
IMSI…………………… ×

タイムラプス型インキュベーター△
ERA検査 …………… △
EMMA・ALICE 検査 … ●
SEET 法 …………… ×
子宮内膜スクラッチ … △
PRP ………………… △
PGT-A ……………… ○
子宮内フローラ検査 … △

[各項目のチェックについて] ○ … 実施している ● … 常に力を入れて実施している △ … 検討中である × … 実施していない

木下産婦人科内科医院 Tel.0884-23-3600 阿南市学原町

香川県

● 高松市立みんなの病院 Tel.087-813-7171 高松市仏生山町
● 高松赤十字病院 Tel.087-831-7101 高松市番町
美術館診療所 Tel.087-881-2776 高松市香西東町
● よつばウィメンズクリニック Tel.087-885-4103 高松市円座町
● 安藤レディースクリニック Tel.087-815-2833 高松市多肥下町
香川大学医学部附属病院 Tel.087-898-5111 木田郡三木町
回生病院 Tel.0877-46-1011 坂出市室町
● 厚仁病院 Tel.0877-85-5353 丸亀市通町
● 四国こどもとおとなの医療センター Tel.0877-62-1000 善通寺市仙遊町
谷病院 Tel.0877-63-5800 善通寺市原田町
高瀬第一医院 Tel.0875-72-3850 三豊市高瀬町

愛媛県

● 梅岡レディースクリニック Tel.089-943-2421 松山市竹原町
● 矢野産婦人科 Tel.089-921-6507 松山市昭和町
● 福井ウイメンズクリニック Tel.089-969-0088 松山市星岡町
● つばきウイメンズクリニック Tel.089-905-1122 松山市北土居
● ハートレディースクリニック Tel.089-955-0082 東温市野田
● 愛媛大学医学部附属病院 Tel.089-964-5111 東温市志津川
● こにしクリニック Tel.0897-33-1135 新居浜市庄内町
● 愛媛労災病院 Tel.0897-33-6191 新居浜市南小松原町
サカタ産婦人科 Tel.0897-55-1103 西条市下島山甲
県立今治病院 Tel.0898-32-7111 今治市石井町

高知県

愛宕病院 Tel.088-823-3301 高知市愛宕町
● レディスクリニックコスモス Tel.088-861-6700 高知市杉井流
● 高知医療センター Tel.088-837-3000 高知市池
小林レディスクリニック Tel.088-805-1777 高知市竹島町
北村産婦人科 Tel.0887-56-1013 香南市野市町
● 高知大学医学部附属病院 Tel.088-886-5811 南国市岡豊町

まつなが産婦人科 Tel.084-923-0145 福山市三吉町
● 幸の鳥レディスクリニック Tel.084-940-1717 福山市春日町
● よしだレディースクリニック内科・小児科 Tel.084-954-0341 福山市新涯町
● 広島中央通り 香月産婦人科 Tel.082-546-2555 広島市中区
● 絹谷産婦人科 Tel.082-247-6399 広島市中区
● 広島 HART クリニック Tel.082-567-3866 広島市南区
● IVF クリニックひろしま Tel.082-264-1131 広島市南区
● 県立広島病院 Tel.082-254-1818 広島市南区
● 香月産婦人科 Tel.082-272-5588 広島市西区
藤東クリニック Tel.082-284-2410 安芸郡府中町
● 笠岡レディースクリニック Tel.0823-23-2828 呉市西中央
松田医院 Tel.0824-28-0019 東広島市八本松町

山口県

周東総合病院 Tel.0820-22-3456 柳井市古開作
● 山下ウイメンズクリニック Tel.0833-48-0211 下松市瑞穂町
● 徳山中央病院 Tel.0834-28-4411 周南市孝田町
● 山口県立総合医療センター Tel.0835-22-4411 防府市大崎
● 関門医療センター Tel.083-241-1199 下関市長府外浦町
● 済生会下関総合病院 Tel.083-262-2300 下関市安岡町
総合病院山口赤十字病院 Tel.083-923-0111 山口市八幡馬場
● 新山口こうのとりクリニック Tel.083-902-8585 山口市小郡花園町
● 山口大学医学部附属病院 Tel.0836-22-2522 宇部市南小串
なかむらレディースクリニック Tel.0838-22-1557 荻市熊谷町
都志見病院 Tel.0838-22-2811 萩市江向

徳島県

● 蕙愛レディースクリニック Tel.0886-53-1201 徳島市佐古三番町
● 徳島大学病院 Tel.088-631-3111 徳島市蔵本町
春名産婦人科 Tel.088-652-2538 徳島市南二軒屋町
徳島市民病院 Tel.088-622-5121 徳島市北常三島町
● 中山産婦人科 Tel.0886-92-0333 板野郡藍住町
徳島県鳴門病院 Tel.088-683-1857 鳴門市撫養町

中国・四国地方

鳥取県

● タグチ IVF レディースクリニック Tel.0857-39-2121 鳥取市覚寺区
● 鳥取県立中央病院 Tel.0857-26-2271 鳥取市江津区
● ミオ ファティリティクリニック Tel.0859-35-5211 米子市車尾南区
● 鳥取大学医学部附属病院 Tel.0859-33-1111 米子市西町区
● 彦名レディスライフクリニック Tel.0859-29-0159 米子市彦名町区

島根県

● 内田クリニック Tel.0852-55-2889 松江市浜乃木区
● 八重垣レディースクリニック Tel.0852-52-7790 松江市東出雲町
家族・絆の吉岡医院 Tel.0854-22-2065 安来市安来町
● 島根大学医学部附属病院 Tel.0853-20-2389 出雲市塩冶町
島根県立中央病院 Tel.0853-22-5111 出雲市姫原
大田市立病院 Tel.0854-82-0330 大田市大田町

岡山県

くにかたウィメンズクリニック Tel.086-255-0080 岡山市北区
● 岡山大学病院 Tel.086-223-7151 岡山市北区
● 名越産婦人科リプロダクションセンター Tel.086-293-0553 岡山市北区
● 岡山二人クリニック Tel.086-256-7717 岡山市北区
● 三宅医院生殖医療センター Tel.086-282-5100 岡山市南区
● 岡南産婦人科医院 Tel.086-264-3366 岡山市南区
● ペリネイト母と子の病院 Tel.086-276-8811 岡山市中区
● 赤堀クリニック Tel.0868-24-1212 津山市椿高下
石井医院 Tel.0868-24-4333 津山市沼
● 倉敷中央病院 Tel.086-422-0210 倉敷市美和
● 倉敷成人病センター Tel.086-422-2111 倉敷市白楽町
落合病院 Tel.0867-52-1133 真庭市落合垂水

広島県

PICK UP!

四国地方 / ピックアップ クリニック

高知県

❖ レディスクリニックコスモス

高知市

Tel.088-861-6700 高知市杉井流 6-27

since 2001.1

診療日		月	火	水	木	金	土	日	祝祭日
	am	●	●	●	●	●	●	-	-
	pm	●	●	-	●	●	●	-	-

予約受付時間 8 9 10 11 12 13 14 15 16 17 18 19 20 21 時

自由診療の料金

体外受精費用 27 万～35 万円
顕微授精費用 35 万～45 万円

保険：一般不妊治療	○	自由：体外受精	●	タイムラプス型インキュベーター	×
保険：体外受精	○	自由：顕微授精	●	ERA検査	○
保険：顕微授精	○	調節卵巣刺激法	●	EMMA・ALICE検査	○
男性不妊	●	低刺激・自然周期法	○	SEET法	○
不育症	●	着床不全	○	子宮内膜スクラッチ	○
漢方薬の扱い	○	勉強会・説明会	○	PRP	×
治療費の公開	○	PICSI	×	PGT-A	○
妊婦健診	×	IMSI	×	子宮内フローラ検査	×

[各項目のチェックについて] ○ … 実施している ● … 常に力を入れて実施している △ … 検討中である × … 実施していない

九州・沖縄地方

福岡県

産婦人科麻酔科いわさクリニック
Tel.093-371-1131 北九州市門司区

● 石松ウイメンズクリニック
Tel.093-474-6700 北九州市小倉南区

● ほりたレディースクリニック
Tel.093-513-4122 北九州市小倉北区

● セントマザー産婦人科医院
Tel.093-601-2000 北九州市八幡西区

● 齋藤シーサイドレディースクリニック
Tel.093-701-8880 遠賀郡芦屋町

野崎ウイメンズクリニック
Tel.092-733-0002 福岡市中央区

● 井上 善レディースクリニック
Tel.092-406-5302 福岡市中央区

● アイブイエフ詠田クリニック
Tel.092-735-6655 福岡市中央区

● 古賀文敏ウイメンズクリニック
Tel.092-738-7711 福岡市中央区

● 中央レディスクリニック
Tel.092-736-3355 福岡市中央区

MR しょうクリニック <男性不妊専門>
Tel.092-739-8688 福岡市中央区

● en 婦人科クリニック
Tel.092-791-2533 福岡市中央区

ガーデンヒルズウィメンズクリニック小笹
Tel.092-521-7500 福岡市中央区

● 日浅レディースクリニック
Tel.092-726-6105 福岡市中央区

さの ウィメンズクリニック
Tel.092-739-1717 福岡市中央区

● 浜の町病院
Tel.092-721-0831 福岡市中央区

● 蔵本ウイメンズクリニック
Tel.092-482-5558 福岡市博多区

原三信病院
Tel.092-291-3434 福岡市博多区

● 九州大学病院
Tel.092-641-1151 福岡市東区

● 福岡山王病院
Tel.092-832-1100 福岡市早良区

すみい婦人科クリニック
Tel.092-534-2301 福岡市南区

● 婦人科永田おさむクリニック
Tel.092-938-2209 糟屋郡粕屋町

● 福岡東医療センター
Tel.092-943-2331 古賀市千鳥

● 久留米大学病院
Tel.0942-35-3311 久留米市旭町

● 空の森 KYUSHU
Tel.0942-46-8866 久留米市天神町

● いでウィメンズクリニック
Tel.0942-33-1114 久留米市天神町

● 高木病院
Tel.0944-87-0001 大川市酒見

● メディカルキューブ平井外科産婦人科
Tel.0944-54-3228 大牟田市明治町

佐賀県

● 谷口眼科婦人科
Tel.0954-23-3170 武雄市武雄町

● おおくま産婦人科
Tel.0952-31-6117 佐賀市高木瀬西

長崎県

● 岡本ウーマンズクリニック
Tel.095-820-2864 長崎市江戸町

● 長崎大学病院
Tel.095-849-7363 長崎市坂本

● みやむら女性のクリニック
Tel.095-849-5507 長崎市川口町

杉田レディースクリニック
Tel.095-849-3040 長崎市松山町

まつお産科・婦人科クリニック
Tel.095-845-1721 長崎市石神町

山崎医院
Tel.0957-64-1103 島原市湊町

レディースクリニックしげまつ
Tel.0957-54-9200 大村市古町

佐世保共済病院
Tel.0956-22-5136 佐世保市島地町

熊本県

● 福田病院
Tel.096-322-2995 熊本市中央区

● 熊本大学医学部附属病院
Tel.096-344-2111 熊本市中央区

● ソフィアレディースクリニック水道町
Tel.096-322-2996 熊本市中央区

森川レディースクリニック
Tel.096-381-4115 熊本市中央区

● ART 女性クリニック
Tel.096-360-3670 熊本市中央区

● 伊井産婦人科病院
Tel.096-364-4003 熊本市中央区

下川産婦人科医院
Tel.0968-73-3527 玉名市中

熊本労災病院
Tel.0965-33-4151 八代市竹原町

● 片岡レディスクリニック
Tel.0965-32-2344 八代市本町

愛甲産婦人科麻酔科医院
Tel.0966-22-4020 人吉市駒井田町

大分県

● セント・ルカ産婦人科
Tel.097-547-1234 大分市東大道

● 大川産婦人科・高砂
Tel.097-532-1135 大分市高砂町

別府医療センター
Tel.0977-67-1111 別府市大字内竈

宇佐レディースクリニック
Tel.0978-33-3700 宇佐市宝鏡寺

● 大分大学医学部附属病院
Tel.097-549-4411 由布市挾間町

宮崎県

● 古賀総合病院
Tel.0985-39-8888 宮崎市池内町

● ゆげレディスクリニック
Tel.0985-77-8288 宮崎市橘通東

● ART レディスクリニックやまうち
Tel.0985-32-0511 宮崎市高千穂通

● 渡辺病院
Tel.0982-57-1011 日向市大字平岩

● 野田産婦人科医院
Tel.0986-24-8553 都城市蔵原町

● 丸田病院
Tel.0986-23-7060 都城市八幡町

宮崎大学医学部附属病院
Tel.0985-85-1510 宮崎市清武町

鹿児島県

● 徳永産婦人科
Tel.099-202-0007 鹿児島市田上

● あかつき ART クリニック
Tel.099-296-8177 鹿児島市中央町

中江産婦人科
Tel.099-255-9528 鹿児島市中央町

● 鹿児島大学病院
Tel.099-275-5111 鹿児島市桜ケ丘

マミィクリニック伊集院
Tel.099-263-1153 鹿児島市中山町

● レディースクリニックあいいく
Tel.099-260-8878 鹿児島市小松原

● 松田ウイメンズクリニック 不妊生殖医療センター
Tel.099-224-4124 鹿児島市山之口町

中村（哲）産婦人科内科
Tel.099-223-2236 鹿児島市樋之口町

● 境田医院
Tel.0996-67-2600 出水市米ノ津町

みつお産婦人科
Tel.0995-44-9339 霧島市隼人町

● フィオーレ第一病院
Tel.0995-63-2158 姶良市加治木町

● 竹内レディースクリニック附設高度生殖医療センター
Tel.0995-65-2296 姶良市東餅田

沖縄県

● ウイメンズクリニック糸数
Tel.098-869-8395 那覇市泊

● 友愛医療センター
Tel.098-850-3811 豊見城市与根

● 空の森クリニック
Tel.098-998-0011 島尻郡八重瀬町

Ｎａｏｋｏ女性クリニック
Tel.098-988-9811 浦添市経塚

● うえむら病院 リプロ・センター
Tel.098-895-3535 中頭郡中城村

● 琉球大学医学部附属病院
Tel.098-895-3331 中頭郡西原町

● やびく産婦人科・小児科
Tel.098-936-6789 中頭郡北谷町

● … 体外受精以上の生殖補助医療実施施設

PICK UP!

九州地方 / ピックアップ クリニック

福岡県

❖ アイブイエフ詠田クリニック

福岡市

Tel.092-735-6655 福岡市中央区天神1-12-1 日之出福岡ビル 6F since 1999.4

診療日	月	火	水	木	金	土	日	祝祭日
am	●	●	●	●	●	●	-	-
pm	●	●	-	●	-	▲	-	-

受付時間	8	9	10	11	12	13	14	15	16	17	18	19	20	21 時

※完全予約制 ▲土曜日は 9:00～15:00

自由診療の料金

体外受精費用 24 万円～
顕微授精費用 32 万円～

保険：一般不妊治療 … ○	自由：体外受精 ……… ●	タイムラプス型インキュベーター ●
保険：体外受精 ……… ○	自由：顕微授精 ……… ●	ERA検査 ……………… ○
保険：顕微授精 ……… ○	調節卵巣刺激法 ……… ○	EMMA・ALICE 検査 … ○
男性不妊…○連携施設あり	低刺激・自然周期法 … ○	SEET 法 ……………… ○
不育症 ………………… ○	着床不全 ……………… ○	子宮内膜スクラッチ … ×
漢方薬の扱い ………… ○	勉強会・説明会 ……… ○	PRP …………………… ○
治療費の公開 ………… ○	PICSI ………………… ○	PGT-A ………………… ○
妊婦健診……○ 10 週まで	IMSI…………………… ×	子宮内フローラ検査 … ○

❖ 日浅レディースクリニック

福岡市

Tel.092-726-6105 福岡市中央区大名 2-2-7 大名センタービル2F since 2020.10

診療日	月	火	水	木	金	土	日	祝祭日
am	●	●	●	●	●	▲	-	-
pm	●	●	-	●	●	-	-	-

予約受付時間	8	9	10	11	12	13	14	15	16	17	18	19	20	21 時

▲土曜午後は 14:30 まで

自由診療の料金

体外受精費用 24 万円～
顕微授精費用 31 万円～

保険：一般不妊治療 … ○	自由：体外受精 ……… ○	タイムラプス型インキュベーター ○
保険：体外受精 ……… ○	自由：顕微授精 ……… ○	ERA検査 ……………… ○
保険：顕微授精 ……… ○	調節卵巣刺激法 ……… ○	EMMA・ALICE 検査 … ○
男性不妊 ……………… ×	低刺激・自然周期法 … ○	SEET 法 ……………… ○
不育症 ………………… ○	着床不全 ……………… ○	子宮内膜スクラッチ … ○
漢方薬の扱い ………… ×	勉強会・説明会 ……… ×	PRP …………………… ○
治療費の公開 ………… ○	PICSI ………………… ○	PGT-A ………………… △
妊婦健診…… ○ 9 週まで	IMSI…………………… ×	子宮内フローラ検査 … ○

[各項目のチェックについて] ○ … 実施している ● … 常に力を入れて実施している △ … 検討中である × … 実施していない

全国の不妊専門相談センター一覧

都道府県、指定都市、中核市が設置している不妊専門相談センターでは、不妊に悩む夫婦に対し、不妊に関する医学的・専門的な相談や不妊による心の悩み等について医師・助産師等の専門家が相談に対応したり、診療機関ごとの不妊治療の実施状況などに関する情報提供を行っています。（各センターの受付は祝祭日と年末年始を除きます）

（2022 年 11 月 1 日現在）

北海道・東北地方

実 施	開設場所	相談方式			電話番号、相談日及び時間など（変更となることがあります）
		電話	面接	メール	
北海道	国立大学法人旭川医科大学	○	○	×	火曜日　11:00 ～ 16:00　電話相談　☎ 0166-68-2568　面接予約受付 : 月～金曜日 10:00 ～ 16:00
札幌市	札幌市不妊専門相談センター	○	○	×	月～金曜日　9:00 ～ 12:15　13:00 ～ 17:00　電話相談　☎ 011-622-4500（専用） 毎月第 1・3 火曜日 / 午後　専門相談／医師による相談　※要予約　☎ 011-622-4500 毎月第 2・4 月曜日 / 午後　専門相談／不妊カウンセラーによる相談　※要予約　☎ 同上
函館市	函館市不妊相談窓口	○	○	○	月～金曜日 8:45 ～ 17:30　一般相談　☎ 0138-32-1531 産婦人科医師による相談　※要予約　☎ 0138-32-1531 メールアドレス f-soudan@city.hakodate.hokkaido.jp
青森県	青森県不妊専門相談センター（弘前大学医学部附属病院産科婦人科内）	×	○	○	金曜日　14:00 ～ 16:00　※要予約　☎ 017-734-9303　青森県こどもみらい課 Web 相談　https://www.pref.aomori.lg.jp/life/family/funincenter.html　※青森県電子申請システム経由で受付
青森市	青森市保健所	×	○	×	月 1 回　産婦人科医師等による面接　※要予約　☎ 017-718-2984　青森市保健所あおもり親子はぐくみプラザ
八戸市	八戸市保健所　すくすく親子健康課（八戸市総合保健センター内）	×	○	×	月 1 回指定日　産婦人科医による面接相談　※要予約　☎ 0178-38-0714
岩手県・盛岡市	岩手・盛岡不妊専門相談センター（岩手医科大学附属内丸メディカルセンター）	○	○	×	火・水曜日　14:30 ～ 16:30　電話相談　☎ 019-653-6251 木曜日　14:30 ～ 16:30　面接相談　※要予約　電話相談実施日に受付 Web 予約は随時　https://reserva.be/iwatefuninsoudan
宮城県・仙台市	みやぎ・せんだい不妊・不育専門相談センター （東北大学病院産婦人科）	○	○	×	毎週水曜日　9:00 ～ 10:00 ／ 毎週木曜日　15:00 ～ 17:00　電話相談　☎ 022-728-5225 面接相談 : 事前に電話で相談の上予約
秋田県	「こころとからだの相談室」 秋田大学医学部附属病院婦人科	○	○	○	毎週金曜日　12:00 ～ 14:00　電話相談　☎ 018-884-6234 月～金曜日　9:00 ～ 17:00　☎ 018-884-6666　面接相談予約専用 毎週月曜日と金曜日　14:00 ～ 16:00　治療・費用等 第 1・3 水曜日　14:00 ～ 16:00　心理的な相談 メール相談 ホームページ上の専用フォーム使用
山形県	山形大学医学部附属病院産婦人科	○	○	×	月・水・金曜日　9:00 ～ 12:00　面接相談予約受付　☎ 023-628-5571 火・金曜日　15:00 ～ 16:00　電話及び面接相談　☎ 023-628-5571
福島県	福島県不妊専門相談センター （福島県立医科大学附属病院 生殖医療センター内） 一般相談 各保健福祉事務所	○	○	×	（専門相談） 毎週水曜日（カウンセラー）・木曜日（医師）※要予約　13:30 ～ 16:30 予約は以下の各保健福祉事務所及び中核市で受け付けます。 （一般相談） 県北保健福祉事務所　☎ 024-535-5615、県中保健福祉事務所　☎ 0248-75-7822 県南保健福祉事務所　☎ 0248-21-0067、会津保健福祉事務所　☎ 0242-27-4550 南会津保健福祉事務所　☎ 0241-62-1700、相双保健福祉事務所　☎ 0244-26-1186 福島市こども家庭課　☎ 024-525-7671、郡山市こども家庭支援課　☎ 024-924-3691 いわき市こども家庭課　☎ 0246-27-8597 相談日時：月～金曜日（祝祭日、年末年始を除く）8:30 ～ 17：15
郡山市	郡山市こども総合支援センター	×	○	×	☎　024-924-3691 奇数月に専門相談日を開設　事前予約制　不妊症看護認定看護師等対応

関東地方

茨城県	茨城県不妊専門相談センター （茨城県三の丸庁舎 茨城県県南生涯学習センター）	○	○	○	月～金曜日　9:00 ～ 15:00　※要予約　☎ 029-241-1130 第 1･4 日曜日 14:00 ～ 17:00 ／第 2･3 木曜日 17:30 ～ 20:30　県三の丸庁舎 第 1･3 木曜日 18:00 ～ 21:00 ／第 2･4 日曜日　9:00 ～ 12:00　県南生涯学習センター URL:http://ibaog.jpn.org/funin/　メール相談 ホームページ上の専用フォーム使用
栃木県	栃木県不妊専門相談センター とちぎ男女共同参画センター（パルティ）	○	○	○	火～土曜日及び第 4 日曜日　10:00 ～ 12:30、13:30 ～ 16:00　助産師による電話相談 面接相談　※要予約　☎ 028-665-8099　相談日は HP で確認を メール相談　funin.fuiku-soudan@air.ocn.ne.jp
群馬県	群馬県不妊・不育専門相談センター （群馬大学医学部附属病院内）	×	○	×	第 2 水曜日、第 4 水曜日　14:00 ～ 16:00 ※要予約 / 月～金曜日　9:00 ～ 16:00　☎ 027 - 220 - 8425
埼玉県	埼玉医科大学総合医療センター	×	○	×	火曜日・金曜日　16:00 ～ 17:30　医師による面接相談　※要予約　ホームページ上の専用フォーム使用（電話での問合せ　月～金曜日 14:00 ～ 16:00 ☎ 049-228-3674）
	一般社団法人埼玉県助産師会	○	×	×	月曜日・金曜日　10:00 ～ 15:00 第 1・3 土曜日　11:00 ～ 15:00、16:00 ～ 19:00　☎ 048-799-3613
さいたま市	さいたま市保健所	○	○	×	月・木・金曜日　10:00 ～ 16:00 毎月第 3 水曜日　10:00 ～、11:00 ～　不妊カウンセラーによる面接相談　※要予約　☎ 048-840-2233 不妊カウンセラーによる面接相談を Zoom で受ける場合はホームページ上の専用フォームを使用
川越市	埼玉医科大学総合医療センター	×	○	×	火曜日・金曜日　16:00 ～　※要予約　月～金曜日 14:00 ～ 16:30　☎ 049-228-3674
川口市	埼玉医科大学総合医療センター	×	○	×	火曜日・金曜日　16:00 ～　※要予約　月～金曜日 14:00 ～ 16:30　☎ 049-228-3674
	性と健康の相談 （川口市保健所　地域保健センター）	○	○	×	木曜日　10:00 ～ 15:00　☎ 048-256-5152 火・水曜日　不妊カウンセラーによる面接相談　※要予約　☎ 048-256-5152 オンラインでの相談も可　※要予約
越谷市	埼玉医科大学総合医療センター	×	○	×	火・金曜日 16:00 ～、16:30 ～、17:00 ～　※要予約　予約はホームページ上の専用フォーム使用　月～金曜日 15:00 ～ 16:00　☎ 049-228-3674
千葉県	千葉県不妊・不育オンライン相談	○	○	×	木曜日　18:00 ～ 22:00、土曜日　10:00 ～ 14:00（Zoom による音声相談） 第 2・4 火曜日、第 3 日曜日　10:00 ～ 13:45　不妊ピア・カウンセラーによる相談 第 3 土曜日　18:00 ～ 19:45 不妊症看護認定看護師による面接（1 組約 45 分）（Zoom によるビデオ通話）　予約はホームページ上の専用フォーム使用

実 施	開設場所	相談方式			電話番号、相談日及び時間など（変更となることがあります）
		電話	面接	メール	
千葉市	千葉市不妊専門相談センター （電話相談）千葉市助産師会·（面接相談） 千葉市保健所（健康支援課）	○	○	×	木曜日 15:30 ～ 20:00（最終受付 19:30） ☎ 090-6307-1122 年 15 回（電話で要予約、開催日等詳細はお問い合わせください）助産師による電話相談 ☎ 043-238-9925
船橋市	不妊・不育専門相談 船橋市保健所（地域保健課）	○	○	×	医師による面接相談 ※要予約 ☎ 047-409-3274 助産師による面接・電話相談（要予約） ☎ 047-409-3274
東京都	不妊・不育ホットライン	○	×	×	毎週火曜日 10:00 ～ 19:00、毎月１回土曜日 10:00 ～ 16:00 ☎ 03-3235-7455
八王子市＊	八王子市保健所＊	○	○	×	月～金曜日 9:00 ～ 16:30 保健師による電話相談 ☎ 042-645-5162
神奈川県	神奈川県不妊・不育専門相談センター	○	○	×	毎月２～３回 9:00 ～ 11:30 助産師による電話相談 ☎ 0463-34-6717 毎月２～３回 14:00 ～ 16:00 医師・臨床心理士等面接相談 ※要予約 ☎ 045-210-4786 神奈川県健康増進課 8:30 ～ 17:15(来所または Zoom)
横浜市	横浜市立大学附属市民総合医療センター	×	○	×	月２～３回 水曜日 16:00 ～ 17:00 女性の不妊相談 年９回 月曜日 14:30 ～ 15:00 不育相談 年３回 水曜日 16:00 ～ 17:00 男性の不妊相談 / 夫婦相談 ※全て要予約 ☎ 045-671-3874 8:45 ～ 17:00（こども青少年局地域子育て支援課）
	済生会横浜市東部病院	×	○	×	毎月第３水曜日 9:30 ～ 10:30 公認心理師による心理相談 ※要予約 ☎ 045-671-3874 8:45 ～ 17:00（こども青少年局地域子育て支援課）
	一般社団法人横浜市助産師会	×	○	×	毎月第１・第３土曜日 14:00 ～ 17:00 助産師による電話相談☎ 045-534-8108
	横浜市不妊専門相談センター	○	×	×	年３回 オンラインによるピアサポート 開催日約１か月前から web 予約 URL:https://www.city.yokohama.lg.jp/kurashi/kosodate-kyoiku/oyakokenko/teate/josei/peer-support.html
川崎市	川崎市ナーシングセンター（川崎市不妊・不育専門相談センター）	×	○	×	月１回土曜日 9:30 ～ 16:30 受付 ※全て要予約 ☎ 044-711-3995 面接相談 9:30 ～ 11:30
相模原市	妊活サポート相談（不妊・不育専門相談） ウェルネスさがみはら	○	○	×	毎月第２火曜日 9:00 ～ 11:30 電話相談 ☎ 042-769-8345（相模原市こども家庭課） 月１回 13:00 ～ 15:30 ※要予約 メール受付 kodomokatei@city.sagamihara.kanagawa.jp
横須賀市	横須賀市不妊・不育専門相談センター （地域健康課内）	○	○	○	月～金曜日 8:30 ～ 17:00 電話相談 ☎ 046-822-9818 月１回程度 医師による面接相談 ※要予約 メール相談 :chaw-cfr@city.yokosuka.kanagawa.jp

中部・東海地方

新潟県	新潟大学医歯学総合病院	○	○	○	火曜日 15:00 ～ 17:00 電話相談 面接相談 ※要予約 平日 10:00 ～ 16:00 ☎ 025-225-2184 メール相談 :sodan@med.niigata-u.ac.jp
富山県	富山県女性健康相談センター・ 富山県不妊専門相談センター	○	○	×	火、木、土曜日 9:00 ～ 13:00 水、金曜日 14:00 ～ 18:00 電話相談 ☎ 076-482-3033 火、木、土曜日 14:00 ～ 18:00 水、金曜日 9:00 ～ 13:00 面接相談 ※要予約
石川県	石川県不妊相談センター	○	○	○	月～土曜日 9:30 ～ 12:30 火曜日 18:00 ～ 21:00 助産師による（電話・面接・メール） 年４回 14:00 ～ 16:00 ＜泌尿器科医師による男性不妊専門 面接相談＞ ※面接要予約 ☎ 076-237-1871 メール相談 :funin@pref.ishikawa.lg.jp
福井県＊	助産師による助女性の健康相談 福井県看護協会＊	○	○	○	月・水曜日 13:30 ～ 16:00 電話相談 ☎ 0776-54-0080 水曜日 16:00 ～ 17:00、毎月第２火 15:00 ～ 16:00 医師による面接相談 ※要予約 水曜日 13:30 ～ 16:00 助産師による面接相談 ※要予約 メール相談：jkenkou@kango-fukui.com
山梨県	不妊（不育）専門相談センター ルピナス 山梨県福祉プラザ３階	○	○	○	水曜日 15:00 ～ 19:00 助産師による電話相談 ☎ 055-254-2001 第 2、第 4 水曜日 15:00 ～ 19:00 専門医師、心理カウンセラーによる面接相談 ※要予約 メール相談 :kosodate@pref.yamanashi.lg.jp
長野県	野県不妊・不育専門相談センター 長野県看護協会会館 ((公社) 長野県看護協会内）	○	○	○	火・木曜日 10:00 ～ 16:00 毎週土曜日 13:00 ～ 16:00 電話相談 ☎ 0263-35-1012 ／不妊相談コーディネーターによる面接相談 ※要予約 / 電話相談日 第４木曜日 13:30 ～ 16:00 産婦人科医師による面接相談 ※要予約 / 電話相談日 メール相談 :funin@nursen.or.jp
長野市	長野市保健所	○	○	×	平日 8:30 ～ 17:00 保健師による電話相談 ☎ 026-226-9963 毎月第 3 水曜日 13:00 ～ 16:00 不妊カウンセラーによる面接相談 ※要予約
岐阜県	岐阜県不妊・不育症相談センター （岐阜県健康科学センター内）	○	○	○	月・金曜日 10:00 ～ 12:00 13:00 ～ 16:00 電話相談 ☎ 058-389-8258 ※面接要予約 メール相談 :c11223a@pref.gifu.lg.jp
静岡県	静岡県不妊・不育専門相談センター （一般社団法人静岡県助産師会内）	○	○	×	火曜日 10:00 ～ 19:00 木・土曜日 10:00 ～ 15:00 ☎ 080-3636-3229 年数回（開設日は電話でお問い合わせください） 医師による面接相談 ※要予約 問い合わせ先 : 静岡県庁こども家庭課 ☎ 054-221-3309
浜松市	健康増進課	×	○	×	開催日等詳細はお問合せください 医師による面接相談 ※要予約 ☎ 053-453-6188 はままつ女性の健康相談 月～金曜日 13:00 ～ 16:00
愛知県	愛知県不妊・不育専門相談センター名古屋大学医学部附属病院	○	○	○	月曜日 10:00 ～ 14:00 木曜日 10:00 ～ 13:00、第 3 水曜日 18:00 ～ 21:00 電話相談 ☎ 052-741-7830 火曜日 16:00 ～ 17:30 医師による面接相談 ※要予約 第 1・3 月曜日 14:30 ～ 15:30、第 2・4 木曜日 13:30 ～ 14:30 カウンセラーによる面接相談 ※要予約 メール相談 :http://www.med.nagoya-u.ac.jp/obgy/afsc/aichi/
名古屋市	名古屋市立大学病院内	○	×	×	火曜日 12:00 ～ 15:00 金曜日 9:00 ～ 12:00 ☎ 052-851-4874
豊田市	豊田市役所	×	○	×	広報とよた・市ホームページに日時を掲載 不妊症看護認定看護師による面接相談 ☎ 0565-34-6636
豊橋市	豊橋市不妊・不育専門相談センター （豊橋市保健所こども保健課内）	○	○	×	月～金曜日 8:30 ～ 17:15 予約不要、随時相談可 ☎ 0532-39-9160
岡崎市	岡崎市保健所	×	○	×	毎月第４金曜日の午後 ※２日前までの事前予約必要 ☎ 0564-23-6084
一宮市	一宮市保健所	×	○	×	毎月第４金曜日 14:00 ～ 16:00 ※要予約 ☎ 0586-52-3858
三重県	三重県不妊専門相談センター （三重県立看護大学内）	○	○	×	相談専用ダイヤル ☎ 059-211-0041 火曜日 10:00 ～ 20:00 電話相談 ☎ 059-211-0041 火曜日 14:00 ～ 16:00 面接相談 ※要予約

＊は国庫補助を受けず、自治体単独で実施している事業

近畿地方

実 施	開設場所	相談方式			電話番号、相談日及び時間など（変更となることがあります）
		電話	面接	メール	
滋賀県	滋賀県不妊専門相談センター （滋賀医科大学附属病院内）	○	○	○	月～金曜日　9:00 ～ 16:00 電話相談　☎ 077-548-9083 面接相談　※要予約　日程は電話にて応相談 メール相談フォーム：http://www.sumsog.jp/consulting-a-doctor/advice-for-sterility
大津市	大津市総合保健センター内	○	○	×	平日 10:00 ～ 16:00　☎ 077-528-2748　※要予約
京都府	きょうと子育てピアサポートセンター	○	○	×	妊娠出産・不妊ほっとコール 月～金曜日 9:15 ～ 13:15、14:00 ～ 16:00 ☎ 075-692-3449 電話相談 予約不要 / 面接相談 要予約 仕事と不妊治療の両立支援コール 月～金曜日　9:00 ～ 21:00 ☎ 075-692-3467（ホームページから要予約） 毎月 第 1 金曜日 9:15 ～ 13:15 （面接相談 要予約）
京都市	京都府助産師会（京都府助産師会館）	×	○	○	助産師による面接相談・交流会　要予約　受付　☎ 075-841-1521（月～金曜日 10:00 ～ 15:00） 相談日　第 1 木曜日・第 3 土曜日　14:00 ～ 16:00（7、9 月は第 1 木曜日のみ、11 月は実施なし） すずらん交流会　11 月 19 日　14:00 ～ 16:10（オンライン形式） 匿名メール相談「妊娠ホッとナビ」https:www.ninshin-hotnavi.com/
大阪府・ 大阪市	おおさか不妊専門相談センター （ドーンセンター）	○	○	×	☎ 06-6910-8655（電話相談専用）　☎ 06-6910-1310（面接相談予約電話） 電話相談　第 1・3 水曜日 10:00 ～ 19:00　第 2・4 水曜日 10:00 ～ 16:00　第 1 ～ 4 金曜日 10:00 ～ 16:00　第 4 土曜日 13:00 ～ 16:00 （第 5 水曜日、第 5 金曜日、平日の祝日は除く） 面接相談　第 4 土曜日 14:00 ～ 17:00 (30 分 /4 組）　※要予約　火～金曜日 13:30 ～ 18:00 18:45 ～ 21:00 、土・日曜日　9:30 ～ 13:00　13:45 ～ 18:00
豊中市＊	中部保健センター＊	○	○	×	不妊症・不育症専門相談　婦人科医師によるオンライン専門相談（※要予約）　豊中市ホームページ参照 保健師や助産師による相談　月～金曜日 9:00 ～ 17:00　☎ 06-6858-2293
堺市	堺市役所等	×	○	×	助産師・不妊カウンセラーによる面接相談　（要予約）各保健センター受付 相談日時　月 1 回（第 4 木曜日　相談時間 45 分間）13:00 ～ 16:00　日時変更されることもあり
兵庫県	兵庫県立男女共同参画センター （神戸クリスタルタワー 7 階）	○	○	×	不妊・不育専門相談 電話相談　☎ 078-360-1388　第 1、3 土曜日 10:00 ～ 16:00 助産師（不妊症看護認定看護師） 面接相談（完全予約制予約専用　☎ 078-362-3250) 第 2 土曜日 14:00 ～ 17:00 助産師（不妊症看護認定看護師） 第 4 水曜日 14:00 ～ 17:00 産婦人科医師
	兵庫医科大学病院内	×	○	×	不妊・不育専門相談　面接相談（完全予約制 ☎ 078-362-3250） 第 1 火曜日 14:00 ～ 15:00　産婦人科医師（5 月、8 月及び 1 月は除く）
	男性不妊専門相談：神戸市内	○	○	×	電話相談　☎ 078-360-1388 第 1、3 土曜日 10:00 ～ 16:00 助産師（不妊症看護認定看護師） 面接相談（完全予約制）予約専用　☎ 078-362-3250 第 1 水曜日 15:00 ～ 17:00 泌尿器科医師　第 2 土曜日 14:00 ～ 17:00 助産師（不妊症看護認定看護師）
	巡回相談会：兵庫県内	×	○	×	完全予約制 ☎ 078-362-3250　原則 年 2 回 13:30 ～ 16:30（講話含む）産婦人科医師
明石市	あかし保健所	×	○	×	毎月第 4 水曜日 13:30 ～ 16:30（一人 1 時間まで）予約受付　☎ 078-918-5414（保健総務課） （広報あかしに日時を掲載）市の委託保健師による面接相談（不育症相談窓口を兼ねる）
奈良県	奈良県不妊専門相談センター 奈良県医師会館内	○	○	×	金曜日 13:00 ～ 16:00　電話相談（助産師）　☎ 0744-22-0311 毎月第 2 金曜日 13:00 ～ 16:00　面接相談（産婦人科医師）要予約
和歌山県	県内 3 保健所（岩出、湯浅、田辺）	○	○	○	相談受付（予約兼用）岩出 ☎ 0736-61-0049　湯浅　☎ 0737-64-1294　田辺　☎ 0739-26-7952 電話相談　月～金曜日 9:00 ～ 17:45（保健師）　面接相談　（医師）要予約 メール相談 :e0412004@pref.wakayama.lg.jp
和歌山市＊	和歌山市保健所 地域保健課＊	○	○	×	月～金　8:30 ～ 17:15　☎ 073-488-5120　保健師による電話相談 医師による面接相談（予約制）　毎月第 1 水曜日 13:00 ～ 15:15

中国地方

鳥取県・ 鳥取市	鳥取県東部不妊専門相談センター はぐてらす （鳥取県立中央病院内）	○	○	○	火・金・土曜日 8:30 ～ 17:00　☎ 0857-26-2271 水・木曜日 13:00 ～ 17:00（電話のみ）　※面接要予約 メール相談 :funinsoudan@pref.tottori.lg.jp　FAX 相談：0857-29-3227
	鳥取県西部不妊専門相談センター はぐてらす （イオンモール日吉津店内）	○	○	○	10:00 ～ 19:00（年末年始を除き年中無休）☎ 0120-0874-15 メール相談 :info@hug-terrace.com ZOOM による遠隔相談も行っています。（要予約）
鳥取市	鳥取県東部不妊専門相談センター はぐてらす （鳥取県立中央病院内）	○	○	○	火・金・土曜日 8:30 ～ 17:00　☎ 0857-26-2271 水・木曜日 13:00 ～ 17:00（電話のみ）　※面接要予約 メール相談 :funinsoudan@pref.tottori.lg.jp　FAX 相談：0857-29-3227
島根県	しまね妊娠・出産相談センター （島根大学医学部附属病院）	○	○	○	月•火・水・金・土曜日　10:00 ～ 16:00　電話相談　☎ 070-6690-5848 面接　※要予約　☎ 070-6690-5848 メール相談 :shimanesoudan@med.shimane-u.ac.jp
岡山県	岡山県不妊専門相談センター 「不妊、不育とこころの相談室」 （岡山大学病院内）	○	○	○	月・水・金曜日 13:00 ～ 17:00 毎月 第 1 土・日曜日 10:00 ～ 13:00　電話／面接　※面接相談は要予約　☎ 086-235-6542 メール相談 :funin@cc.okayama-u.ac.jp オンライン相談　funin@cc.okayama-u.ac.jp　または☎ 086-235-6542
広島県	広島県不妊専門相談センター	○	○	○	月・木・土曜日　10:00 ～ 12:30　火・水・金曜日 15:00 ～ 17:30　☎ 082-870-5445 金曜日　15:00 ～ 17:00　助産師による面接相談　※要予約 月 1 回　心理士による面接相談　※要予約 予約申込・詳細は :https://www.pref.hiroshima.lg.jp/soshiki/248/funinsenmonsoudan.html ※ FAX 相談・メール相談／原則 1 週間以内に返信
山口県	女性のなやみ相談室 （山口県立総合医療センター）	○	○	○	9:30 ～ 16:00　保健師又は助産師　電話相談　☎ 0835-22-8803 第 1・第 3 月曜日　14:00 ～ 16:00　臨床心理士による面接相談　☎ 0835-22-8803 産婦人科医師による面接相談　※要予約　☎ 0835-22-8803 メール相談 :nayam119@ymghp.jp
下関市	下関市役所	○	○	×	産婦人科医師・泌尿器科医師・臨床心理士による専門相談　※要予約 詳細は、URL: https://www.city.shimonoseki.lg.jp/www/contents/1133251371142/index_k.html 保健師による一般相談　☎ 083-231-1447 下関市保健部健康推進課

＊は国庫補助を受けず、自治体単独で実施している事業

四国地方

実 施	開設場所	相談方式			電話番号、相談日及び時間など（変更となることがあります）
		電話	面接	メール	
徳島県	徳島県不妊・不育相談室 （徳島大学病院）	×	○	×	月・金曜日 15:00 ～ 16:00、16:00 ～ 17:00　火～木曜日 15:00 ～ 16:00 ※要予約　月曜日、木曜日　14:00 ～ 16:00　☎ 088-633-7227
香川県	不妊・不育症相談センター （(公社）香川県看護協会）	○	○	○	専用ダイヤル　☎ 087-816-1085（相談と予約） 月～金曜日　10:00 ～ 16:00　電話相談 月１～２回　専門医による面接相談　※要予約 月２回　13:30 ～ 16:00　心理カウンセラーによる面接相談　※要予約 メール相談：サイト内フォームより　https://www.pref.kagawa.lg.jp/kosodate/baby/index.html
愛媛県	愛媛県不妊専門相談センター （愛媛大学医学部附属病院内）	○	○	○	水曜日　13:00 ～ 16:30　電話相談　☎ 080-7028-9836 水曜日　面接相談、随時　メール相談　※要予約 / ホームページ上の専用フォーム使用
	休日不妊相談ダイヤル （愛媛助産師会）	○	×	×	土曜日　13:00 ～ 17:00　☎ 080-4359-8187
松山市	松山市不妊専門相談センター 松山市保健所　健康づくり推進課	○	○	×	平日 8:30 ～ 17:15　☎ 089-911-1870
高知県	高知県・高知市病院企業団立高知医療センター内 「ここから相談室」	○	○	×	水曜日、毎月第３土曜日 9:00 ～ 12:00　電話相談　☎ 088-837-3704 毎月第１水曜日 13:00 ～ 16:20　面接相談　※要予約 / 水曜日、毎月第３土曜日 9:00 ～ 12:00 ７月・10 月・1 月に男性不妊専門相談予定　※要予約 予約専用アドレス :kokokara@khsc.or.jp

九州・沖縄地方

福岡県	不妊専門相談センター 県内３保健福祉環境事務所 （宗像・遠賀、嘉穂・鞍手、北筑後）	○	○	×	月～金曜日　8:30 ～ 17:15　電話相談　※面接相談は要予約 宗像・遠賀保健福祉環境事務所　☎ 0940-37-4070 …… 第２木曜日 13:00 ～ 16:00 嘉穂・鞍手保健福祉環境事務所　☎ 0948-29-0277 …… 第１水曜日 13:30 ～ 16:30 北筑後保健福祉環境事務所　☎ 0946-22-4211 ………… 偶数月の第３金曜日 13:30 ～ 16:30
北九州市	小倉北区役所健康相談コーナー内	○	○	×	月～金曜日　9:00 ～ 12:00　13:00 ～ 17:00　電話相談・助産師による面接相談　☎ 093-571-2305 月１回　医師による面接相談　※要予約
福岡市	福岡市不妊専門相談センター	○	○	×	月、火、木曜日　10:00 ～ 18:00　水、金曜日　13:00 ～ 19:00 第２・４土曜日　13:00 ～ 17:00　不妊カウンセラーによる面接相談　※要予約　☎ 080-3986-8872
	各区保健福祉センター健康課				助産師による面接相談　※要予約　☎ 各区保健福祉センター健康課
佐賀県	不妊・不育専門相談センター 佐賀中部保健福祉事務所（専門相談）	○	○	×	月～金曜日　9:00 ～ 17:00　☎ 0952-33-2298 第３水曜日　15:00 ～ 17:00　専門医・カウンセラー面接相談　※要予約 月～金曜日　9:00 ～ 17:00　保健師面接相談
	各保健福祉事務所（一般相談）				月～金曜日　9:00 ～ 17:00　電話 / 面接相談　（面接相談は要事前連絡） 鳥栖　☎ 0942-83-2172　伊万里　☎ 0955-23-2102　唐津　☎ 0955-73-4228　杵藤　☎ 0954-23-3174
長崎県	各保健所	○	○	×	月曜日～金曜日　9:00 ～ 17:45　電話／面接相談 西彼保健所 ☎ 095-856-5159　県央保健所 ☎ 0957-26-3306 県南保健所 ☎ 0957-62-3289　県北保健所 ☎ 0950-57-3933 五島保健所 ☎ 0959-72-3125　上五島保健所 ☎ 0959-42-1121 壱岐保健所 ☎ 0920-47-0260　対馬保健所 ☎ 0920-52-0166
熊本県	熊本県女性相談センター	○	○	×	月～土曜日　9:00 ～ 20:00　電話相談　☎ 096-381-4340 第４金曜　14:00 ～ 16:00　産婦人科医師による面接相談　※要予約　☎ 096-381-4340
大分県・大分市	おおいた不妊・不育相談センター "hopeful" （大分大学医学部附属病院）	○	○	○	☎ 080-1542-3268（携帯） 火曜日～金曜日　12:00 ～ 20:00、土曜日　12:00 ～ 18:00　電話相談 随時　不妊カウンセラー（専任助産師）による面接相談 週１回　医師による面接相談 月２回　臨床心理士による面接相談 月２回　胚培養士による面接相談　※面接相談は要予約 メール相談 :hopeful@oita-u.ac.jp
宮崎県	不妊専門相談センター「ウイング」 （宮崎県中央保健所内）	○	○	×	月～金曜日　9:30 ～ 15:30　☎ 0985-22-1018（専用）　※面接は要予約
鹿児島県	鹿児島大学病院（専門相談）	○	×	○	月・金曜日　15:00 ～ 17:00　電話相談　☎ 099-275-6839 メール相談 :funin@pref.kagoshima.lg.jp
	各保健所（一般相談）	○	○	×	月～金曜日　8:30 ～ 17:15　電話相談／面接相談 指宿保健所 ☎ 0993-23-3854　志布志保健所 ☎ 099-472-1021　加世田保健所 ☎ 0993-53-2315 鹿屋保健所 ☎ 0994-52-2105　伊集院保健所 ☎ 099-273-2332　西之表保健所 ☎ 0997-22-0012 川薩保健所 ☎ 0996-23-3165　屋久島保健所 ☎ 0997-46-2024　出水保健所 ☎ 0996-62-1636 名瀬保健所 ☎ 0997-52-5411　大口保健所 ☎ 0995-23-5103　徳之島保健所 ☎ 0997-82-0149 姶良保健所 ☎ 0995-44-7953
鹿児島市	不妊専門相談センター （鹿児島母子保健課）	○	○	○	水曜日　10:00 ～ 17:00　☎ 099-216-1485(鹿児島市母子保健課内）　※面接相談は要予約 メール相談 :boshihoken@city.kagoshima.lg.jp
沖縄県	不妊・不育専門相談センター （沖縄県看護研修センター内）	○	○	○	水・木・金曜日　13:30 ～ 16:30　電話相談　☎ 098-888-1176（直通） 月１～３回　13:30 ～ 16:30　面接相談　☎ 098-888-1176（直通）　※要予約 メール相談 :woman.h@oki-kango.or.jp

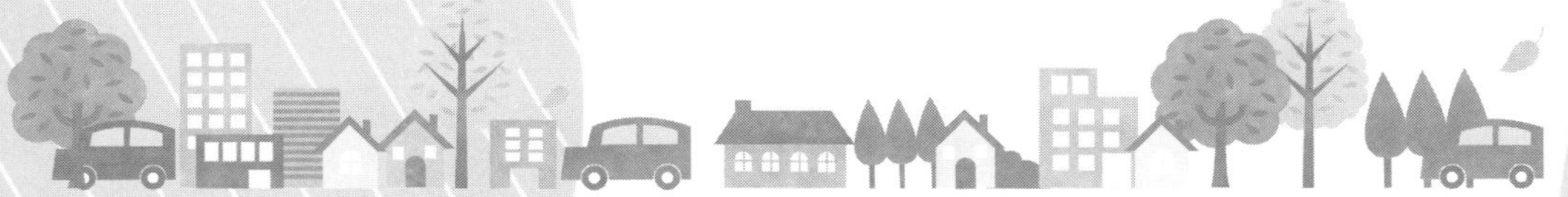

〔 編集後記 〕

2022 年 4 月から不妊治療に保険が適用されるようになりました。体外受精も保険診療で受けられるようになり、患者の医療費負担が軽減され、治療にアクセスしやすくなったことは、とても喜ばしいことです。

ただ、不妊になる原因、体外受精を受ける原因は、カップルごとさまざまで、原因がいくつも折り重なっていることもあり、「保険診療では限界がある」と話す医師もカップルもいます。

今回は、あえて「自由診療による体外受精を選ぶ」とは、どういうことなのか？ をテーマに特集を組みました。時間をかけてゆっくり治療することができないのが不妊治療、体外受精です。治療の選択肢として、ぜひ参考にしてください。　松島 美紀

i-wish... ママになりたい

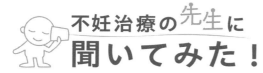

保険診療、それとも自由診療？

発行日	2023 年 3 月 29 日
発行人	谷高　哲也
構成 & 編集	不妊治療情報センター・funin.info
発行所	株式会社シオン　電話 03-3397-5877 〒 167- 0042 東京都杉並区西荻北 2-3-9 グランピア西荻窪 6 F
発売所	丸善出版株式会社　電話 03-3512-3256 〒 101- 0051 東京都千代田区神田神保町 2-17 神田神保町ビル 6F
印刷・製本	シナノ印刷株式会社

ISBN978-4-903598-85-7